마음근육 만들기

NO STRESS MIND CONTROL
MEN
WOMEN
of ALL AGED

100일

최경아 ─ 지음

PROLOGUE

건강한 마음 만드는 데 필요한 시간, 딱 100일

"100일 동안 이 책을 열심히 따라 했는데 몸의 변화가 없다면 저를 찾아오셔도 좋습니다."

혹시 이 문장을 기억하시나요? 2년 전, 생애 첫 요가 책 〈100일 요가〉에서 제가 가장 처음 한 말입니다. 부족한 책이었지만 요가를 통해 저의 진짜 인생을 찾았기에 감히 호언장담할 수 있었지요. 독자들의 아낌없는 관심과 사랑 덕분에 〈100일 요가〉는 숱한 요가 책 사이에서 오랜 기간 베스트셀러를 유지해오고 있으며, 연예인도 아닌 제가 아직도 유명세를 톡톡히 치르는 중입니다.

더욱 놀라운 사실은 여전히 매일 아침 제 메일 상자가 새롭고 감동적인 사연들로 업데이트된다는 사실입니다. 요가 덕분에 요실금에서 해방된 주부, 하루 20분 요가로 공부 능률이 한결 높아졌다는 고등학생, 다이어트 성공으로 헤어진 남자친구와 다시 만났다는 직장인 여성, 요가를 시작한 지 180일 만에 이제는 청바지를 입고 외출한다는 50대 남자분까지, 흥미진진하고 눈물 겨운 이야기들을 읽고 있노라면 '요가하길 정말 잘했다'는 생각을 넘어 행복하기까지 합니다.

제가 얼마나 뿌듯하고 가슴이 벅차 오르는지 여러분은 아실까요? 그래서 저는 신비한 요가의 두 번째 빗장을 열기로 결심했습니다.

마음의 근육을 만들다니요?

요가 전도사를 자청하는 저는 "요가가 왜 좋은가요?"라는 질문을 받을 때마다 늘 이렇게 대답합니다. "요가를 하면 건강해지고 즐거워져요. 그리고 덤으로 몸매도 예뻐집니다."

그런데 여전히 요가는 살을 빼기 위한 운동이라는 인식이 강해서인지 "몸매도 예뻐집니다"라고 말하는 순간, 상대의 눈이 반짝반짝 빛납니다. 저 역시 요가를 통해 21인치의 허리를 갖게 됐을 뿐 아니라 요실금에서 완전히 해방된 경험자로서 십분 이해하고도 남습니다. 그럼에도 제가 또 한 번 강조하고 싶은 것은 요가를 통해 '즐겁고 행복한 나, 긍정적인 나'로 변화되었다는 사실입니다.

남녀노소를 불문하고 현대인의 스트레스는 어제오늘 일이 아니지만 사회는 얽힌 실타래처럼 점점 복잡해지고 경쟁이 가속화되는 가운데 모든 병의 원인을 스트레스로 꼽을 지경에 이르렀습니다. 문제는 하루 동안 쌓인 스트레스와 피로를 그때그때 해소하지 않으면 그것이 결국 문제가 되어 몸으로 나타난다는 것입니다.

그래서 한동안 출판과 매스콤에서는 '생각 버리기'에 관한 주제가 큰 인기를 끌었습니다. 이런 종류의 책을 한 번이라도 접한 분들은 삶에서 휴식과 멈춤의 중요성을 어느 정도 인지했을 것입니다. 저는 여기서 그치지 않고 적극적인 몸의 움직임으로 생각을 버리고 마음을 비우는 연습을 하기를 권합니다.

사실을 깨달았다면 실천하고, 꾸준히 실천하면서 습관으로 만들어야 온전히 변화될 테니까요. 그렇게 하다 보면 어느덧 마음이 가벼워지고 튼튼해집니다. 그러니까 '마음 근육 만들기'는 '마음을 다스리는 생활의 방법'인 셈입니다.

이번에도 역시 100일입니다

〈100일 요가〉가 건강한 몸, 예쁜 몸에 비중을 둔 요가였다면, 이번에 소개할 요가는 마음과 정신을 건강하게 하는 동작이 대부분입니다.

처음 보는 동작도 있을 것이고, 인터넷에 돌아다니는 동작도 있을 것이며, 제가 개발한 동작도 있습니다만, 모두 요가를 한 번도 해보지 않은 사람이나 남녀노소 누구나 쉽게 따라 할 수 있는 동작들입니다. 어떤 동작은 너무 쉬워서 '에이, 이 까짓 게 운동이 될까?' 싶은 경우도 있을 것이고, 또 어떤 동작은 반복이 좀 많아 살짝 지루할 수도 있습니다. 간혹 그것조차 스트레스라고 생각된다면 그날은 과감히 운동 시간을 줄이고 내일을 기다려도 좋습니다. 요가는 즐거운 운동입니다. 기쁜 마음으로 해야 우울증을 없애주는 세로토닌과 다이도르핀 호르몬이 마구 분출되지요.

저는 '100'이라는 숫자를 좋아합니다. '완성'이라는 특별하고 상징적인 의미를 지닌 데다 경직되고 문제 있는 몸의 불균형이 자연스럽게 회복되는 데 걸리는 생리학적 시간이기 때문입니다. 저는 건강한 마음을 만드는 데 필요한 시간도 딱 100일이면 좋다고 생각합니다. 온종일 쌓인 스트레스와 머릿속을 짓누르는 많은 생각, 피곤과 독기, 억눌림, 이 모든 것을 100일간의 수련으로 다스릴 수 있다고 확신합니다.

〈100일 요가〉를 통해 많은 독자들이 아름다운 몸 만들기에 도전하고 성공했듯, 이번 〈마음 근육 만들기 100일〉을 통해 보이지 않는 마음도 관리할 수 있다는 믿음을 전파하고자 합니다. 이번에도 저를 믿고 100일을 투자해보시는 것이 어떨까요?

〈마음 근육 만들기 100일〉은 남녀노소 모두가 자신이 처한 각각의 복잡한 상황에서 벗어날 수 있도록 도와주고, 또 스스로 강해질 수 있는 운동법이 될 것입니다. 또 저는 여러분께 이렇게 약속드려야 할 것 같습니다.

"100일 동안 이 책을 열심히 따라 했는데 마음의 변화가 없다면 저를 찾아오셔도 좋습니다."

이 책이 여러분의 마음을 단단하게 만들어주는 가정 상비약이 되기를 소원합니다.

2013년 4월 최경아

프롤로그 **2**
'마음 근육 만들기 100일' 이런 사람에게 필요합니다 **10**
'마음 근육 만들기 100일' 효과는 이렇습니다 **11**
'마음 근육 만들기 100일' 제대로 활용하는 법 **12**

PART 01
호흡과 릴랙스
1~20일

1~10일
숨만 잘 쉬어도 피곤하지 않다!
숨쉬기 운동

1일_앉아서 배로 숨쉬기&누워서 배로 숨쉬기 **18**
2일_가슴으로 숨쉬기 **22**
3일_머리로 숨쉬기 **24**
4일_무드라 호흡하기 **26**
5일_기 조절 숨쉬기 **28**
6일_풀무 호흡하기 **30**
7일_눈으로 숨쉬기 **32**
8일_목으로 숨쉬기 **36**
9일_혀로 숨쉬기 **38**
10일_5·5·5 숨쉬기 **40**

11~20일
몸만 잘 풀어도 아프지 않다!
릴랙스 운동

11일_어깨로 숨쉬기 **44**
12일_팔 근육 풀어 우견전 바로잡기 **48**
13일_두 손 모아 합장하기 **50**
14일_손목과 손가락 운동하며 가슴으로 숨쉬기 **52**
15일_아기 자세에서 배로 숨쉬기 **56**
16일_어깨 감싸고 숨쉬기 **58**
17일_팔꿈치 맞대고 숨쉬기 **60**
18일_척추 이완시켜 독소 빼내기 **62**
19일_모세혈관 늘리고 숨 참기 **64**
20일_긴장된 몸 풀기 **66**
Try More 뻣뻣한 사람을 위한 몸 풀기 **69**

PART 02
생각 비우기 & 생각 모으기
21~60일

21~30일
몸의 움직임으로 복잡한 마음 풀 수 있다!
생각 비우기

21일_'옴~' 하며 이미지 명상하기 **74**
22일_가득 찬 마음 비우기 **76**
23일_텅 빈 마음 달래기 **78**
24일_집착과 자격지심 버리기 **80**
25일_흔들리는 마음 다스리기 **82**
26일_온전히 쉬기 **84**
27일_잘못된 생각 파괴하기 **86**
28일_보이지 않는 것 보기 **90**
29일_마음의 응어리 없애기 **92**
30일_자연의 소리 듣기 **96**
Try More 앉아서 귀 잡고 머리 비우기 **98**

31~60일
몸의 움직임으로 흩어진 마음 모을 수 있다!
생각 모으기

31일_3·2·1 기억 강화 연상 호흡법 **102**
32일_나비 자세에서 상체 숙이기 **104**
33일_구름다리 자세 **106**
34일_구름다리 자세 응용 Ⅰ **108**
35일_구름다리 자세 응용 Ⅱ **110**
36일_구름다리 자세 응용 Ⅲ **112**
37일_누워서 바람 빼기 자세 **114**
38일_하체 비틀기 자세 **116**
39일_엎드려 한쪽 팔다리 들어 올리기 **118**
Try More 고양이 자세에서 다리 쭉 뻗기 **122**
40일_개구리 자세 **124**
41일_고양이 자세에서 다리 들기 **126**
42일_고양이 자세에서 온몸 스트레칭하기 **128**
43일_엎드려서 고개 뒤로 젖히기 **130**
44일_엎드린 악어 자세 응용 **132**
45일_누워서 나비 자세 후 상체 일으키기 **134**
Try More 나비 자세에서 상체 젖히기 **135**

46일_당긴 활 자세 **136**
47일_앉아서 상체 비틀기 **138**
48일_반달 자세 **140**
49일_양팔 동시에 들어 올리기와 팔로 원 그리기 **142**
50일_전사 자세 응용 **144**
51일_다리 벌리고 서서 상체 숙이기 **146**
52일_독수리 자세 **148**
53일_팔다리 배합 운동Ⅰ **150**
54일_나무 자세 **152**
55일_백조 자세 **154**
56일_외다리 자세 **156**
57일_앞뒤로 손뼉 치기 **157**
58일_골반 이완과 상체 숙이기 **158**
59일_양팔 스트레칭하기 **160**
60일_두 손 모으고 한쪽 다리 뒤로 들어 올리기 **162**

PART 03
온전한 몸 만들기
61~100일

61~80일
온전한 몸에서 건강한 몸 나온다!
탄탄한 몸 만들기

61일_골반 돌리기와 옆으로 8자 그리기 **168**
Try More 팔다리 배합 운동 Ⅱ **171**
62일_누워서 옆구리 수축하기 **172**
63일_누워서 대각선 윗몸 일으키기 **174**
64일_고양이 자세 응용 Ⅰ **176**
65일_고양이 자세 응용 Ⅱ **178**
66일_코브라 자세와 발끝 바라보기 **180**
67일_개 자세 **182**
68일_외다리 자세 응용 **184**
69일_쟁기 자세 **186**
70일_쟁기 자세 응용 **188**
71일_척추 마사지하기 **190**

72일_어깨서기 자세 **192**
73일_반활 자세와 활 자세 **194**
74일_낙타 자세 응용 **196**
75일_골반저 근육 강화 자세 **198**
76일_박쥐 자세 **200**
77일_소머리 자세 **202**
78일_무릎 꼬고 척추 비틀기 **203**
79일_깍지 끼고 양팔 들어 올리기 **204**
80일_연꽃 자세 **206**

81~100일
온전한 몸에서 완벽한 몸매 나온다!
멋진 라인 만들기

81일_탄력 있는 허벅지 라인 만들기 **210**
82일_골반 바로잡기 **212**
83일_다리 꼬고 앉아 상체 숙이기 **213**
84일_무릎 포개고 앉아 상체 비틀기 **214**
85일_고관절 이완과 척추 비틀기 **215**
86일_엎드려 하체 비틀기 **216**
87일_기도 자세와 하체 강화하기 **218**
88일_메뚜기 자세 응용 **220**
89일_모래시계 허리 만들기와 고관절 바로잡기 **222**
90일_앉아서 다리 교차시키고 상체 숙이기 **224**
91일_무릎으로 종아리 자극하기 **228**
92일_어깨로 8자 그리기 **230**
93일_삼각 자세 **234**
94일_다리 벌리고 서서 머리 바닥에 대기 **236**
95일_다리 벌리고 등 뒤에서 합장하기 **238**
96일_무릎으로 서서 상체 기울이기 **240**
97일_전사 자세 응용 **242**
98일_다리 벌리고 서서 상체 자극하기 **244**
99일_합장하고 손바닥 밀기 **246**
100일_워킹 메디테이션 **248**

'마음 근육 만들기 100일'
이런 사람에게 필요합니다

세로토닌 연구의 선구자 아리타 히데오가 자신의 책 〈뇌 스트레스를 없애는 생활법〉에서 밝혔듯 21세기는 '스트레스 전성시대'입니다. 그가 운영하는 '세로토닌 도장(道場)'은 매일 스트레스를 없애고 싶은 이들의 발길로 문전성시를 이룬다고 합니다. 돈 없이도 행복했던 시절과 달리 오늘날의 사회는 우리의 욕구를 더 이상 충족시킬 수 없는 한계점에 와 있기 때문에 지금의 욕망은 스트레스가 되고 병이 됩니다. 고로 스트레스는 당신 탓이 아닙니다.

아리타 히데오 교수는 스트레스를 없애는 생활법의 하나로 몸의 움직임을 꼽았습니다. '몸을 움직이지 않는 사람이 세상에 어딨어?'라고 생각할 수 있겠지만 그가 말하는 몸의 움직임은 걷고 일어서고 앉는 일상적인 것이 아니라 리듬에 맞게 규칙적으로 몸을 움직이는 것입니다. 저는 그의 의견에 100퍼센트 공감하면서 동시에 요가야말로 스트레스를 없애는 가장 좋은 몸의 움직임이라고 정의하고 싶습니다. 요가는 우리 몸의 잘못된 곳을 바르게 잡아주면서 몸을 자연 그대로의 상태로 되돌리는 데 탁월한 효과를 발휘합니다. 각종 스트레스에 노출돼 있는 직장인, 집중력을 높이고 싶은 학생, 마음의 위로가 필요한 사람 등 진정한 휴식과 평정심을 원하는 모든 이들에게 꼭 필요한 운동입니다. 자신은 어디에 속하는지 한번 살펴볼까요?

1 스트레스에 시달리는 직장인
2 "피곤해"란 말을 입에 달고 사는 사람
3 숙면을 취하지 못하는 사람
4 면접을 앞둔 취업 준비생
5 집중력을 높이고 싶은 수험생
6 책상 앞에 오랫동안 앉아 있거나 하루 종일 서서 일하는 직장인
7 진정한 휴식과 마음의 위로가 필요한 사람
8 힘들지 않게 운동하면서 살을 빼고 싶은 사람

'마음 근육 만들기 100일'
효과는 이렇습니다

몸과 마음이 평안해집니다

요가는 단순히 몸만 움직이는 운동이 아니라 마음을 다스리는 명상의 한 형태입니다. 그래서 첫 파트에는 숨 쉬는 법을 집중적으로 다뤘습니다. 이 숨쉬기가 마음속에 있는 부정적인 생각을 없애고 분노와 두려움, 긴장 등 감정을 다스리는 힘을 키워줍니다. 생각을 한곳으로 모아 자기 안에 있는 에너지를 온전히 자신에게 기울일 수 있도록 돕습니다. 며칠 숨 쉬는 방법을 익혔다고 해서 왜 마음이 편안해지지 않는지 조바심 내지 말고 꾸준히 따라 해보세요. 머리는 물론 몸과 마음이 한결 가벼워지는 걸 경험하게 될 것입니다.

집중력이 생깁니다

이 책에는 큰 시험을 앞두거나 많은 사람들 앞에서 발표를 하기 전, 극심한 긴장으로 온몸이 경직되고 머릿속이 하얘졌을 때 실제 큰 도움을 받는 동작들이 있습니다. 오랫동안 요가를 해온 제가 원래의 요가 자세를 응용하거나 새롭게 개발한 동작들로 긴장을 풀어주고 순간 집중력을 발휘해야 할 때 엄청난 효력이 있습니다.

균형 있는 몸, 건강한 몸을 만들어줍니다

우리 몸은 대개 한쪽으로 치우쳐 있습니다. 한쪽 구두 굽이 유난히 닳거나 다리를 꼬았을 때 더 편한 다리가 있다거나 하는 것 등이 그 증거입니다. 그런데 이 상태를 고치지 않고 지내다 보면 몸의 불균형이 생겨 신진대사가 원활히 이루어지지 않습니다. 정적인 운동인 요가는 신진대사와 호르몬 분비를 활발하게 해 몸의 균형을 맞춰줍니다.

다이어트 효과를 톡톡히 봅니다

거칠게 몸을 움직이지 않아도 근육이 수축과 이완을 반복하면서 탄력이 생기고 몸의 라인이 살아납니다. 무엇보다 배로 숨 쉬는 과정을 통해 많은 양의 산소가 몸속에 공급되어 칼로리를 소모하고 불필요한 지방을 태웁니다. 내가 원하는 몸을 스스로 디자인할 수 있게 됩니다.

'마음 근육 만들기 100일'
제대로 활용하는 방법

전체 운동 프로그램을 여러 번 훑은 뒤 시작합니다

우선 1일부터 100일까지 어떤 자세가 있는지 한번 쭉 훑어본 뒤 비슷한 효과가 있는 동작들을 묶은 큰 제목을 살펴봅니다. 그리고 1일부터 차근차근 따라 합니다. 100일까지 따라 한 뒤 자신의 마음 상태에 맞는 동작을 여러 번 반복하면 큰 효과를 볼 수 있습니다.

꾸준히 합니다

가장 이상적인 방법은 매일 아침저녁으로 각각 30분씩 하는 것입니다. 그러나 바쁜 아침, 피곤한 저녁, 하루 두 번 운동하기란 쉬운 일이 아니죠. 이런 경우 매일 아침 혹은 저녁에 1시간 정도 꾸준히 하는 것도 좋습니다. 그것도 힘들다면 이틀에 한 번이라도 꾸준히 하는 것이 중요합니다.

시시때때로 복식 호흡을 연습합니다

〈마음 근육 만들기 100일〉에서 숨 쉬기는 매우 중요합니다. 숨 쉬기만 제대로 하면 이 책의 반 이상을 마스터했다고 봐도 좋습니다. 이 책에 여러 가지 숨쉬기 방법이 나와 있는데, 책을 보지 않고도 자연스럽게 복식 호흡을 할 수 있게 되면 시시때때로 일상에서 적용해봅니다. 컴퓨터를 하다가, 책을 읽다가, 잠들기 전, 스트레스 받을 때…. 두통과 소화불량을 없애고 생기와 활력을 불어넣을 것입니다.

능력에 맞게 합니다

지나친 욕심에 처음부터 어려운 자세를 따라 하거나 잘 안 되는 동작을 무리해서 시도하면 절대 안 됩니다. 요가는 억지로 하는 운동이 아닙니다. 시원하고 개운한 느낌으로 시작하되 몸이 유연해지면 하나씩 어려운 동작을 시도하기 바랍니다.

지루하지 않는 한에서 반복합니다

처음 1일째부터 시작해서 100일째까지 순서대로 따라 합니다. 어느 정도 익숙해지면 하루에 1~2일 정도씩 따라 하고 자신의 관심도가 높은 자세를 추가해도 좋습니다. 가장 이상적인 방법은 1일째에 1일 동작을, 2일째에 1일과 2일 동작을, 3일째에 1일, 2일, 3일 동작을, 이런 식으로 점점 범위를 넓혀가는 것이지만 자칫 지루할 수 있습니다. 운동은 재미있지 않으면 꾸준히 할 수 없으므로 즐거운 마음으로 하는 것이 가장 좋겠죠?

식사 2시간 이후, 혹은 공복에 하는 것이 좋습니다

요가는 주로 복습 호흡을 하기 때문에 내장 안의 근육까지 움직이게 됩니다. 따라서 위에 음식이 차 있는 상태에서 요가를 하면 속이 더부룩하고 때로는 위산이나 음식물이 역류할 수도 있습니다. 따라서 식사 2시간 이후나 공복에 하는 것이 좋습니다.

자신의 멘토링을 상상하며 합니다

한 사람의 삶에 필요한 지혜를 주며 바른 길로 이끌어주는 역할을 하는 이를 '멘토'라 부릅니다. 마음 근육을 만드는 데 멘토링의 의미는 기대 이상의 가치를 부여합니다. 꿈을 꾸게 만드는 원동력이 되며 이를 실현하기 위해 최선을 다하는 자세를 갖기 때문이죠. 당신이 얻고자 하는 바람직한 행동의 실제적·상징적 본이 곧 내가 될 것이라는 마음으로 요가를 한다면 심신의 건강과 다이어트에도 도움이 될 것입니다.

마음근육 만들기

1-20일

호흡과 릴랙스

세상에 태어나서 생을
마감하기까지

호흡은 가장 위대한
임무이자
삶을 유지하는
원동력입니다.

우리는 자연스럽게
숨을 들이마시고
내쉬는
과정을 통해 생명력을
강화하고,
자기 내면의 심리적 해탈과
다른 사람과의
관계를
회복하기도 합니다.

마음을 다스리는 요가의

첫 단추가

숨쉬기인 이유가

바로 여기에 있습니다.

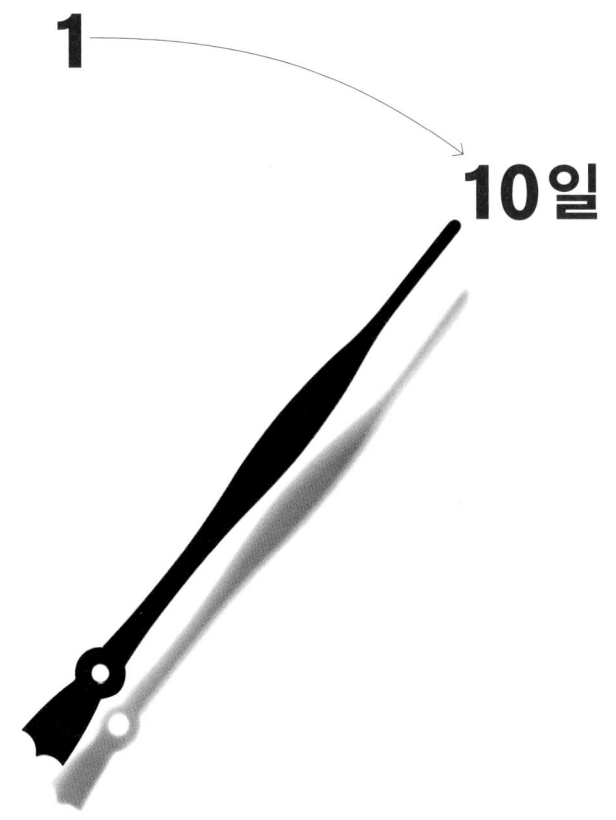

숨만 잘 쉬어도 피곤하지 않다!
숨쉬기 운동

01 DAY
숨쉬기 운동

앉아서 배로 숨쉬기

호흡만 잘해도 몸의 신진대사가 원활해지고 스트레스를 줄일 수 있다. 복식호흡은 공기 중의 산소를 많이 받아들이기 때문에 뇌파의 알파(α) 상태*를 유도하며 배 속 근육을 인위적으로 운동시킨다. 복식호흡을 통해 마음의 온화함을 키우고 집중력을 향상시킬 수 있도록 꾸준히 반복한다.

*뇌파의 알파 상태: 알파파를 담당하는 우뇌는 정신세계, 즉 감성과 직관, 창조, 예술, 평화, 감사, 깨달음 등 보이지 않는 세계에 관여한다. 심신이 편안할 때 나오므로 '안정파'라고도 한다.

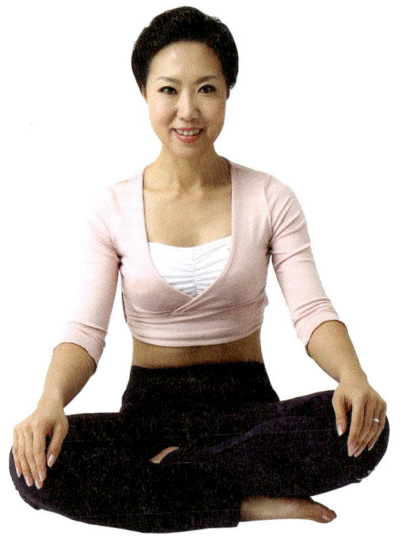

1 반가부좌로 앉는다.

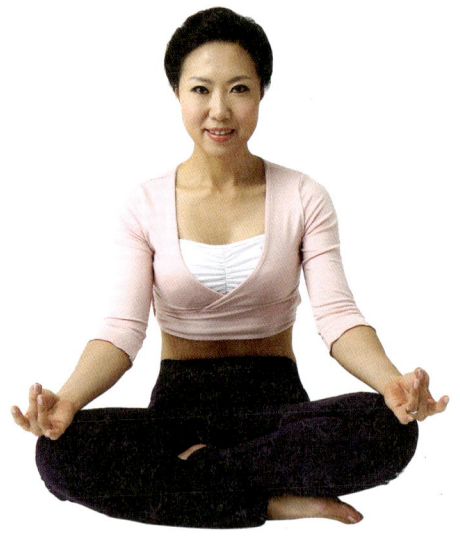

2 양손을 무릎 위에 올리고 엄지와 중지를 맞댄다.

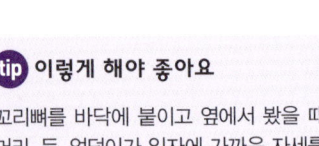

tip 이렇게 해야 좋아요

꼬리뼈를 바닥에 붙이고 옆에서 봤을 때 머리, 등, 엉덩이가 일자에 가까운 자세를 유지한다.

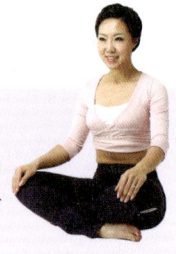

동작 순서

01-20 DAYS

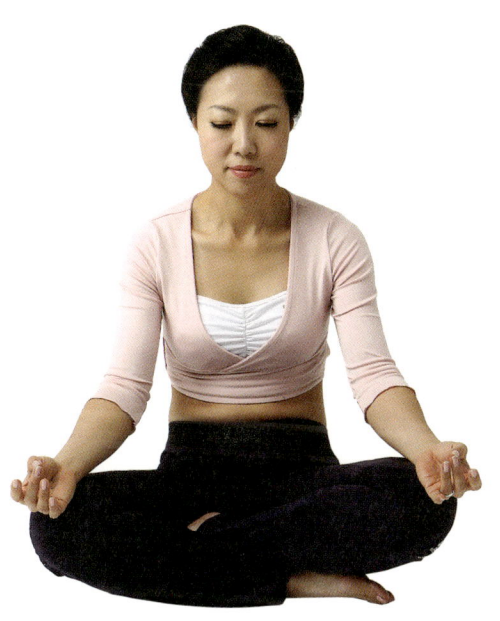

3 눈을 감은 채 등을 바로 세우고 코로 숨을 들이마신다. 이때 배를 풍선처럼 크게 부풀린다.

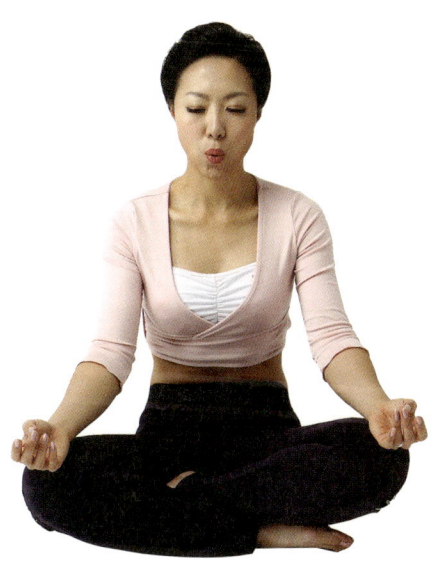

4 천천히 입으로 호흡을 내뱉으면서 단전에 의식을 집중한다.

> **tip 이렇게 하면 더 좋아요**
>
> 1 숨을 들이마실 때보다 내쉴 때 천천히 힘을 주면서 길게 내쉰다.
> 2 숨을 들이마실 때 마음속으로 하나부터 다섯까지 세고(약 5초), 내쉴 때는 여덟까지 천천히 세거나(약 8초) 혹은 들숨과 날숨을 1:2 비율로 하는 것이 이상적이나 억지로 맞추지 말고 자신에게 가장 편한 정도로 한다.

누워서 배로 숨쉬기

보통 배꼽 아래 주먹 하나 내려간 부위, 혹은 단전에 의식을 집중하고 배로 숨 쉬는 동작은 가장 쉽게 스트레스와 피로를 푸는 방법이다. 누워서 숨 쉬는 것만으로도 피로가 풀리고 스트레스가 해소될 수 있다.

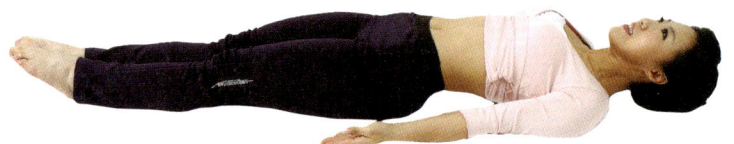

1 휴식하듯 편안하게 눕는다.

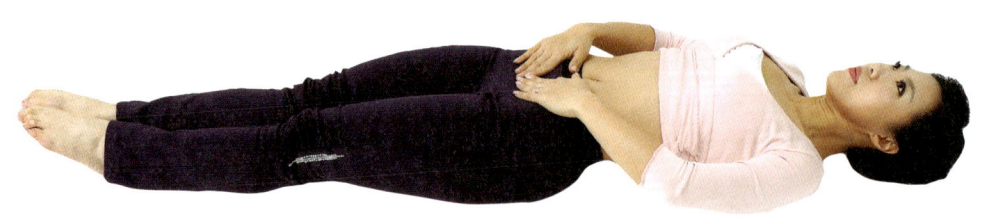

2 양손의 엄지와 엄지, 검지와 검지를 연결해 삼각 모양으로 만들어 단전 위에 올려놓는다.

tip 단전이란?

대개 단전은 '배꼽 아래 주먹 하나 혹은 3~5cm 아래'라고 표현하지만 정확하게 말하면 배꼽과 3번 요추, 하복부를 잇는 삼각형의 중심점이다. 요가에선 이 지점을 정확하게 인지하고 있어야 운동의 효과를 크게 볼 수 있다.

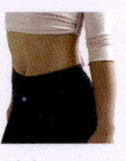

동작 순서

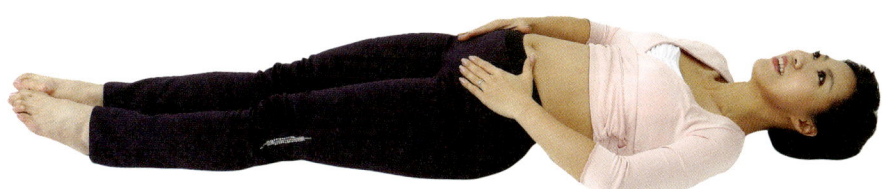

3 단전에 의식을 집중하고 코로 천천히 숨을 들이마시면서 마음속으로 하나부터 다섯까지 세고, 내쉴 때는 여덟까지 센다.

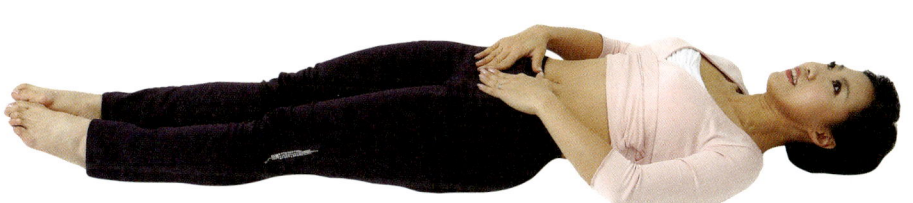

4 단전을 자극한다는 느낌으로 숨을 천천히 내뱉으면서 아랫배를 수축시킨다.

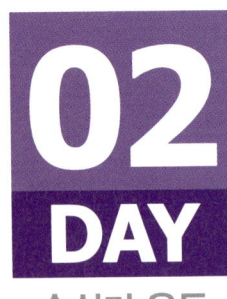

가슴으로 숨쉬기

숨쉬기 운동

자율신경을 안정시키고 장운동을 도와 소화 장애와 변비를 없애준다. 불안정하고 마음이 놀랄 때일수록 허리와 엄지발가락에 힘을 주고 아킬레스건과 가슴을 편 채 조용하고 길게 호흡한다.

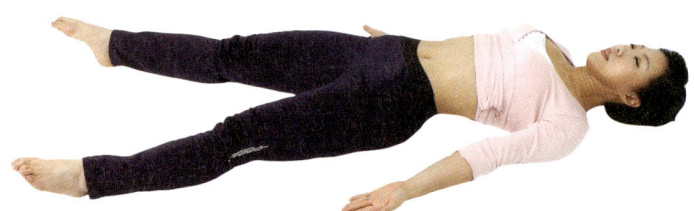

1 바닥에 편안하게 누워 눈을 감는다. 양손은 엉덩이 옆에 두되 손바닥이 위를 향하게 한다.

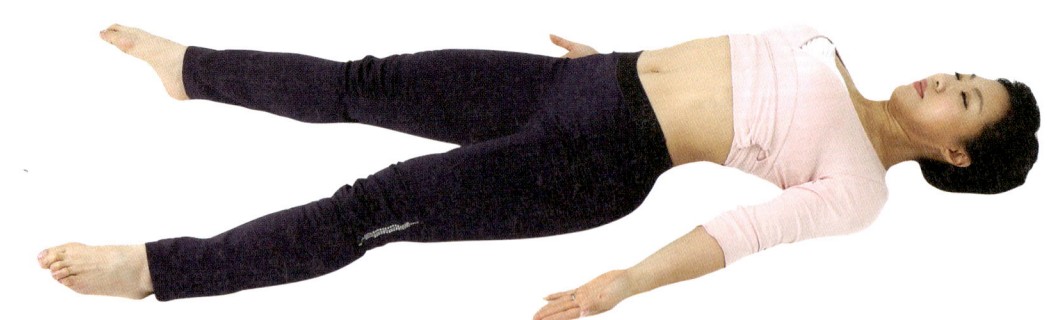

2 코로 천천히 숨을 들이마시며 가슴을 확장시킨다.

동작 순서

01-20 DAYS

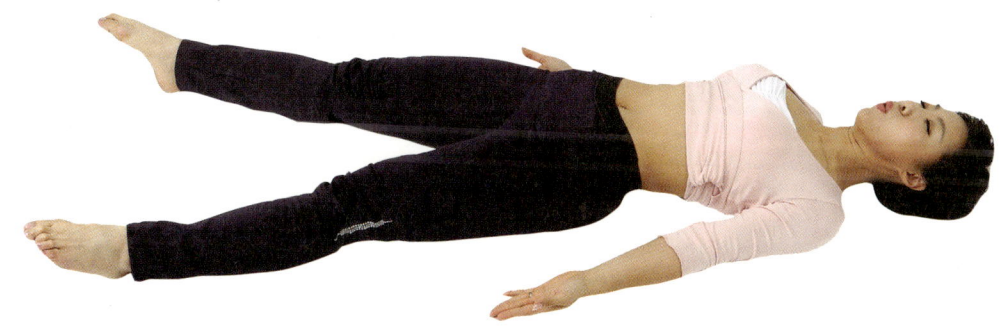

3 가슴속에 있는 화나 스트레스를
토해낸다는 기분으로
입을 통해 숨을 길게 내뱉는다.

4 다시 한 번 가슴에 의식을 집중한 채
숨을 들이마시고 내뱉으면서
발끝과 손끝으로 스트레스가 빠져나가는
느낌을 갖는다. 10회 반복한다.

23

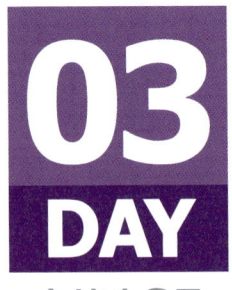

03 DAY
숨쉬기 운동

머리로 숨쉬기

뇌에 신선한 산소를 집어넣는 호흡법이다. 집중력을 높여주고 정신력을 강화할 뿐 아니라 창의적인 아이디어가 샘솟게 하는 호흡법으로 머릿속을 유연하게 만들어준다.

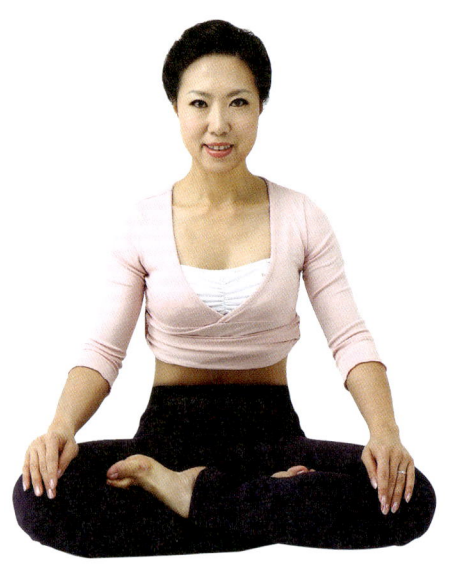

1 반가부좌로 앉는다.
앉은 자세에서 왼발을
오른쪽 허벅지와 종아리 사이에 놓고
오른발은 왼쪽 종아리 위에 올려
양 발목이 교차되도록 한다.

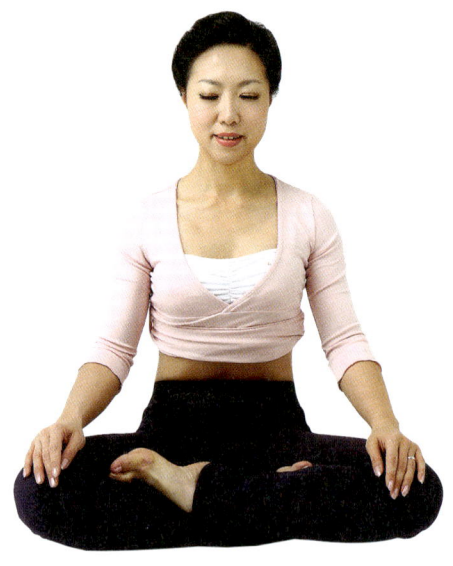

2 몸을 곧게 펴고 어깨의 긴장을 푼 채
눈을 감는다.

동작 순서

01-20 DAYS

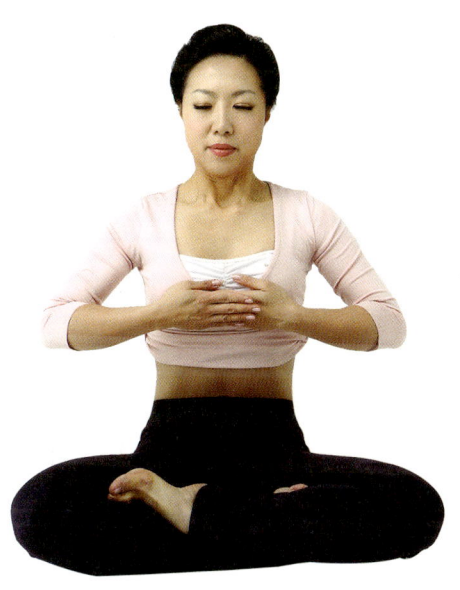

3 가슴에 손을 대고 숨을 들이마신다. 단전부터 위로 올라온 공기가 정수리로 들어가는 느낌이어야 한다.

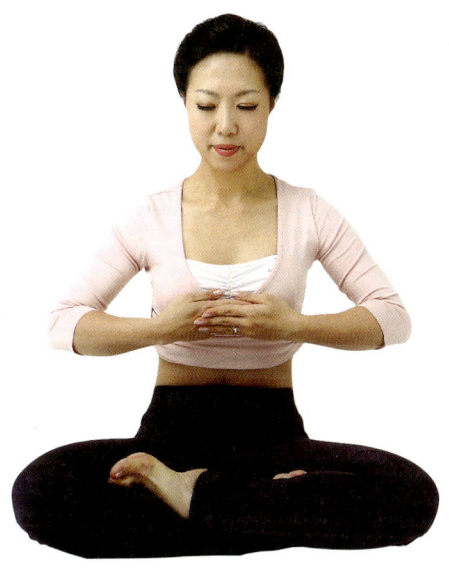

4 머릿속을 한 바퀴 돈 공기가 다시 내려와 단전으로 향하는 느낌으로 숨을 내뱉는다. 10회 반복한다.

tip 숨을 들이마실 때 마음속으로 하나부터 다섯까지 세고(약 5초), 내쉴 때는 여덟까지 천천히 세거나(약 8초) 혹은 들숨과 날숨을 1:2 비율로 하는 것이 이상적이나 억지로 맞추지 말고 자신에게 가장 편한 정도로 한다.

04 DAY
숨쉬기 운동

무드라 호흡하기

'무드라(mudra)'는 사전적으로 '고정시키다'라는 뜻이 있는데 주로 의식의 고정된 형태를 의미한다고 한다. 무드라 호흡은 완전한 행복과 해탈을 위한 숨쉬기 방법으로 명상과 함께 꾸준히 반복하면 마음의 고통과 상처가 치유된다고 알려져 있다.

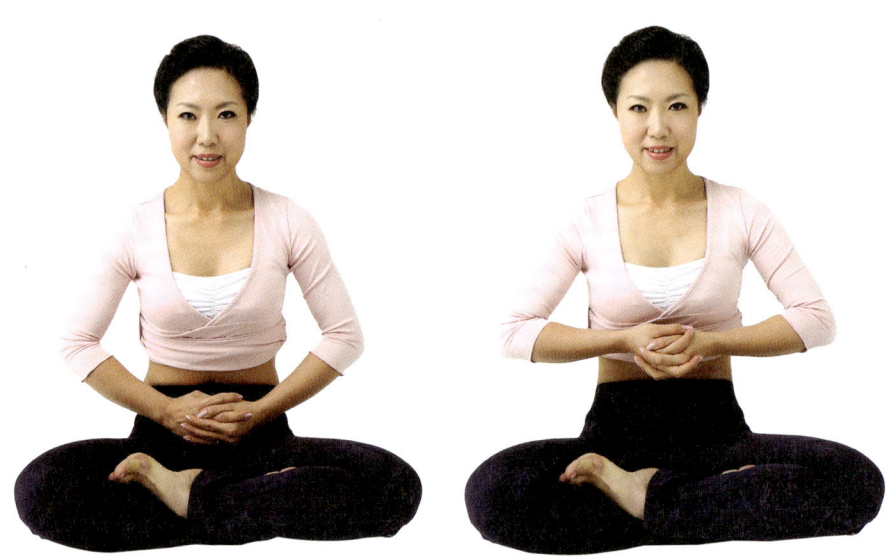

1 편안하게 앉은 상태에서 양발이 교차되도록 한다.
오른손의 중지와 검지 사이에 왼손의 엄지와 검지 부분을 넣어 교차시킨다.
오른손 엄지와 검지 끝을 붙여 왼쪽 엄지를 동그랗게 감싼다.

2 왼손을 오른손 손등 위에 살포시 포갠다.

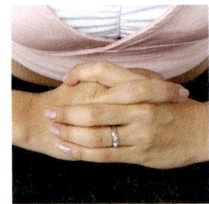

동작 순서

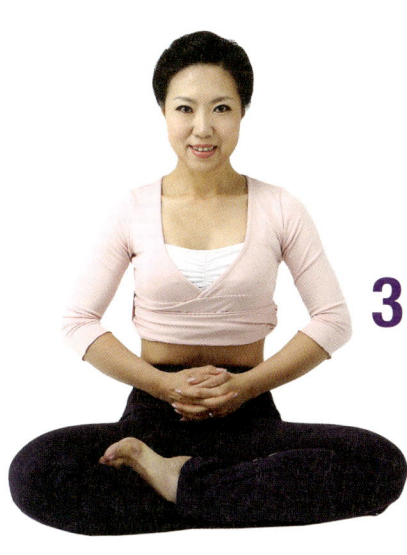

3 양손을 단전 위에 놓고
숨을 들이마시면서 여섯을 센다.

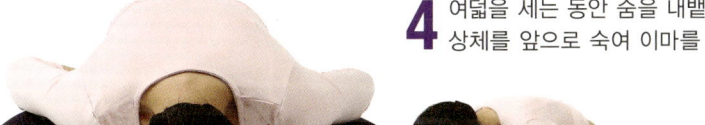
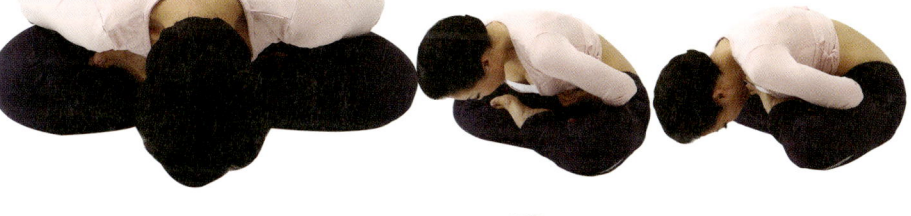

4 여덟을 세는 동안 숨을 내뱉으며
상체를 앞으로 숙여 이마를 바닥에 댄다.

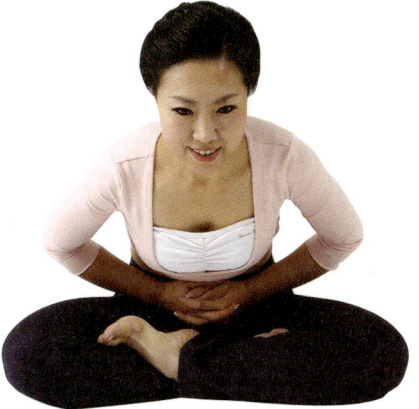

5 여섯을 세는 동안
숨을 들이마시며
천천히 상체를 일으킨다.

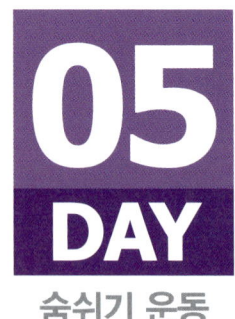

05 DAY 기 조절 숨쉬기
숨쉬기 운동

'교호 호흡'이라고도 하는 이 숨쉬기 방법은 양쪽 코로 번갈아가며 호흡하는 동안 양기와 음기의 흐름이 조화를 이뤄 불균형하고 흐트러진 몸과 마음의 상태를 바로잡아준다. 신경을 깨끗하게 하고 안정시키기 때문에 호흡에서 명상으로 자연스럽게 넘어간다. 자율신경계의 흐름을 조절하여 평온한 상태로 만들어준다.

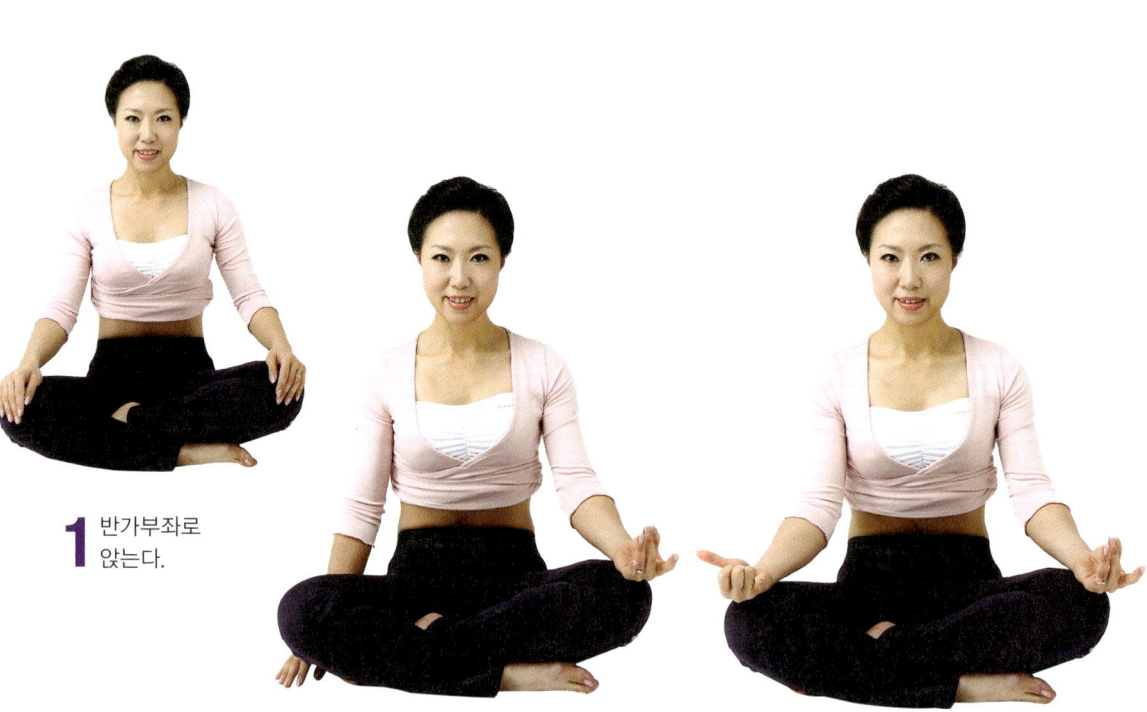

1 반가부좌로 앉는다.

2 오른손은 편안히 바닥에 두고 왼손은 무릎 위에 올려놓고 손바닥이 위로 향하게 한 채 엄지와 검지 끝을 가볍게 붙인다.

3 오른손을 무릎 위에 올려 주먹을 쥔 뒤 엄지와 새끼손가락을 편다.

동작 순서

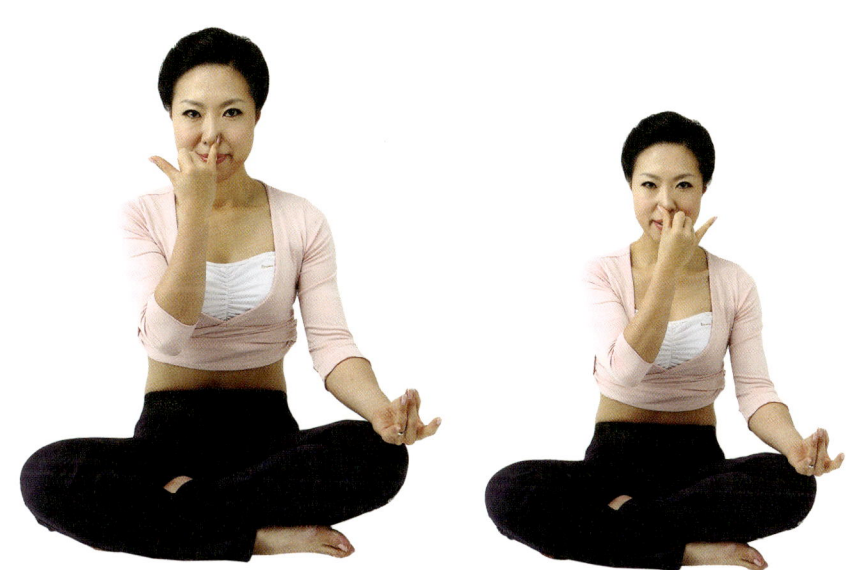

4 새끼손가락으로 왼쪽 콧구멍을 막은 채 마음속으로 셋을 세며
오른쪽 콧구멍으로 숨을 들이쉬고, 숨을 참으며 여섯을 센다.
엄지로 오른쪽 콧구멍을 막고 왼쪽 콧구멍으로
여섯을 세며 천천히 숨을 내쉰다. 10회 반복한다.
반대쪽도 똑같이 한다.

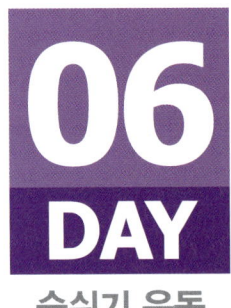

06 DAY
숨쉬기 운동

풀무 호흡하기

대장장이의 풀무처럼 공기를 강하게 불어넣었다가 내뱉기를 반복하는 숨쉬기 방법이다. '불의 호흡'이라고도 하는 이 숨쉬기 방법은 몸 안의 노폐물을 연소시킨다. 아랫배 깊은 곳까지 깊고 일정한 리듬을 타는 풀무 호흡은 몸속의 독소를 없애주어 비만을 예방하고 집중력을 높여준다. 특히 몹시 더운 여름날, 짜증을 이기게 해준다.

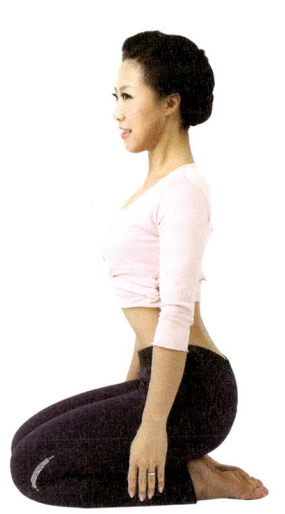

1 무릎을 꿇고 똑바로 앉는다.

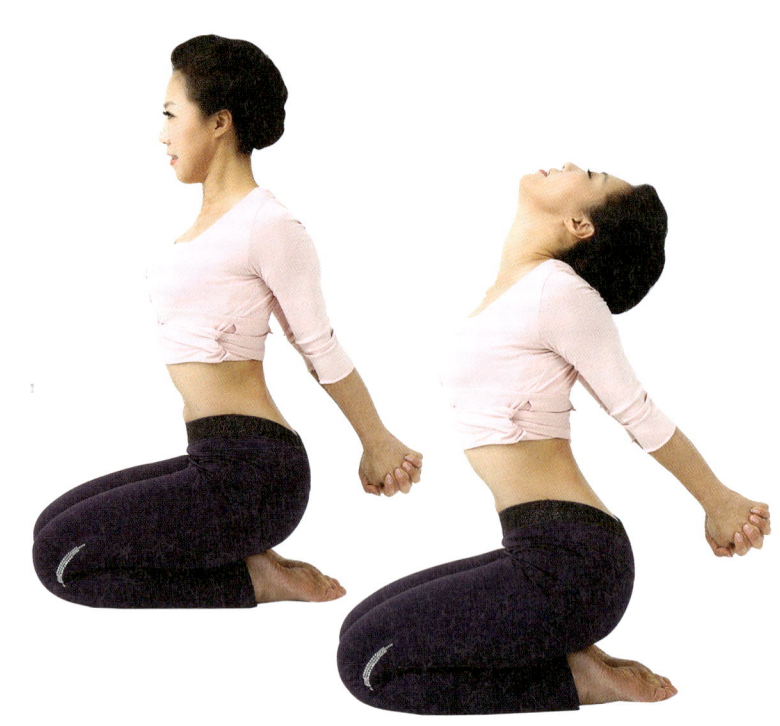

2 두 손은 엉덩이 뒤에서 깍지 끼고 목을 뒤로 젖힌 채 눈을 감는다.

동작 순서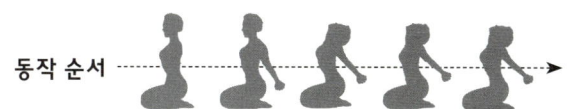

> **tip** 이렇게 하면 더 좋아요
>
> 1 숨을 들이마시고 내쉴 때 배만 움직이는 느낌으로 빠르고 강하게 한다.
> 2 어느 정도 반복한 뒤에는 들이마시는 숨과 내쉬는 숨을 같은 비율로 유지하되 점차 속도를 빠르게 한다.

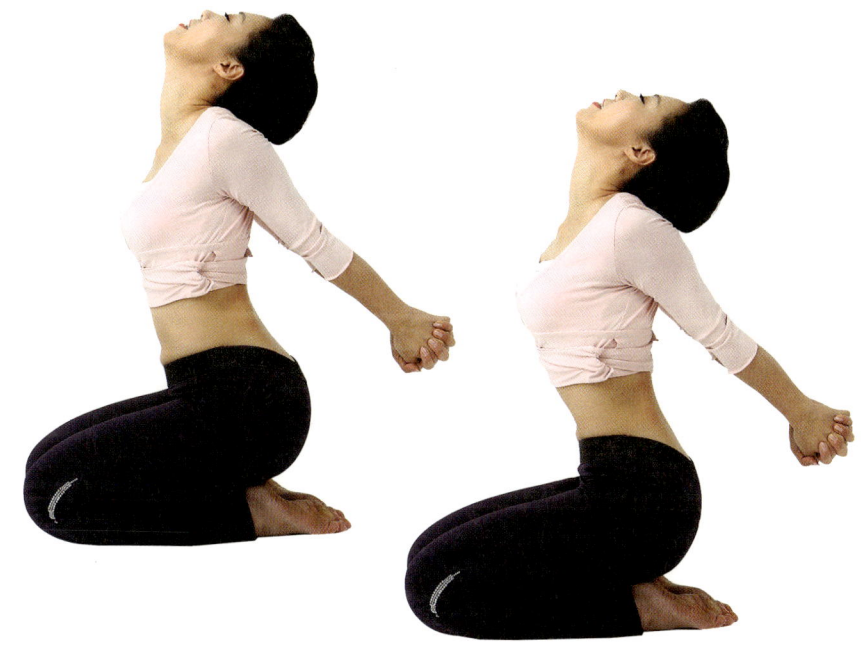

3 배를 이용해 풀무질을 하듯이 코로 숨을 쉰다.
들이마실 때 배를 풍선처럼 부풀리고 내뱉을 때 수축시킨다.
들이마시는 숨과 내쉬는 숨을 같은 비율로 하며 규칙적으로 반복한다.
30회 반복한다.

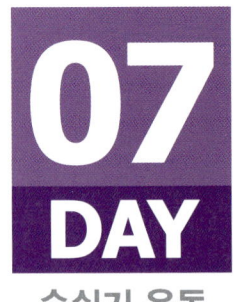

눈으로 숨쉬기

숨쉬기 운동

눈이 뻑뻑하고 피로하면 집중력이 떨어져 일의 능률이 오르지 않는다.
안구 운동은 눈의 스트레스를 풀어주고 침침한 눈을 시원하게 하여 시력이 나빠지지 않도록
도와준다. 스마트폰이나 컴퓨터를 오래 사용하는 경우에 효과 만점.

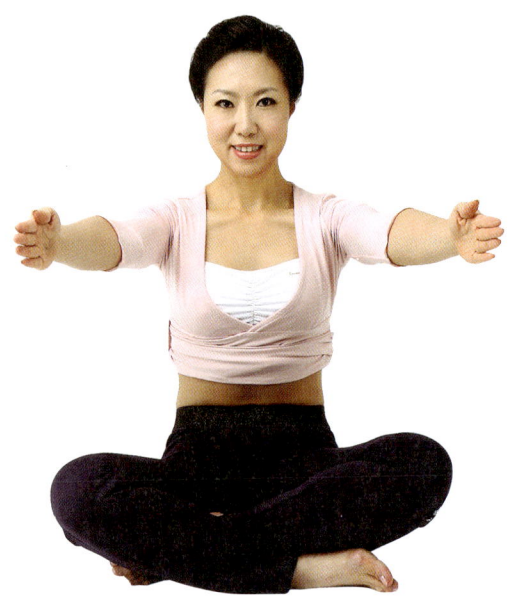

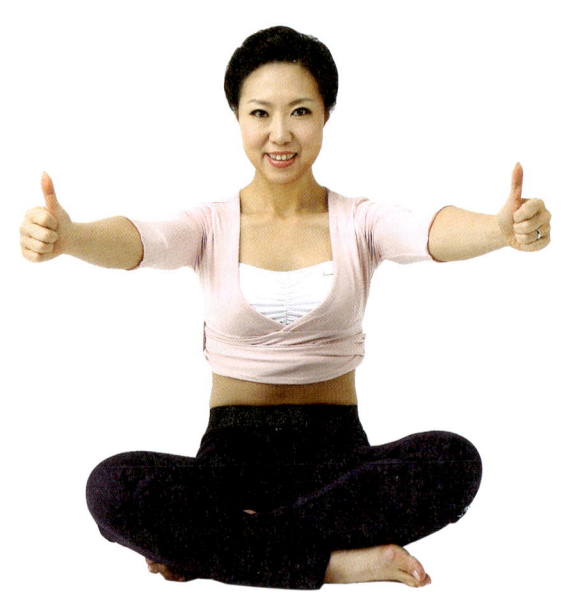

1 앉은 상태에서 양팔을 뻗어
앞으로 나란히 한다.
어깨높이에서 양팔 간격을 1m로 한다.

2 주먹을 쥔 뒤
엄지를 들어 올린다.

4p 연속 동작 ▶

01-20 DAYS

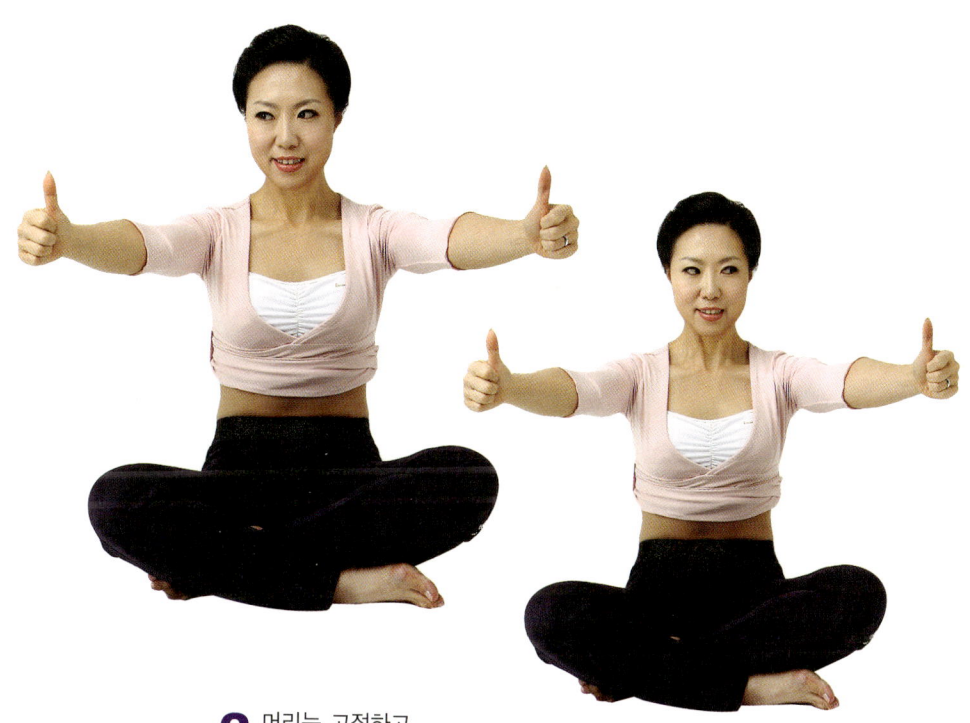

3 머리는 고정하고 안구를 양쪽 엄지손톱을 번갈아 바라보며 돌린다. 좌우 각각 정지한 뒤 마음속으로 열을 센다. 10회 반복한다.

> **tip** 이렇게 하면 더 좋아요
>
> 1 안구를 한 번 움직일 때마다 숨을 들이마셨다가 내 뱉으며 안구를 돌린다.
> 2 정지한 뒤 열을 세기 힘들면 숨을 들이마실 때 다 섯을 세고 숨을 참는 동안 다섯을 센 뒤, 다시 다섯 을 세며 숨을 내뱉고 다섯을 세는 동안 숨을 참는다.

4p 연속 동작 ▶

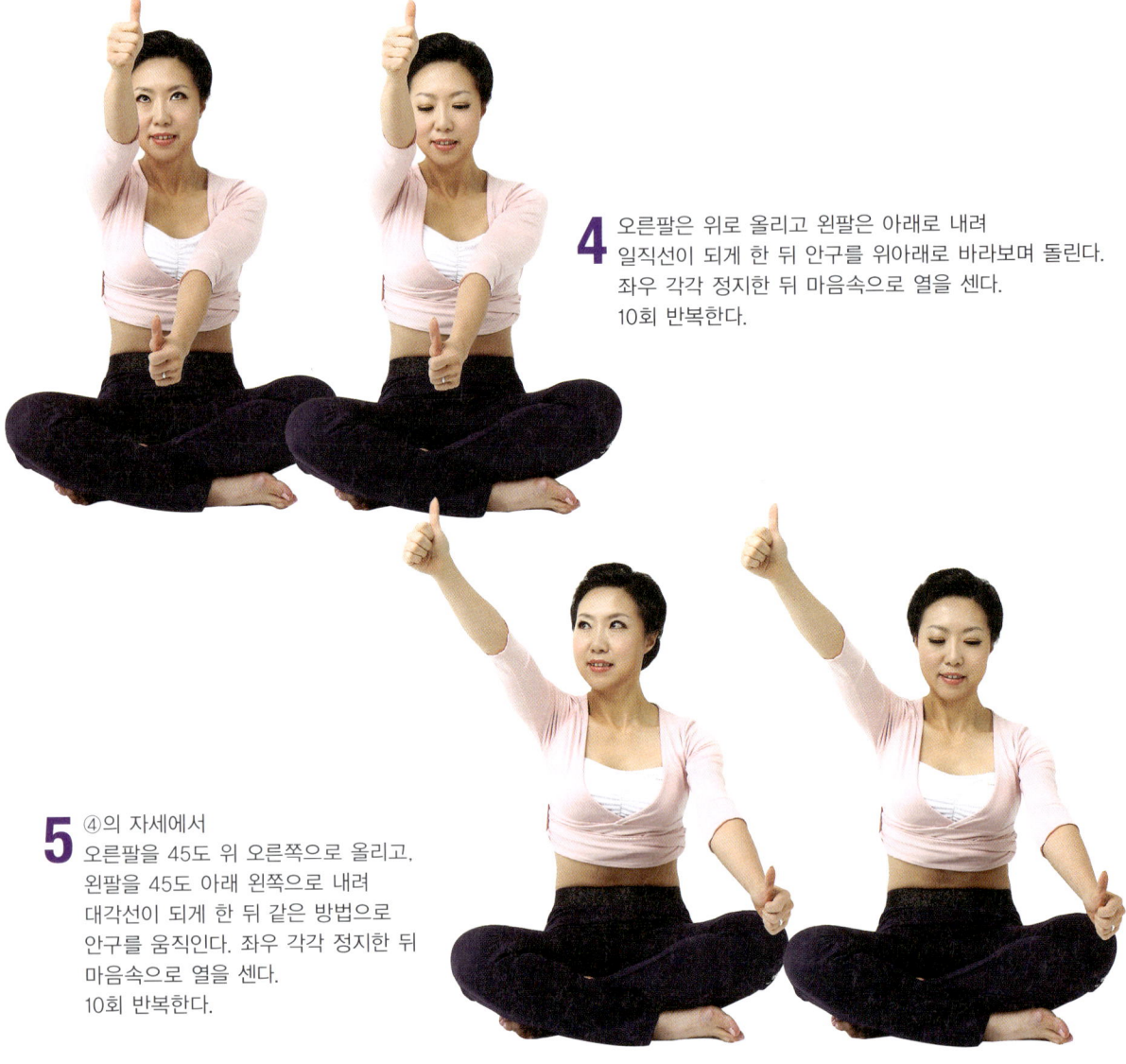

4 오른팔은 위로 올리고 왼팔은 아래로 내려
일직선이 되게 한 뒤 안구를 위아래로 바라보며 돌린다.
좌우 각각 정지한 뒤 마음속으로 열을 센다.
10회 반복한다.

5 ④의 자세에서
오른팔을 45도 위 오른쪽으로 올리고,
왼팔을 45도 아래 왼쪽으로 내려
대각선이 되게 한 뒤 같은 방법으로
안구를 움직인다. 좌우 각각 정지한 뒤
마음속으로 열을 센다.
10회 반복한다.

동작 순서

01-20 DAYS

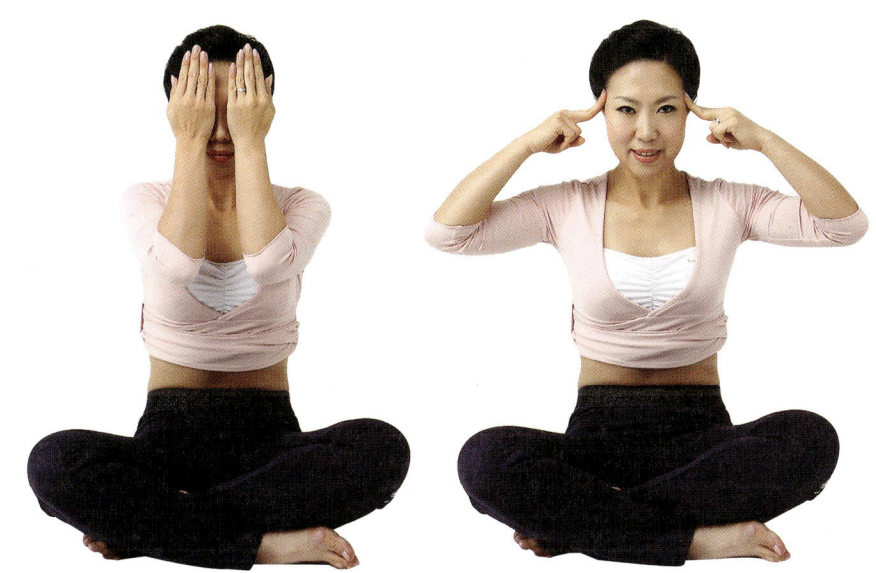

6 양 손바닥을 열이 날 때까지 비빈 뒤 눈에 댄다.
미간과 관자놀이를 지그시 누른 상태에서 정지한 뒤
마음속으로 열을 센다. 3회 반복한다.

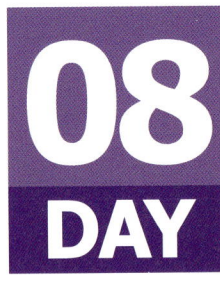

목으로 숨쉬기

성대를 울린 뒤 숨을 들이마시고 내쉴 때마다 좋은 기운을 몸 안에 가득 채우고
나쁜 기운은 빠져나가게 한다. 또한 목과 어깨의 경직을 해소하고 마음을 평온하게 한다.
'옴~' 하고 들이마시고 '훔~' 하고 내쉬면서 숨소리를 낼 때 목의 진동과 미세한 떨림을
느끼며 호흡한다.

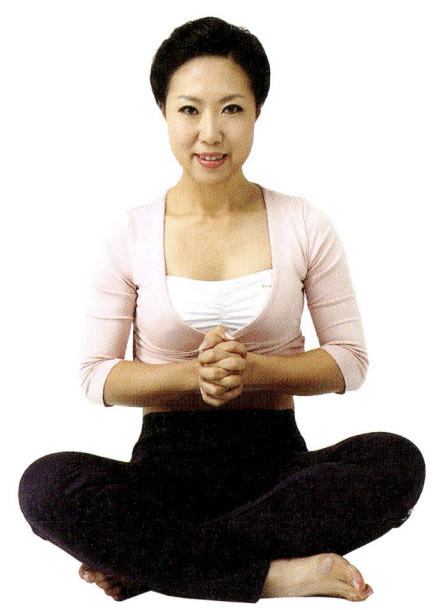

1 편안하게 앉는다.

2 두 손을 가슴 앞으로 모아 깍지를 낀다.

동작 순서

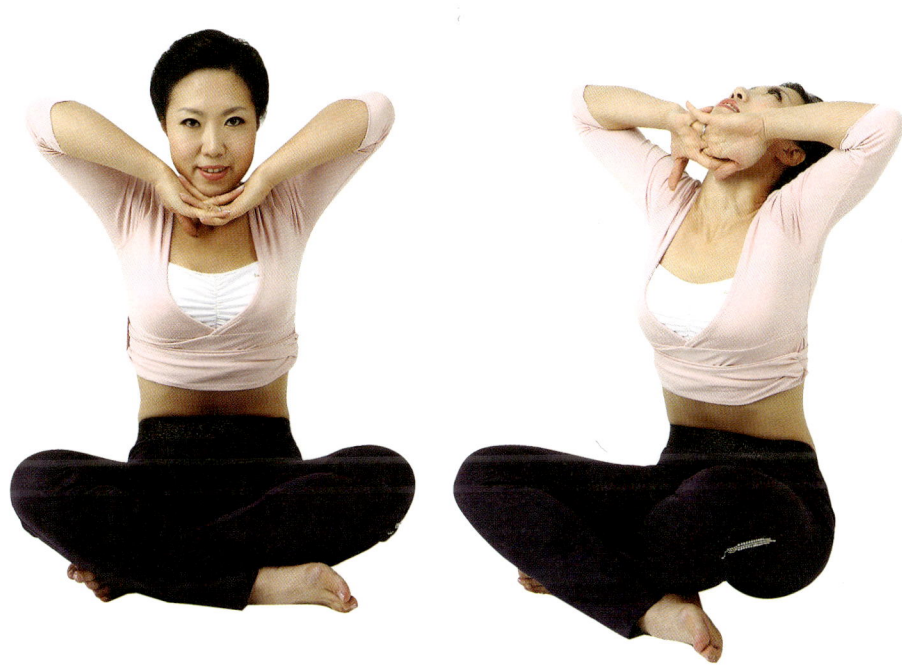

3 깍지 낀 손을 턱 밑에 대고 숨을 들이마시며
양 팔꿈치를 높이 들어 올린다.
힘을 살짝 주며 턱을 들어 올려 천장을 바라본다.
숨을 내쉬며 고개를 내려 정면을 바라본다.

4 다시 턱을 들어올려 천장을 바라본다.
마음속으로 여섯을 세며
'옴~' 소리를 작게 내면서 숨을 들이마신다.
소리를 낼 때 입술로 진동을 느낀다.

5 마음속으로 여덟을 세며
'훔~' 소리를 작게 내면서 숨을 내뱉으며
고개를 내리고 편안하게 앉는다.

혀로 숨쉬기

숨쉬기 운동

요가의 그루(스승)들이 즐겨 했다는 이 숨쉬기는 뇌 호흡의 일종으로 불안과 우울, 초조한 마음을 가라앉히고 정서적인 평온함을 유지시킨다.

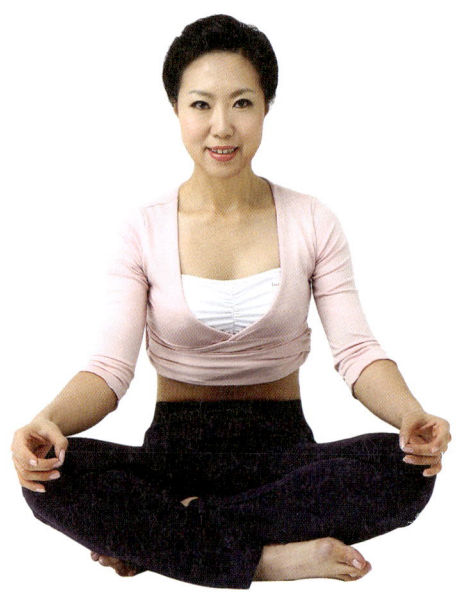

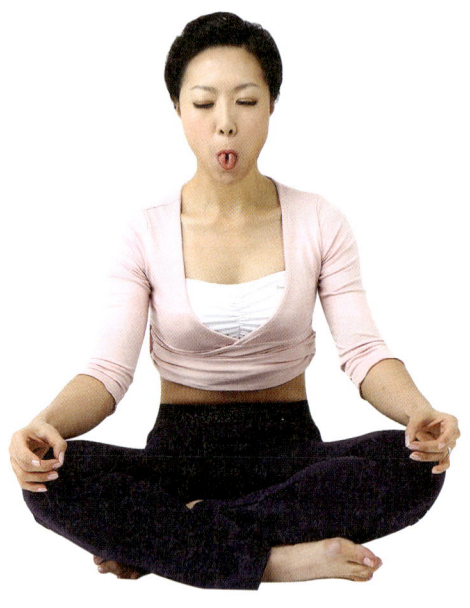

1 반가부좌로 앉아서 양손을 무릎 위에 두고 엄지와 검지로 원을 만든다.

2 눈을 감고 입 모양을 '오'로 만든 뒤 혀를 내밀어 반으로 접는다.

동작 순서

01-20 DAYS

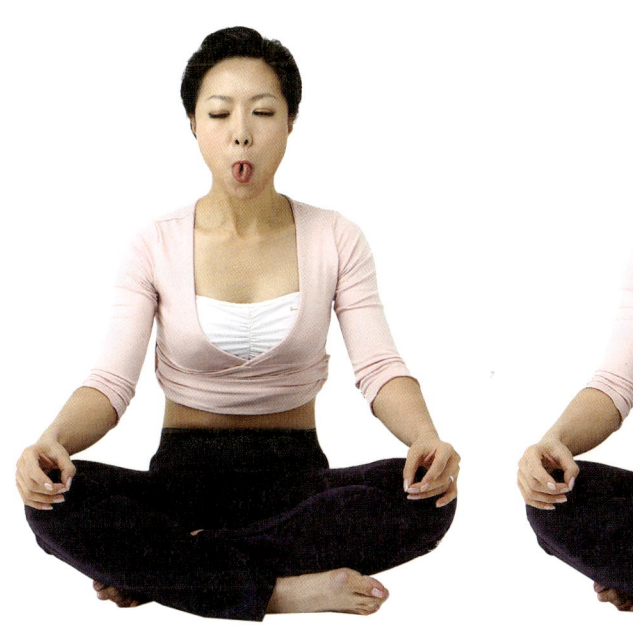

3 혀로 숨을 들이마시며 마음속으로 다섯을 세고 숨을 참은 상태에서 셋을 센 뒤 여덟을 세며 코로 숨을 내쉰다.

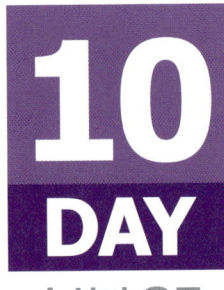
숨쉬기 운동

5·5·5 숨쉬기

마음속으로 다섯을 세는 동안 숨을 들이마시고 숨을 참은 상태에서 다섯을 세고, 다시 다섯을 세며 호흡을 내뱉는 운동이다. 긴장과 스트레스, 불안을 해소하고 머리와 가슴을 깨끗하게 정화시켜 마음을 편안하게 만든다.
선 자세나 앉은 자세 상관없이 긴장을 풀고 집중할 수 있도록 도와준다.

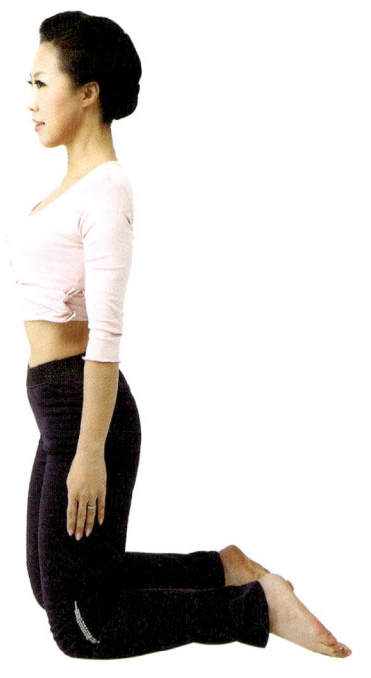

1 무릎을 바닥에 대고 엉덩이를 들어 올린다.

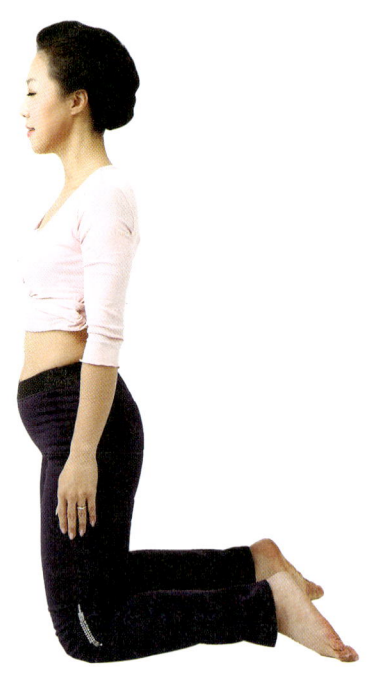

2 눈을 감고 숨을 들이마시며 마음속으로 다섯을 세면서 배를 풍선처럼 부풀린다.
숨을 참는 동안 다섯을 센다.

동작 순서

01-20 DAYS

> **tip** 이렇게 하면 좋아요
>
> 집에서 할 때는 5회 반복하지만 골프 티샷 전이나 각종 면접시험 전에는 단 한 번으로도 큰 효과를 볼 수 있다. 마음의 안정과 평온으로 자신의 수행 능력을 최대한 발휘하게 될 것이다.

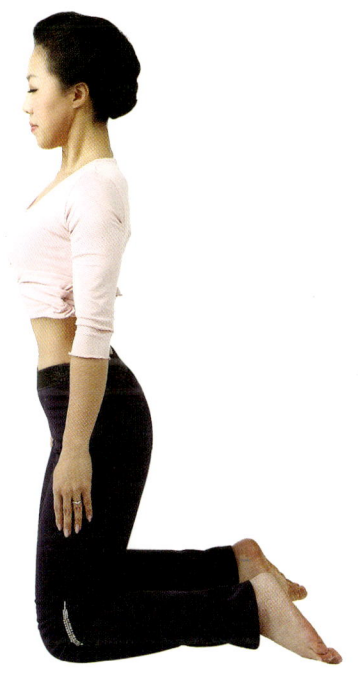

3 천천히 하복부에 힘을 주며 다섯을 세면서 숨을 내뱉는다.

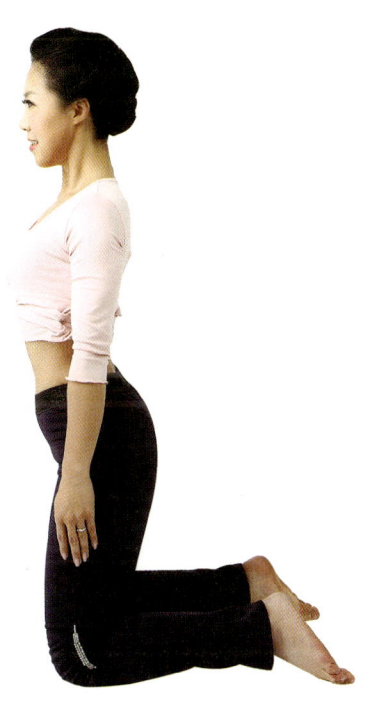

4 개운한 마음으로 눈을 뜬다.
①~④를 한 세트로 5회 반복한다.

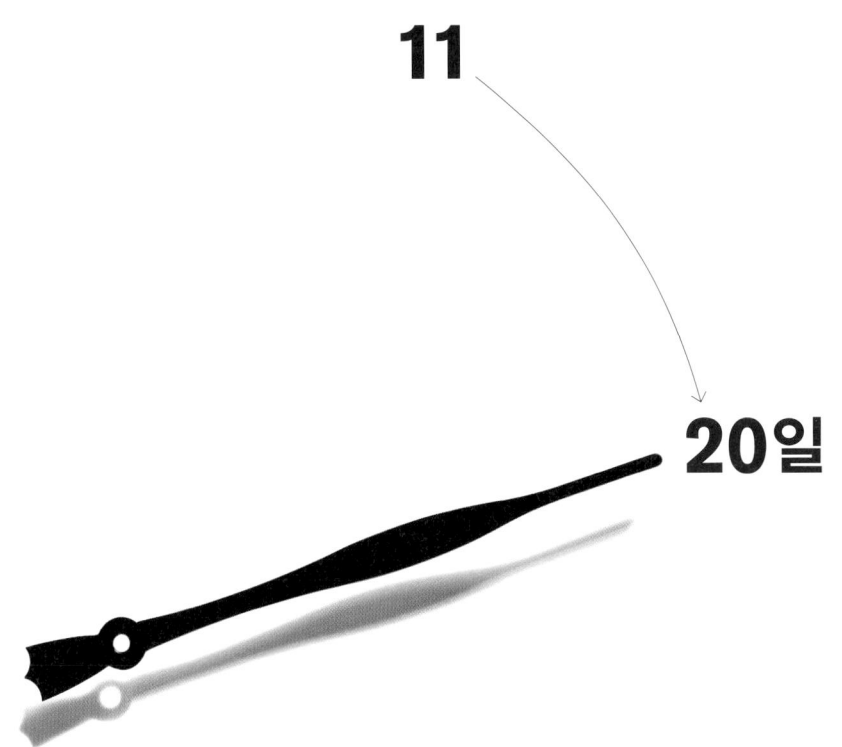

몸만 잘 풀어도 아프지 않다!
릴랙스 운동

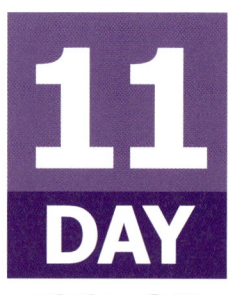

어깨로 숨쉬기

릴랙스 운동

목과 어깨의 피로를 풀어주고 뇌로 가는 혈류량을 증가시킨다. 스트레스로 인한 목 근육의 뭉침을 시원하게 풀어주며 그 과정에서 부족한 에너지가 충전된다.

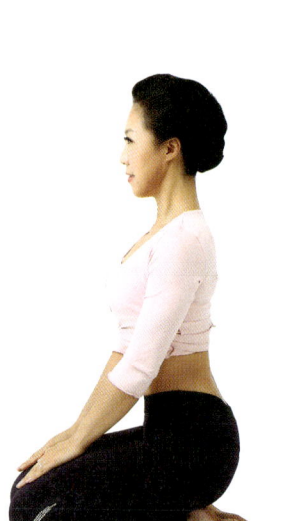

1 무릎을 꿇고 앉아 양손을 무릎 위에 올려놓는다.

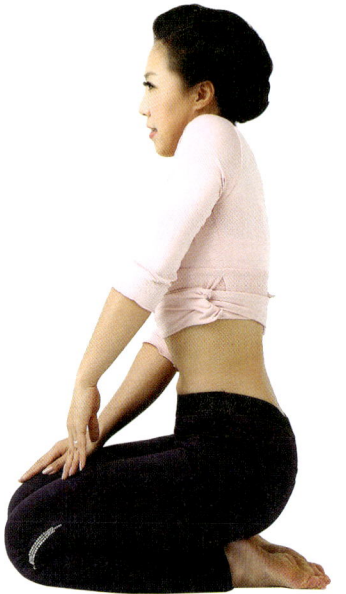

2 숨을 들이마시며 상체를 곧게 세우고 왼쪽 어깨를 들어 올린다. 이 자세에서 마음속으로 다섯을 센다.

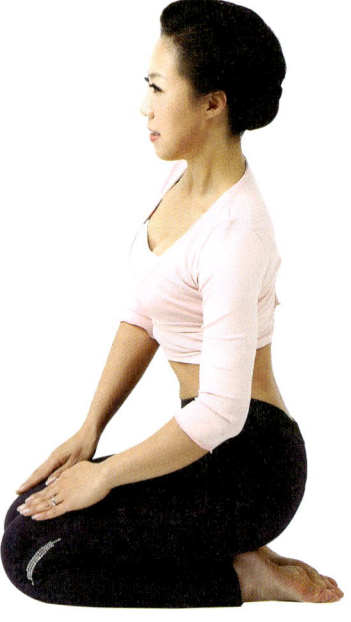

3 숨을 내쉬며 어깨를 한 번에 툭 하고 떨어뜨리면서 숨을 가다듬는다. 좌우 번갈아 3회씩 반복한다.

4p 연속 동작 ▶

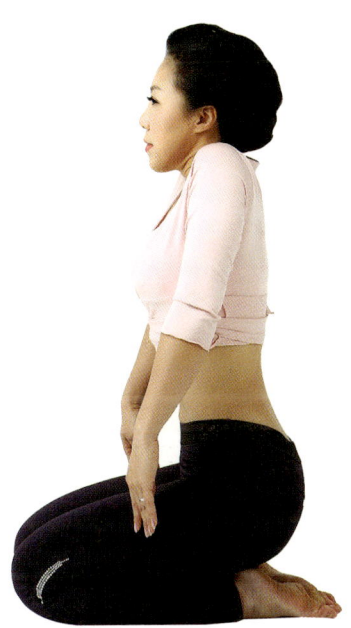 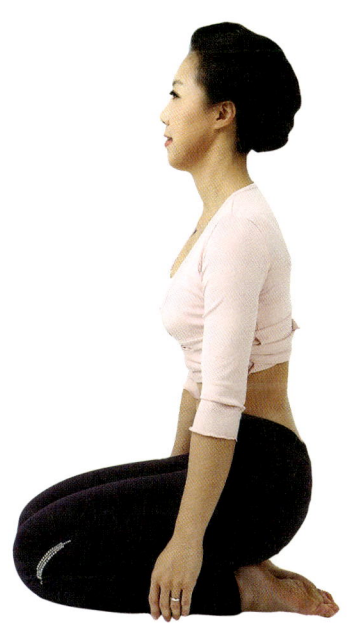

4 숨을 들이마시며
양 어깨를 동시에 들어 올린 상태에서
마음속으로 열을 센다.

5 숨을 내쉬며
어깨를 한 번에 툭 하고
떨어뜨리면서 숨을 고른다.

4p 연속 동작 ▶

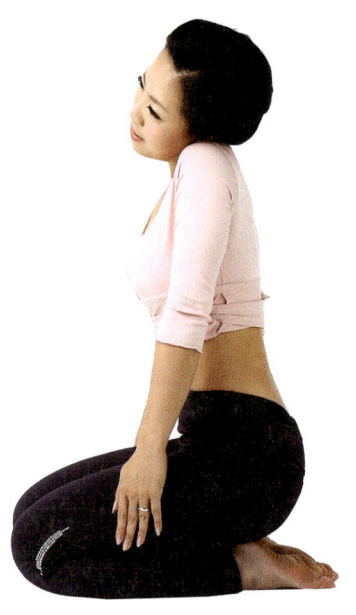
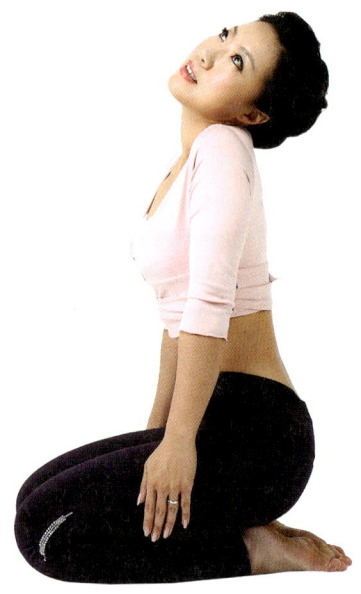

6 다시 숨을 들이마시며
경추(목뼈)를 바르게 세우고
숨을 내뱉으면서
고개를 왼쪽으로 기울인 뒤
왼쪽 어깨를 살짝 들어 올려
귀와 어깨가 만난다는 상상을 하고
이 상태에서 마음속으로 열을 센다.

7 고개를 대각선으로 45도 돌린 상태에서
숨을 들이마시며
고개를 들어 왼쪽 천장을 바라본다.
이 상태에서 마음속으로 다섯을 센다.

tip 이렇게 하면 더 좋아요

고개를 들어 천장을 바라볼 때 눈동자를 최대한 많이 돌려 천장에서 제일 멀리 있는 부분을 응시한다. 고개를 숙일 때도 눈동자를 최대한 밑으로 내리는 등 시선을 크게 바꾸어가며 호흡한다.

동작 순서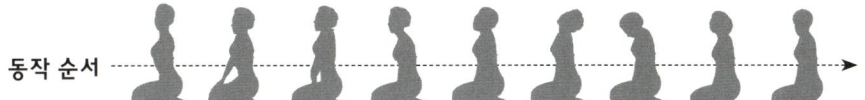

01-20 DAYS

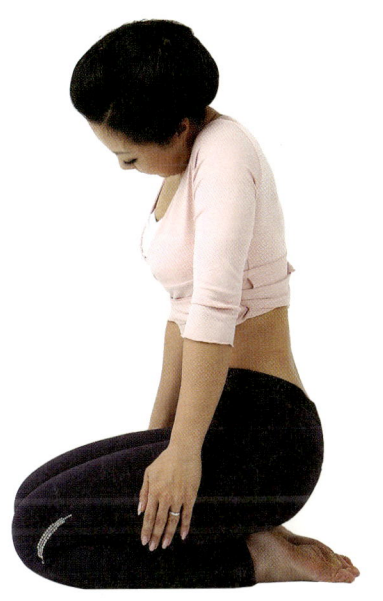

8 숨을 내쉬면서 고개를 숙이고 이 상태에서 여덟을 센다. 좌우 번갈아 5회씩 반복한다.

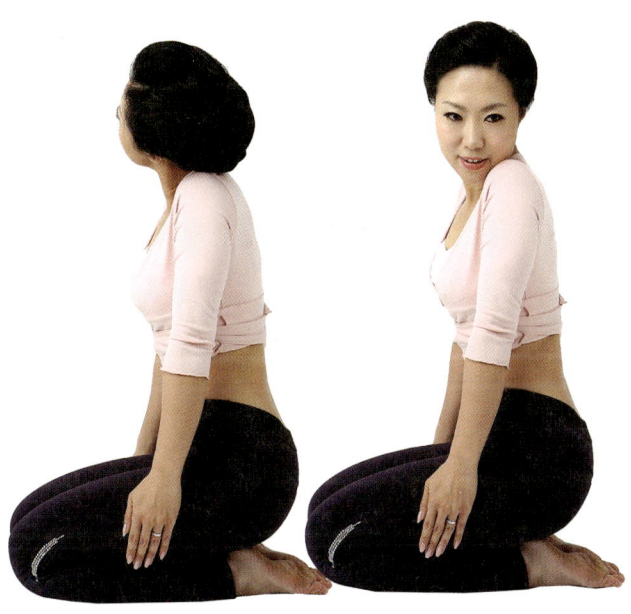

9 ⑥의 자세에서 고개를 좌우로 흔든다. ⑥~⑨를 한 세트로 좌우 번갈아 3회씩 반복한다.

47

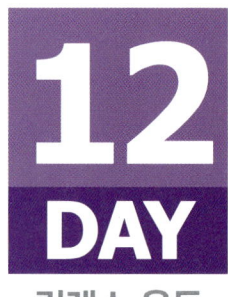

팔 근육 풀어 우견전 바로잡기

릴랙스 운동

'우견전'이란 컴퓨터 앞에서 오랫동안 일하거나 책상 앞에서 오랫동안 공부할 때 어깨와 팔이 굳으면서 오른쪽 어깨가 앞으로 나오게 되는 현상을 말한다.
이런 경우는 조금만 스트레스를 받아도 팔과 어깨가 무겁고 통증을 느낀다.
다음 동작으로 꾸준히 운동하면 이런 현상을 해소할 수 있다.

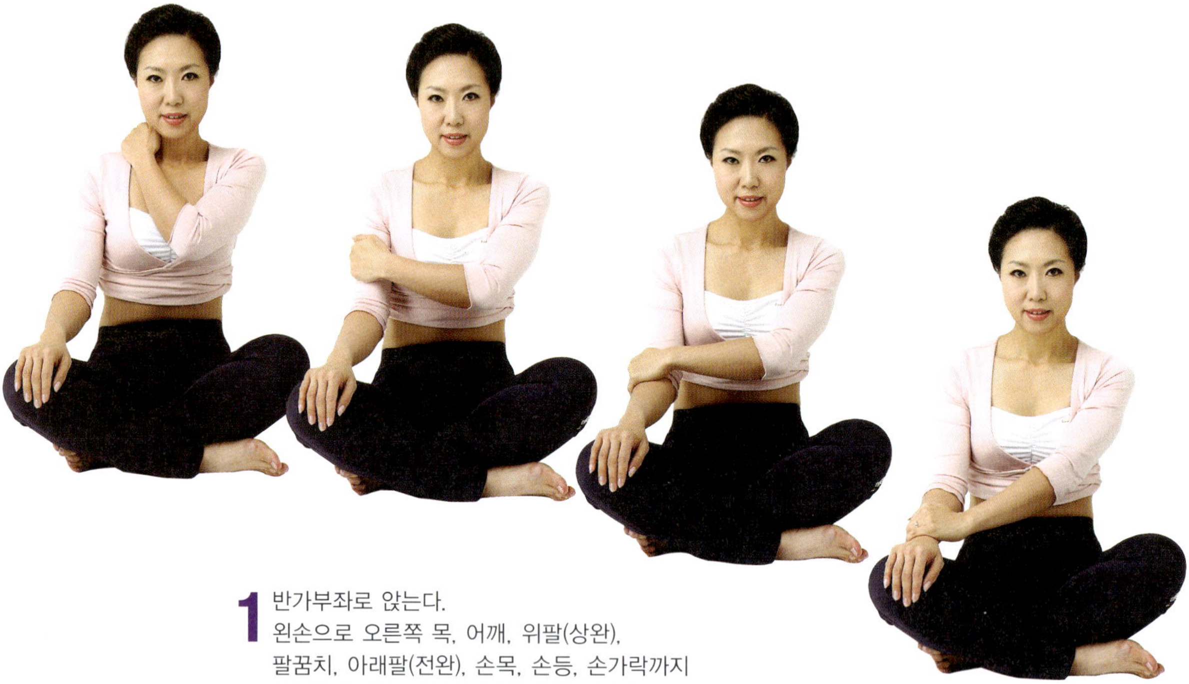

1 반가부좌로 앉는다.
왼손으로 오른쪽 목, 어깨, 위팔(상완),
팔꿈치, 아래팔(전완), 손목, 손등, 손가락까지
세심하게 각각 10회씩 80회 주물러준다.

동작 순서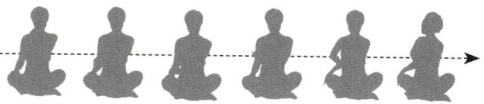

01-20 DAYS

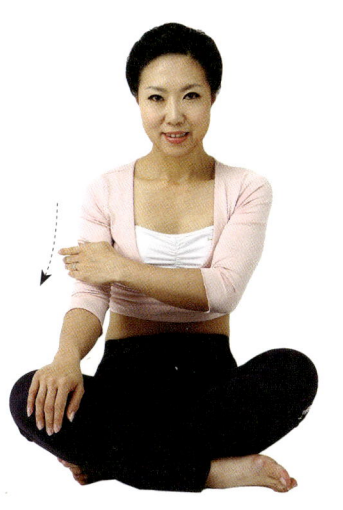

2 왼 손바닥으로 오른팔을 위에서 아래로 쓸어내린다. 좌우 10회씩 반복한다.

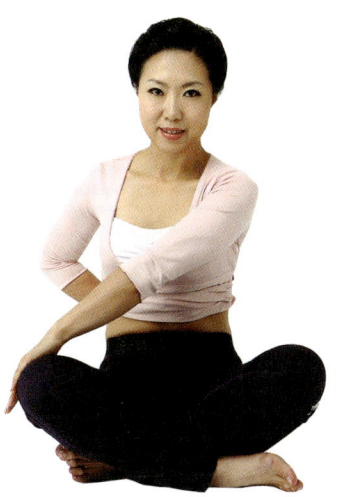

3 오른 손등을 열중쉬어 하듯 오른쪽 등 뒤에 두고 왼손은 오른쪽 허벅지 바깥쪽에 댄다.

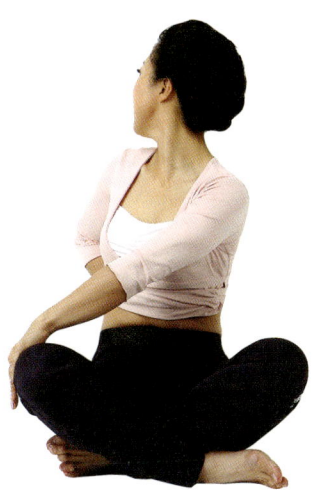

4 숨을 들이마시며 척추를 바로 세운다. 숨을 내뱉으며 오른쪽 어깨와 팔꿈치가 뒤를 향하게 하고 고개를 오른쪽으로 돌려 뒤쪽을 바라본다. 이 상태에서 마음속으로 열을 센다. ③~④를 좌우 10회씩 반복한다.

> **tip 이렇게 하면 더 좋아요**
>
> 1 오른손잡이는 오른쪽으로, 왼손잡이는 왼쪽으로 더 많이 반복한다. 대개 오른손잡이는 오른팔과 오른쪽 어깨가 앞으로 향하거나 경직되고, 왼손잡이는 그 반대인 경우가 많기 때문이다.
> 2 어깨의 유연성이 좋다면 오른 손등을 오른쪽 등 쪽(윗부분)에 대고, 유연성이 부족하거나 남성 또는 50대 이상이라면 오른쪽 허리(아랫부분)에 대고 한다.
> 3 이 동작은 통증이 느껴진 후에 하기보다 일하는 중간중간이나 아침·점심·저녁 밥을 먹듯이 하루 3차례씩 하면 피곤이 덜 쌓이는 몸 상태를 유지할 수 있다.

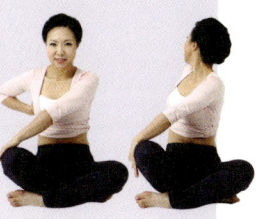

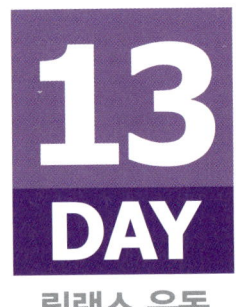

두 손 모아 합장하기

릴랙스 운동

호흡이 편안하고 부드러워지는 것과 더불어 목, 어깨, 팔, 손목의 피로가 풀리며 특히 가슴의 탄력을 유지하는 데 효과적이다.

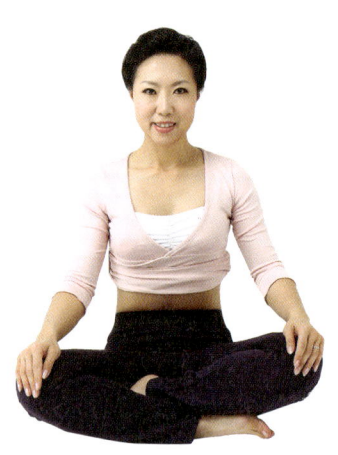
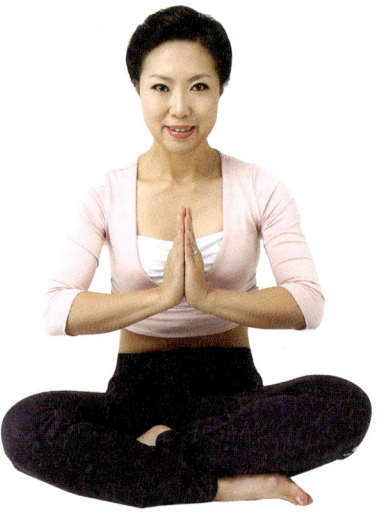
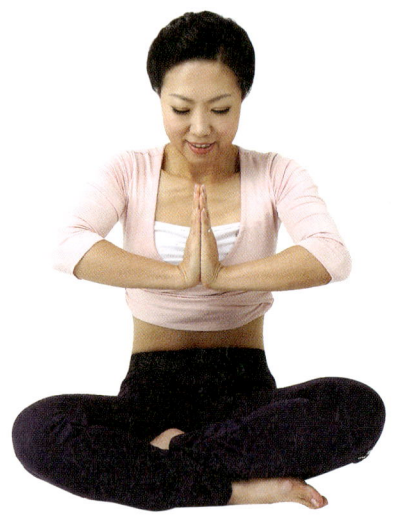

1 반가부좌로 앉는다.

2 숨을 들이마시며 가슴 앞에 두 손을 모아 합장한다.

3 숨을 내뱉으며 양 손바닥을 서로 반대 방향으로 강하게 민다. 이 상태에서 마음속으로 여덟을 센다. 3회 반복한다.

동작 순서

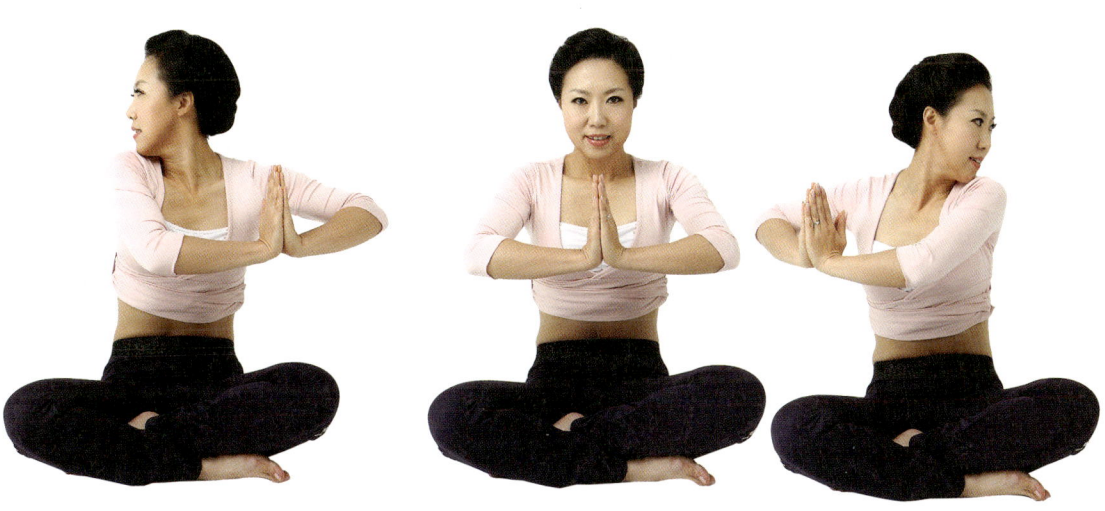

4 숨을 들이마시며 양손을 최대한 왼쪽으로 멀리 보낸 뒤 고개를 오른쪽으로 돌려 턱과 어깨가 만나도록 한다.
이 상태에서 마음속으로 여덟을 세며 숨을 내쉰다.

5 숨을 들이마시며 제자리로 돌아온다.
숨을 내뱉으며 양손을 오른쪽으로 보내고 고개는 왼쪽으로 돌려 턱과 어깨가 만나도록 한다.
④와 ⑤를 10회 반복한다.

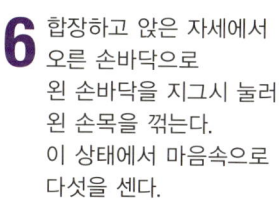

6 합장하고 앉은 자세에서 오른 손바닥으로 왼 손바닥을 지그시 눌러 왼 손목을 꺾는다.
이 상태에서 마음속으로 다섯을 센다.

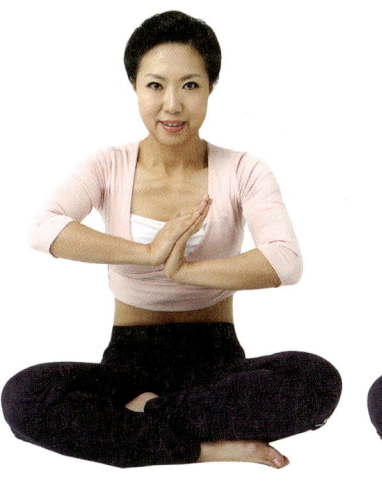
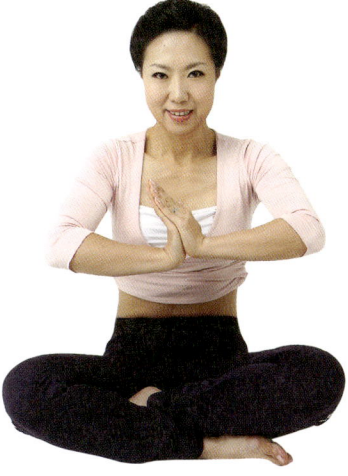

7 마찬가지 방법으로 오른 손목을 꺾는다.
좌우 손목 꺾기를 10회씩 반복한다.

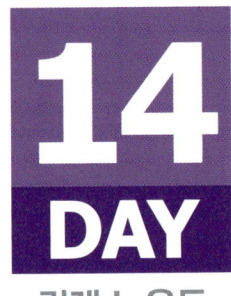

14 DAY
릴랙스 운동

손목과 손가락 운동하며 가슴으로 숨쉬기

늘 안쪽으로만 구부리는 손가락을 바깥 방향으로 꺾어 손가락 근육을 풀어주는 운동. 손가락 움직임만으로도 스트레스로 뭉친 부분을 자극할 수 있다. 이때 가슴을 확장하여 흉식호흡을 하면 현대인의 골칫거리인 경추가 앞으로 굽는 현상을 예방할 수 있다.

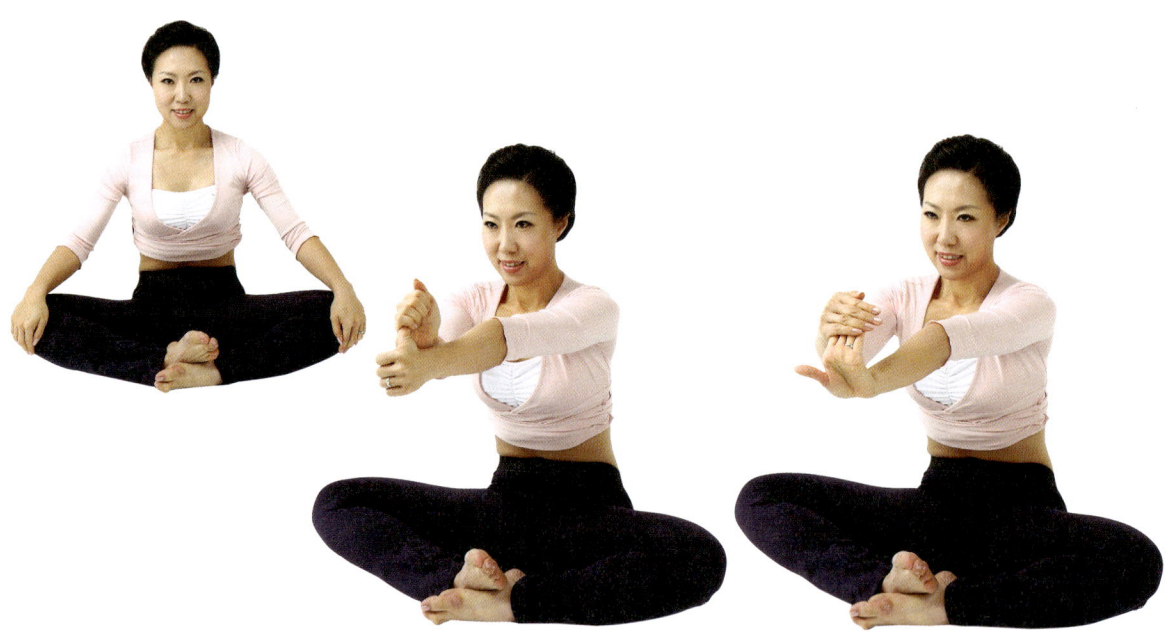

1 편안하게 앉아서 양발이 교차되도록 한다. 왼손을 주먹 쥐고 오른손으로 왼손 엄지를 뒤쪽으로 넘긴다. 이 상태에서 마음속으로 다섯을 센다. 3회 반복한다.

2 중지, 검지, 약지, 새끼손가락을 모두 뒤로 넘긴다. 이 상태에서 마음속으로 다섯을 센다. 3회 반복한다. 양손 똑같이 반복한다.

4p 연속 동작 ▶

3 마음속으로 여덟을 세며 숨을 들이마시면서 양팔을 엉덩이 뒤로 보내고 가슴을 확장한다. 이때 손바닥이 천장을 향하도록 한다. 이 상태에서 마음속으로 다섯을 센다.

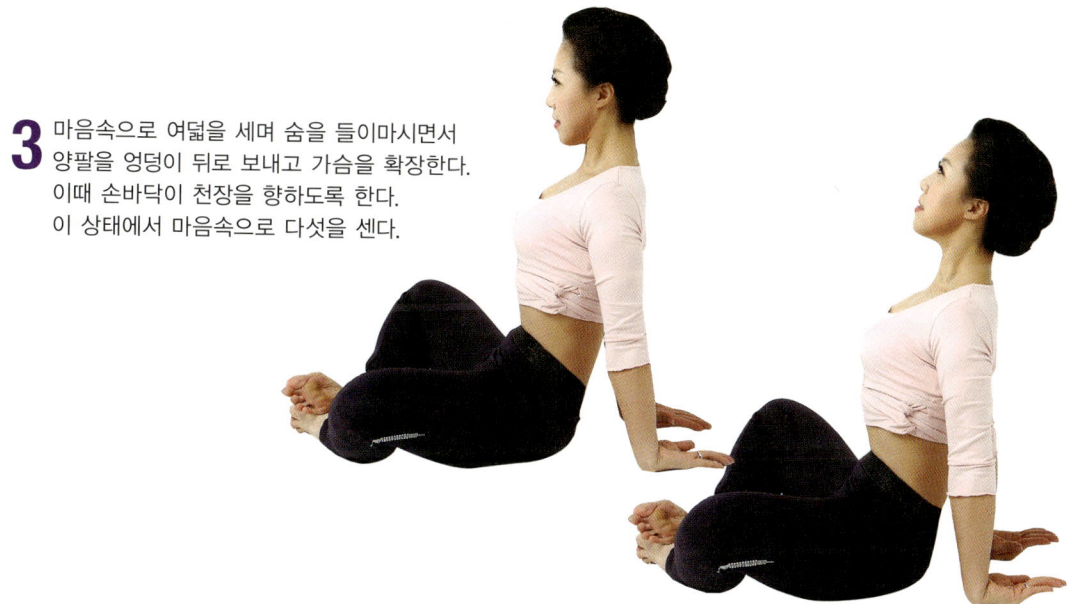

4p 연속 동작 ▶

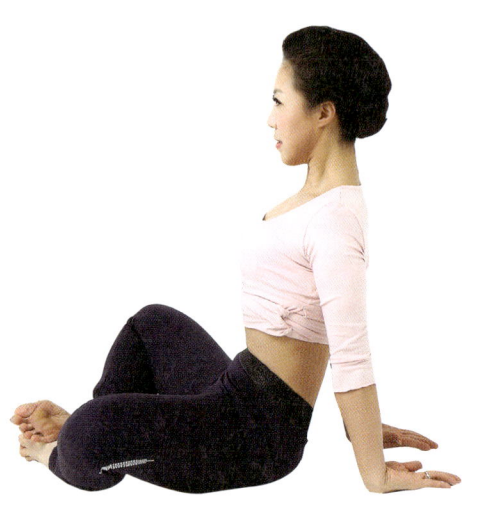

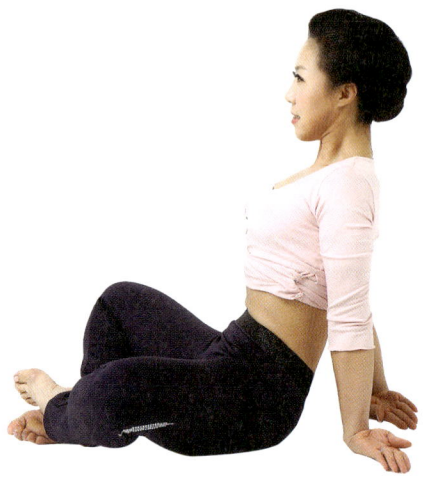

4 숨을 내뱉고
다시 마음속으로 여덟을 세며
숨을 들이마시고 손가락을 쫙 편다.
숨을 내뱉으며
손끝이 바닥에 닿도록 한다.
이 상태에서 마음속으로 다섯을 센다.

5 마음속으로 여덟을 세며 숨을 들이마시고
손끝이 왼쪽을 향하도록 한다.
이 상태에서 다섯을 센 뒤 숨을 내뱉으며
오른쪽으로 손목을 꺾는다.
이 상태에서 마음속으로 다섯을 센다.

동작 순서

01-20 DAYS

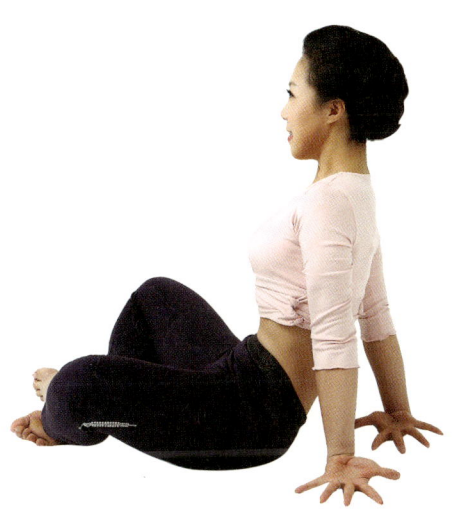

6 마음속으로 여덟을 세며 숨을 들이마시고 손가락을 쫙 벌리며 편다.
이 상태에서 다섯을 센 뒤 숨을 내뱉으며 손가락을 편하게 한다.

7 ③~⑥을 한 세트로 3회 반복한다.

> **tip 초보자라면 이 자세부터!**
>
> **1** 상체를 뒤로 젖히는 느낌으로 고개를 들고 손끝이 엉덩이를 향하도록 하고 앉는다. 마음속으로 여덟을 세며 숨을 들이마시면서 가슴을 확장한다. 다섯을 세며 제자리로 돌아온다.
>
>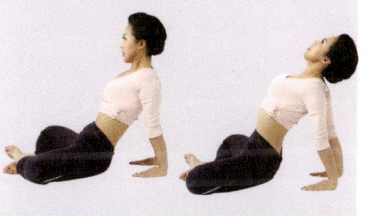
>
> **2** 손끝이 왼쪽을 향하도록 하고 앉는다. 마음속으로 여덟을 세며 숨을 들이마시면서 가슴을 확장한다. 다섯을 세며 제자리로 돌아온다.
>
>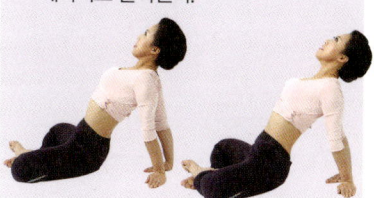

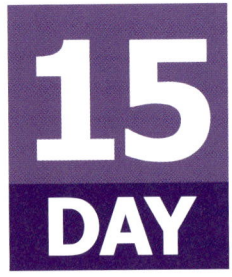

아기 자세에서 배로 숨쉬기

릴랙스 운동

스트레스로 뻣뻣해진 목을 부드럽게 만들고 무거운 머리를 가볍게 만들어주는 동작이다.

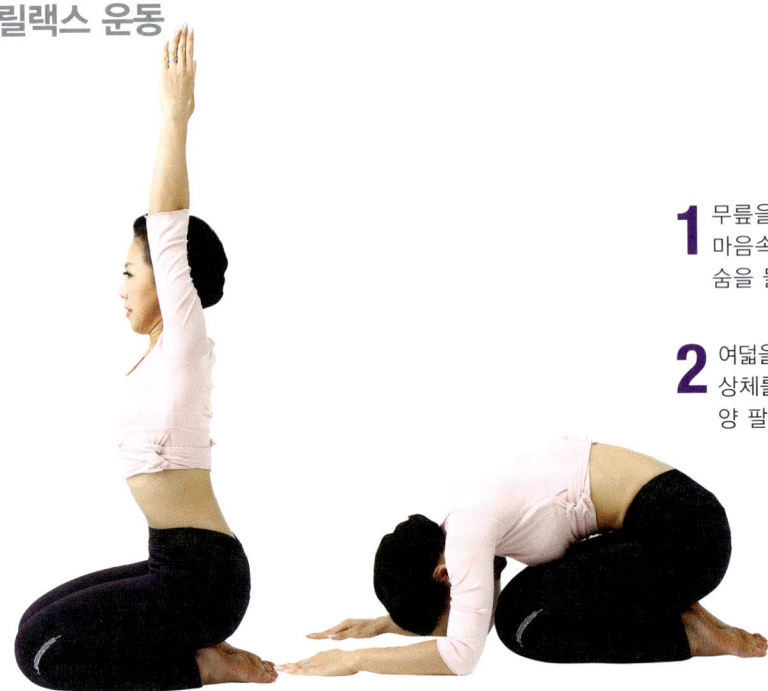

1 무릎을 꿇고 앉는다.
마음속으로 다섯을 세는 동안
숨을 들이마시며 양팔을 높이 들어 올린다.

2 여덟을 세는 동안 숨을 내쉬며
상체를 앞으로 숙여 머리를 바닥에 댄다.
양 팔꿈치도 90도로 구부려 바닥에 댄다.

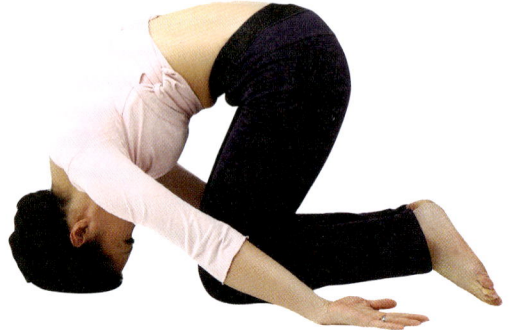

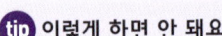

tip 이렇게 하면 안 돼요
정수리를 바닥에 대고 엉덩이를 들어 올릴 때 너무 무리하면 체중이 앞으로 쏠려 넘어지거나 중심을 잃어 좌우로 흔들릴 수 있으니 무리하지 않도록 조심한다.

3 마음속으로 다섯을 세는 동안 숨을 들이마시며
양팔을 엉덩이 옆에 두고,
여덟을 세는 동안 숨을 내쉬며 엉덩이를 들어 올린다.
정수리를 바닥에 대고 배로 숨쉬기를 3회 반복한다.

동작 순서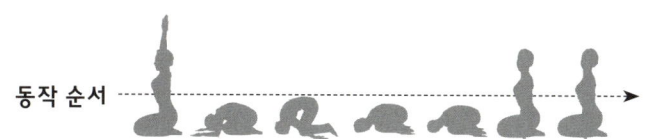

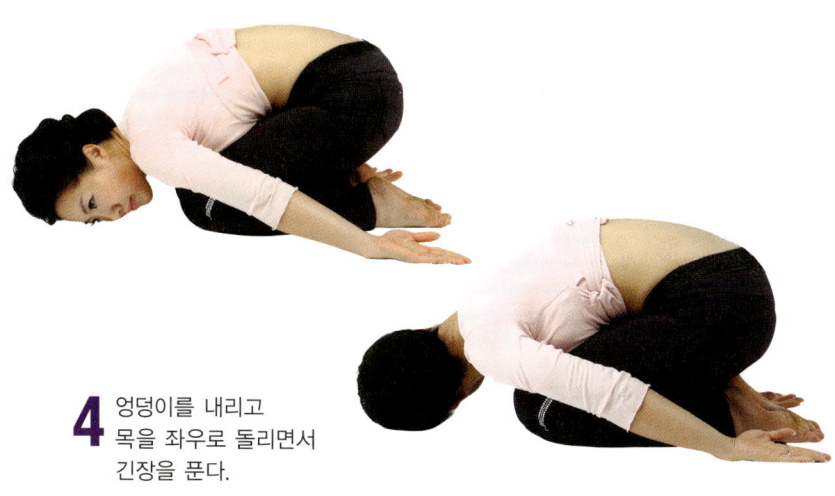

4 엉덩이를 내리고
목을 좌우로 돌리면서
긴장을 푼다.

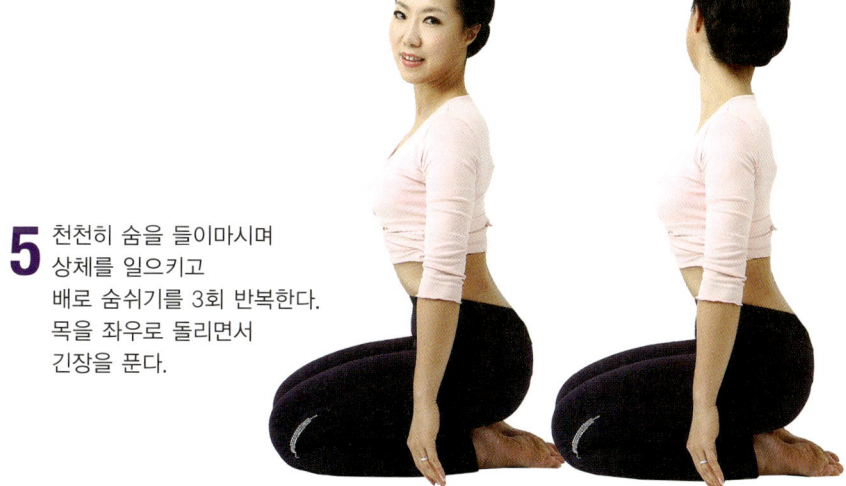

5 천천히 숨을 들이마시며
상체를 일으키고
배로 숨쉬기를 3회 반복한다.
목을 좌우로 돌리면서
긴장을 푼다.

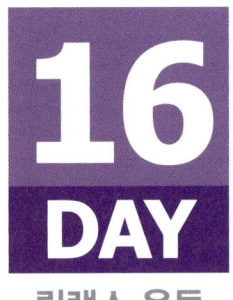

어깨 감싸고 숨쉬기

릴랙스 운동

양팔을 교차시켜 양손으로 반대쪽 어깨를 감싸고 좌우로 비틀며 숨 쉬는 방법.
목과 어깨, 허리를 자극하여 뭉친 근육을 부드럽게 하고 피로를 풀어준다.

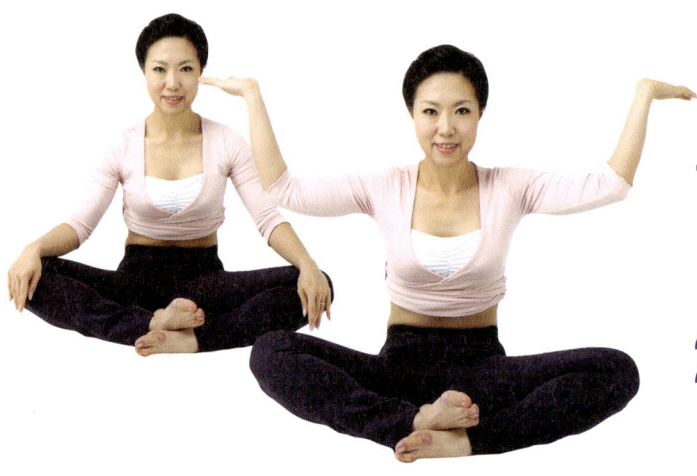

1 편안하게 앉아서
오른 발등이 왼발 위에 오도록 한다.
양팔을 수평으로 들어
팔꿈치를 90도로 구부리고 손목을 꺾는다.

2 마음속으로 다섯을 세는 동안
숨을 들이마시며
척추를 바로 세운다.

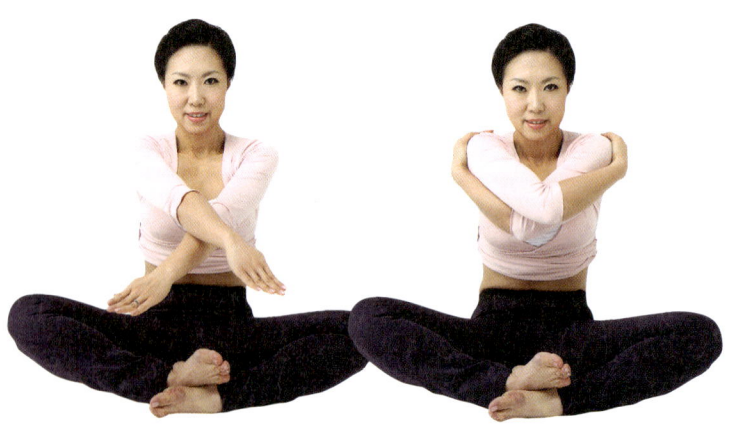

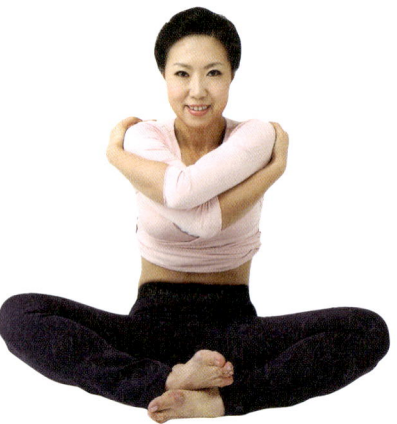

3 마음속으로 여덟을 세는 동안
숨을 내쉬며 양팔을 뻗어 교차시킨 뒤
양손으로 반대쪽 어깨를 감싸 안는다.

4 숨을 들이마시며 원위치하고,
숨을 내쉬며 팔의 위아래 위치를 바꾸어
어깨를 감싸 안는다.
이 상태에서 마음속으로 여덟을 센다.
좌우 번갈아 3회씩 반복한다.

동작 순서

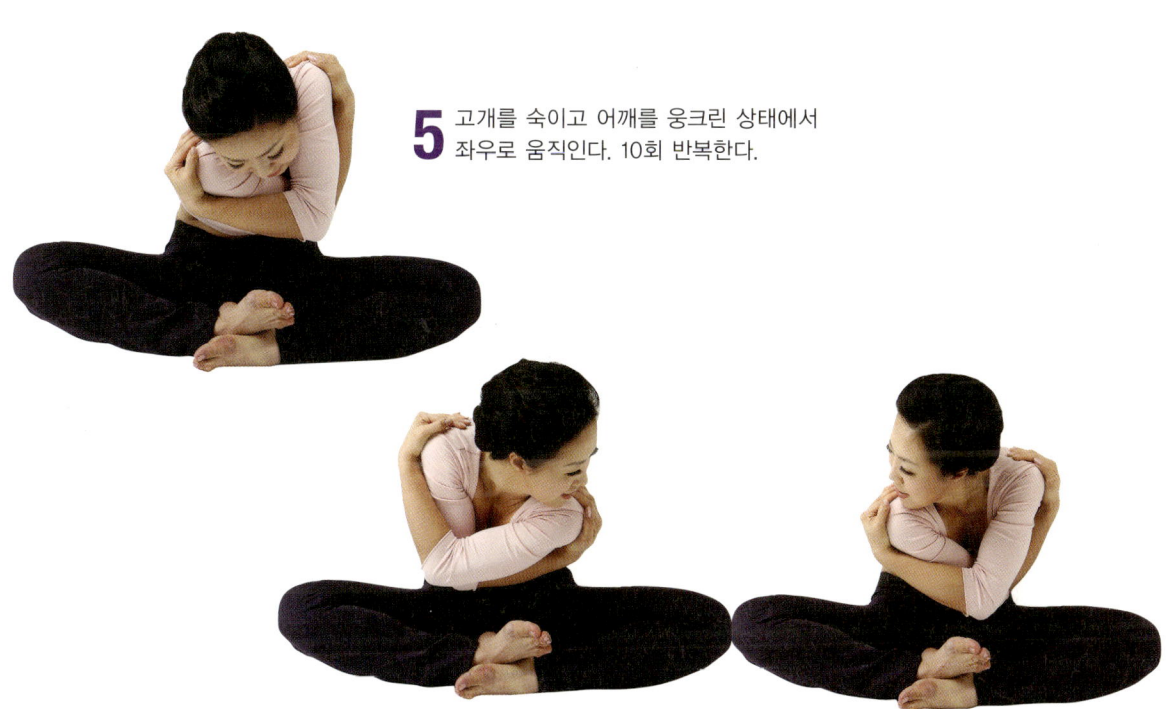

5 고개를 숙이고 어깨를 웅크린 상태에서 좌우로 움직인다. 10회 반복한다.

6 어깨는 그대로 두고 고개를 좌우로 움직인다. 10회 반복한다.

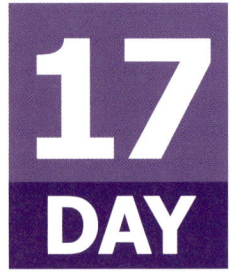

17 DAY
릴랙스 운동

팔꿈치 맞대고 숨쉬기

배로 숨쉬기와 목 운동을 함께 하는 동작. 꾸준히 하면 마음이 편안해지며 긴장과 불안감을 느낄 때도 큰 도움이 된다.

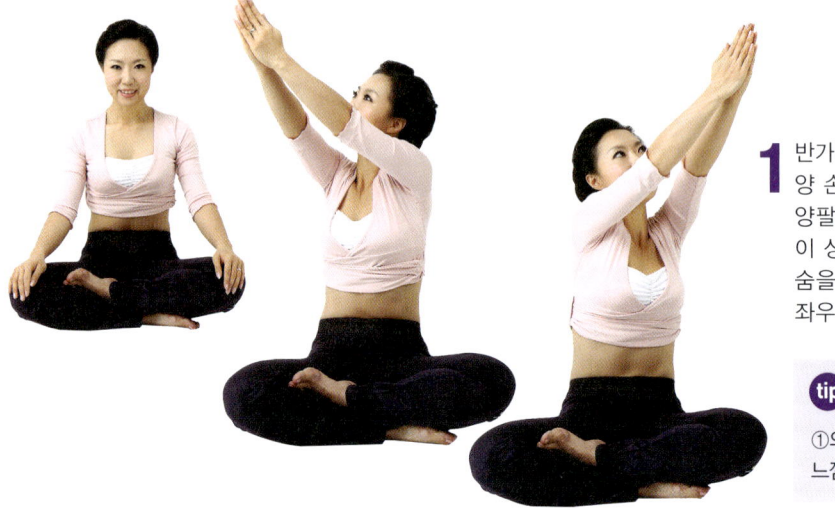

1 반가부좌로 앉아 숨을 들이마시며 양 손바닥을 마주 댄 채 양팔을 대각선으로 높이 들어 올린다. 이 상태에서 마음속으로 다섯을 센다. 숨을 내쉬며 양팔을 내린다. 좌우 반복한다.

tip 이렇게 하면 더 좋아요
①의 자세에서 누군가 잡아당기는 느낌으로 팔을 쭉 편다.

2 숨을 들이마시며 척추를 바로 세우고 양 팔꿈치를 붙인다. 숨을 내쉬며 손목을 꺾어 손가락 끝이 왼쪽 어깨를 향하도록 한다. 이 상태에서 마음속으로 여덟을 센다. 반대 방향으로도 똑같이 한다.

동작 순서

01-20 DAYS

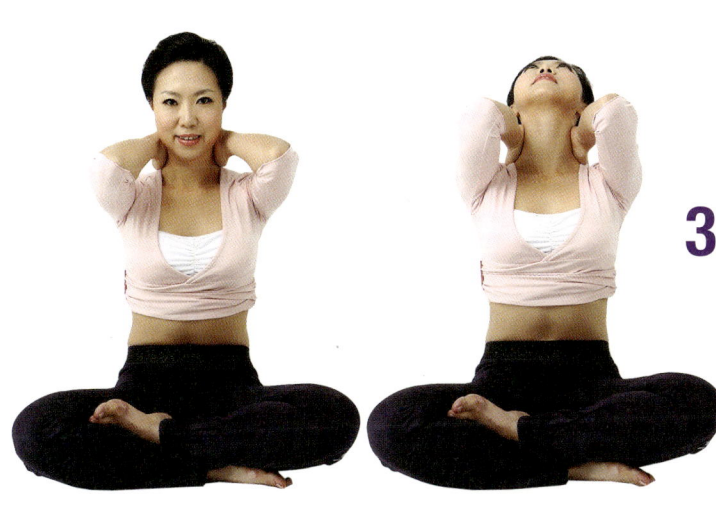

3 목 뒤에서 깍지를 낀 채
양 팔꿈치가 정면을 향하도록 한다.
숨을 들이마시며
상체를 뒤로 젖힌 상태에서
마음속으로 다섯을 센다.

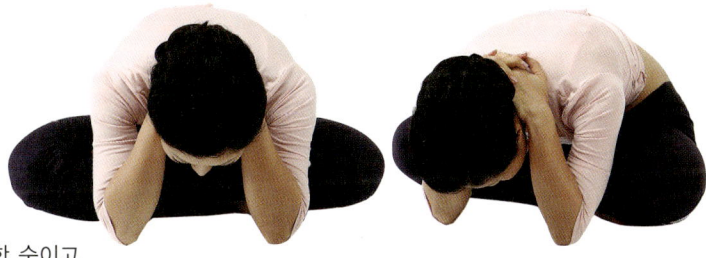

4 숨을 내쉬며 상체를 최대한 숙이고
양 팔꿈치가 바닥에 닿도록 한다.
이 상태에서 마음속으로 여덟을 센다.
①~④를 한 세트로 10회 반복한다.

18 DAY
릴랙스 운동

척추 이완시켜 독소 빼내기

평소 잘 사용하지 않는 옆구리 근육을 수축 또는 이완시켜 몸의 피로를 푸는 운동이다. 목과 어깨, 척추에 쌓인 독소까지 배출해준다. 척추 전체의 유연성을 증대시키는 것은 물론 어깨 관절이 움직이는 범위를 증가시켜 오십견을 예방한다.

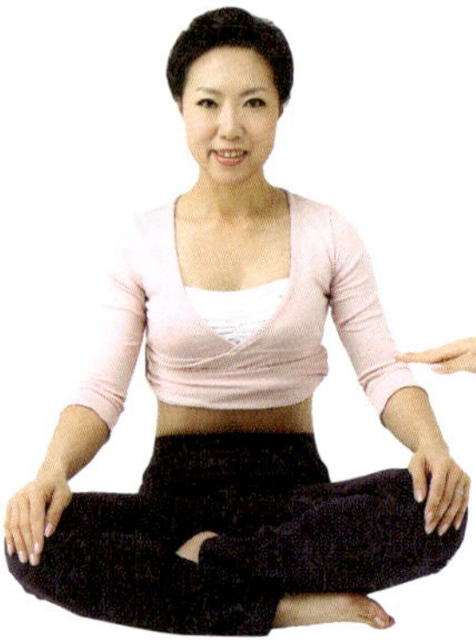

1 반가부좌로 앉는다.

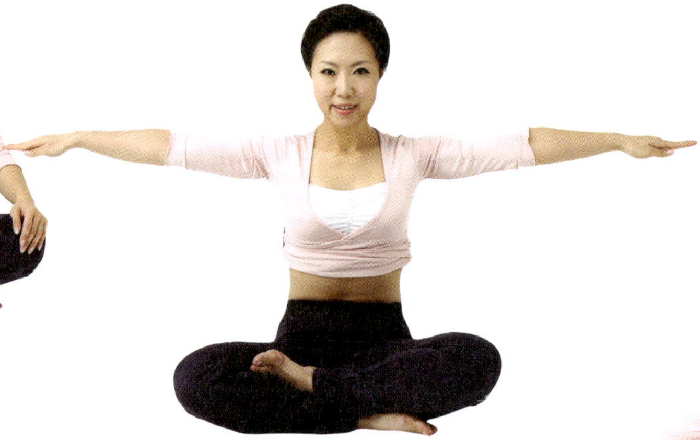

2 양팔을 옆으로 들어 올려 쭉 편다.
숨을 들이마시며 척추를 바로 세운다.

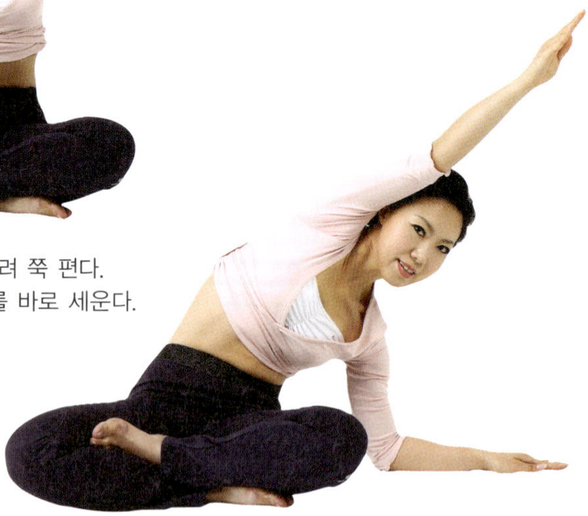

3 숨을 내쉬며 상체를 왼쪽으로 기울이고
왼 팔꿈치를 90도로 구부려 바닥에 댄다.
오른팔은 들어 올려 귀에 붙인다.
이 상태에서 마음속으로 열을 센다.

동작 순서

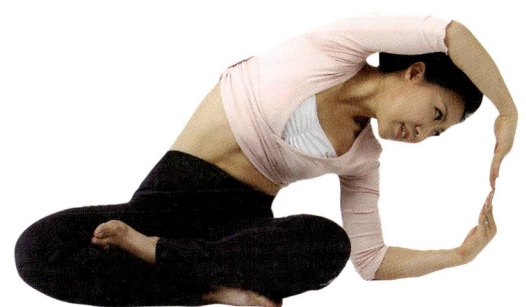

4 숨을 들이마시며 오른팔이 하늘을 향하게 하고, 숨을 내쉬며 옆구리를 최대한 왼쪽으로 기울여 왼 손가락 끝과 오른 손가락 끝이 만나도록 한다. 이 상태에서 마음속으로 열을 센다. 좌우 번갈아 3회씩 반복한다.

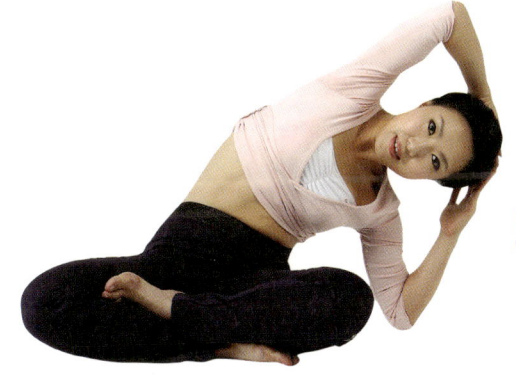

5 숨을 들이마시며 두 손을 머리 뒤로 깍지 끼고, 숨을 내쉬며 옆구리를 최대한 왼쪽으로 기울여 팔꿈치가 바닥에 닿도록 한다. 이 상태에서 마음속으로 열을 센다. 좌우 번갈아 3회씩 반복한다.

tip 이렇게 하면 쉬워요

④에서 손가락이 만나기 힘들 때는 왼팔을 대각선 45도 방향으로 쭉 뻗고 위에서 누군가 내 손을 잡아당기는 느낌으로 한다.

tip 이렇게 하면 안 돼요

1 ③에서 상체를 옆으로 기울일 때 반대쪽 무릎이나 골반이 바닥에서 뜨지 않도록 한다.
2 ④에서 상체를 기울일 때 반대쪽 골반이 바닥에서 뜨지 않도록 한다.

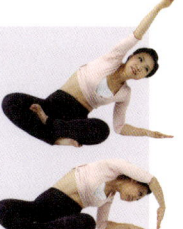

01-20 DAYS

19 DAY
릴랙스 운동

모세혈관 늘리고 숨 참기

건강한 성인은 물론 노인, 임산부의 혈액순환에도 효과적인 자세. 혈압에 문제가 있는 사람에게도 좋은데, 이 자세를 취한 뒤 양손과 양발을 바닥에 늘어뜨리고 휴식을 취하면 손끝이 찌릿함을 느끼게 된다. 이것은 혈액이 말초혈관으로 가는 과정으로 혈액순환이 제대로 이뤄지고 있다는 증거다.

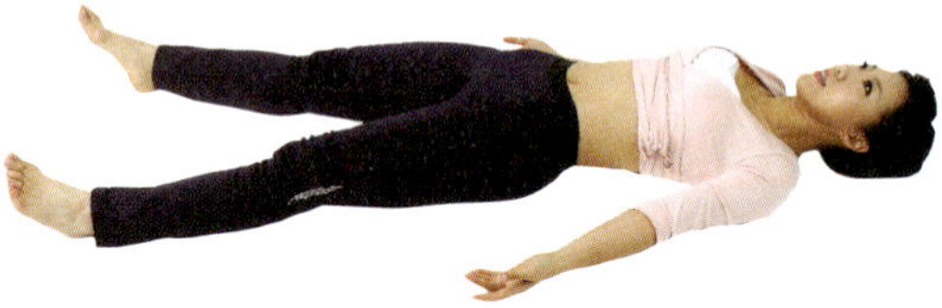

1 편안하게 눕는다.

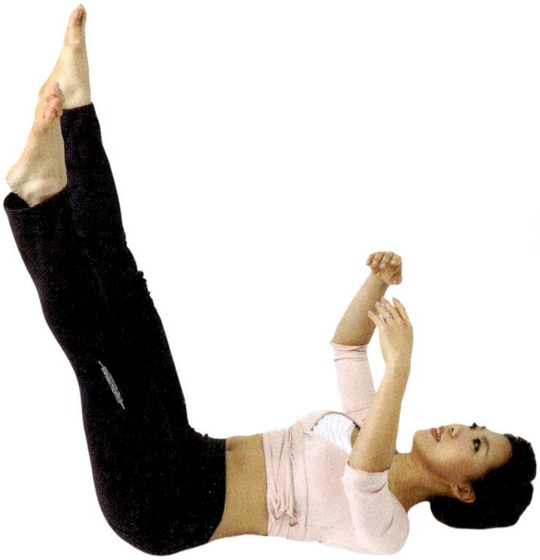

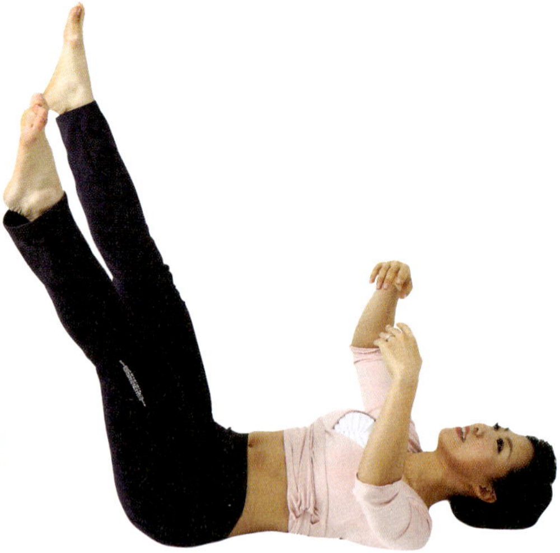

2 양팔과 양다리를 모두 위로 들어 올려 어깨너비 정도로 벌리고 힘을 뺀 상태를 유지한다.

3 양팔과 양다리를 미세하게 흔든다.
20~30초 동안 호숫가의 물결이 찰랑거리듯 조용하고 빠르게 흔든다.
이때는 들이마시는 숨이나 내쉬는 숨을 의식하지 않고 편안하게 숨 쉰다.

동작 순서 ············→

> **tip 이렇게 하면 좋아요**
> 1 배로 숨쉬기와 가슴으로 숨쉬기를 충분히 연습한 뒤 숨을 멈추고 참는 시간을 다섯 세기→여덟 세기→열 세기까지 각자의 능력에 따라 차츰 늘려나가는 것이 좋다.
> 2 숨을 내쉴 때 아랫배와 괄약근을 함께 수축하면 더욱 효과적이다.

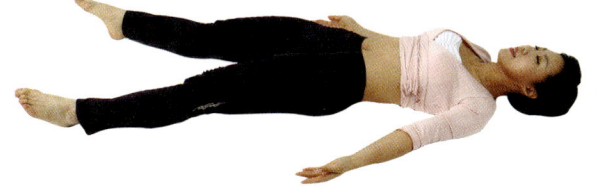

4 양팔과 양다리를 천천히 바닥에 내려놓고 눈을 감는다.

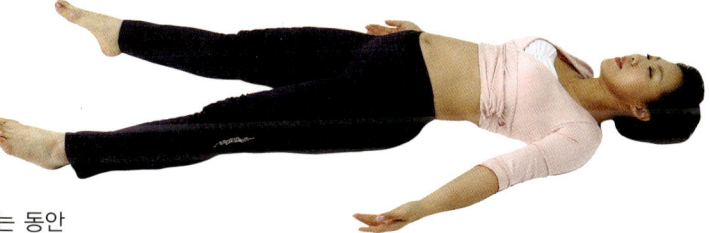

5 마음속으로 다섯을 세는 동안 숨을 들이마시며 배를 풍선처럼 부풀린다. 이 상태에서 다섯을 세며 숨을 참는다.

6 마음속으로 여덟을 세는 동안 숨을 내쉬며 배꼽이 등 쪽으로 가라앉는 느낌을 갖는다.

> **tip 이렇게 하면 안 돼요**
> 숨 참기를 할 때 처음부터 오래 참지 않도록 한다. 오히려 긴장을 푸는 데 방해가 된다.

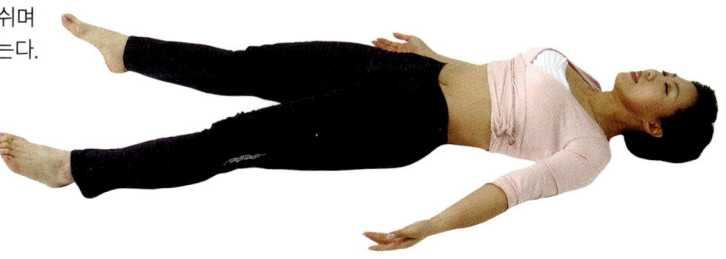

7 ⑤와 ⑥를 10회 반복한다.
①~⑥을 한 세트로 10회 반복한다.

01-20 DAYS

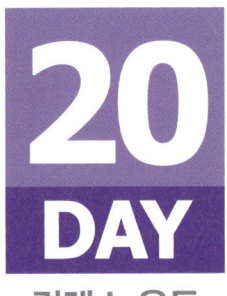

긴장된 몸 풀기

릴랙스 운동

같은 자세로 오래 있으면 온몸이 뻐근하고 경직된다. 이 자세는 경직된 온몸을 늘여 부드럽게 하고 특히 척추 디스크와 요통을 완화하는 데 효과적이다. 근육의 밸런스를 맞추고 어깨와 골반의 틀어짐을 바로잡아주며 긴장된 마음에서 벗어나게 한다.

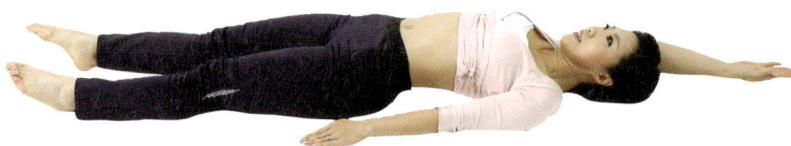

1 편안하게 누워서 오른팔을 머리 위로 들어 올려 귀 옆에 둔다.

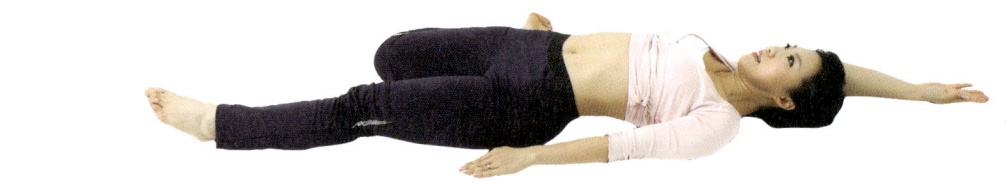

2 오른쪽 다리는 바깥쪽으로 구부려 발이 오른쪽을 향하도록 한다.

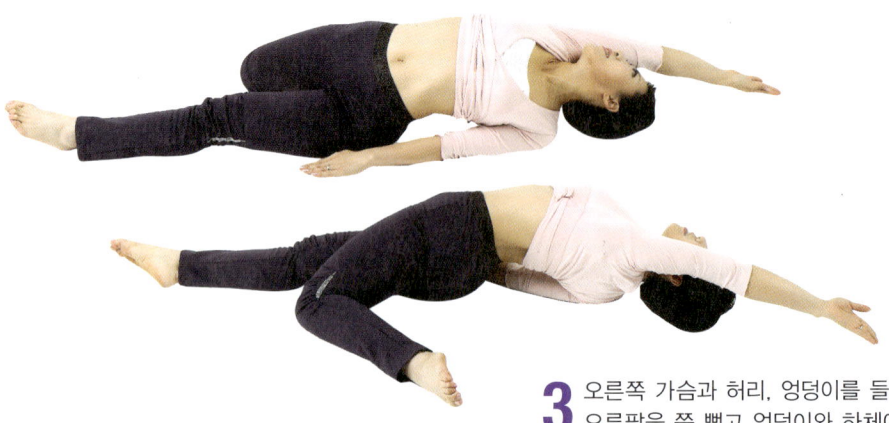

3 오른쪽 가슴과 허리, 엉덩이를 들어 올리며 오른팔을 쭉 뻗고 엉덩이와 하체에 힘을 준다. 이 상태에서 마음속으로 열을 센다. 반대 방향으로도 똑같이 한다. 좌우 번갈아 3회씩 반복한다.

3p 연속 동작 ▶

01-20 DAYS

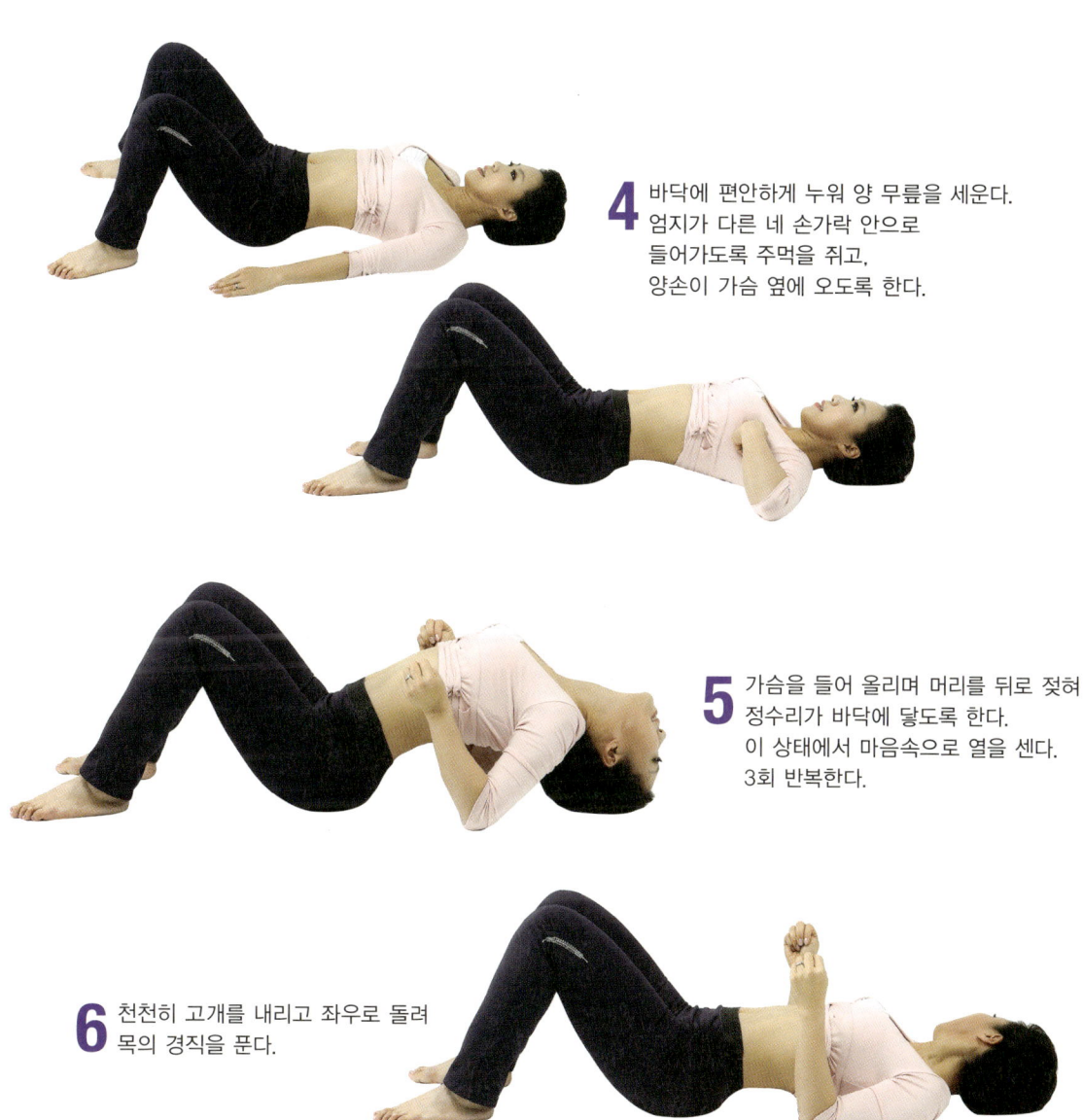

4 바닥에 편안하게 누워 양 무릎을 세운다.
엄지가 다른 네 손가락 안으로
들어가도록 주먹을 쥐고,
양손이 가슴 옆에 오도록 한다.

5 가슴을 들어 올리며 머리를 뒤로 젖혀
정수리가 바닥에 닿도록 한다.
이 상태에서 마음속으로 열을 센다.
3회 반복한다.

6 천천히 고개를 내리고 좌우로 돌려
목의 경직을 푼다.

동작 순서

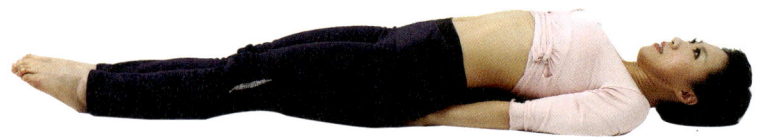

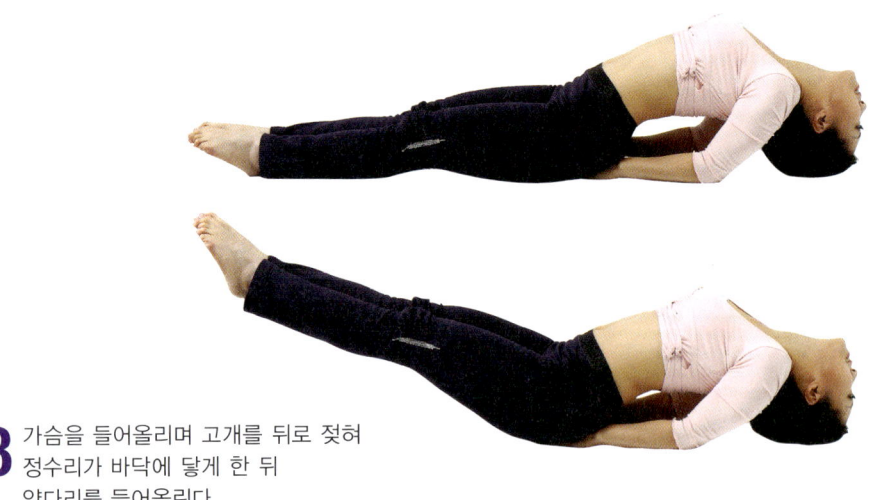

7 편안하게 양다리를 쭉 편 상태에서 손등이 위로 오게 하여 양손을 엉덩이 밑에 넣는다.

8 가슴을 들어올리며 고개를 뒤로 젖혀 정수리가 바닥에 닿게 한 뒤 양다리를 들어올린다.
이 상태에서 마음속으로 다섯을 센다.
5회 반복한다.

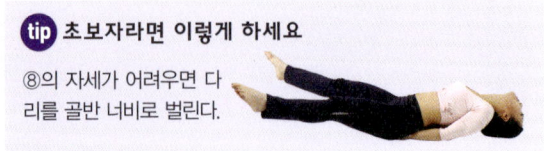

tip 초보자라면 이렇게 하세요
⑧의 자세가 어려우면 다리를 골반 너비로 벌린다.

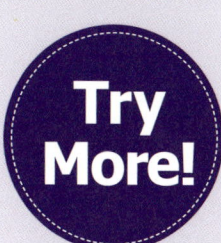

뻣뻣한 사람을 위한 몸 풀기

함께 하면
더 좋은 자세

동작 순서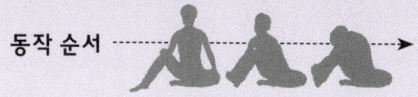

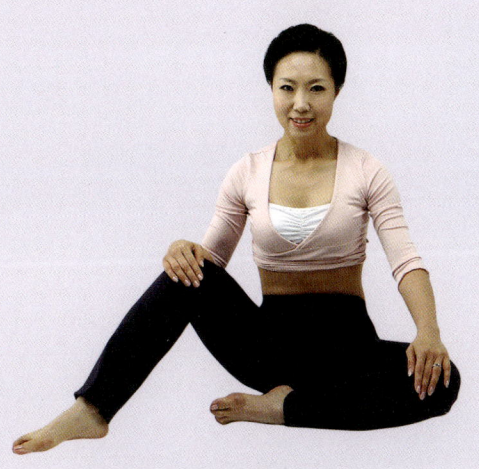

1 편안하게 앉아서
왼쪽 다리를 안으로 접고
오른쪽 무릎을 구부려
대각선 방향으로 세운다.

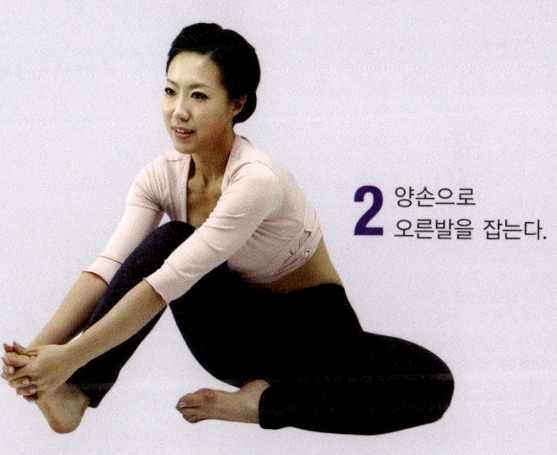

2 양손으로
오른발을 잡는다.

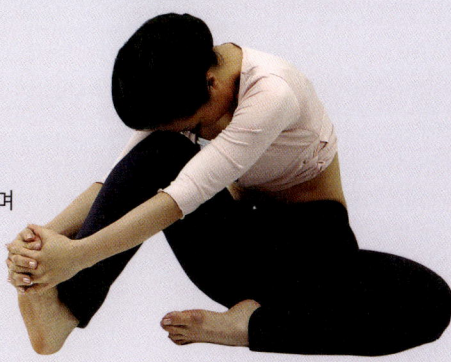

3 발목을 꺾어
발가락이 몸 쪽으로 향하게 잡아당기며
고개를 숙여 이마를 무릎에 댄다.
이 상태에서 열을 센다.
좌우 번갈아 3회씩 반복한다.

마음근육 만들기

21-60일

생각 비우기 & 생각 모으기

'디톡스(detox)'라는
말을 들어보셨을 것입니다.

몸 안의 독소를
빼준다는 뜻의 디톡스는
사실 요가의 근원입니다.
그것을 일컬어
디톡스 명상이라고도
합니다.

마음에 자리 잡은
독소를
없애는 것만으로도
자율신경의
균형이 맞춰져
신체가 맑고
깨끗해집니다.

자, 이제부턴

그런 디톡스에

초점을 맞춘 명상입니다.

몸이 가벼워지는

것을 경험할 수

있습니다.

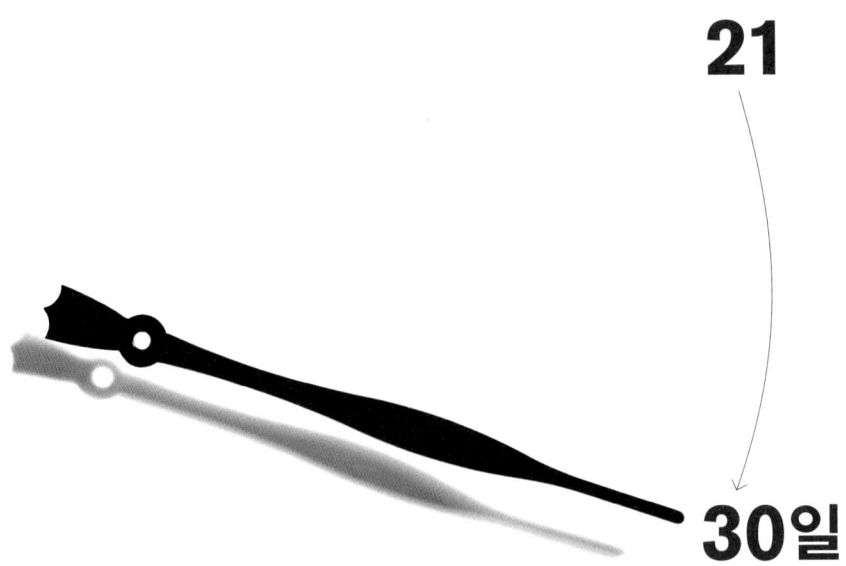

몸의 움직임으로 복잡한 마음
생각 비우기 풀 수 있다!

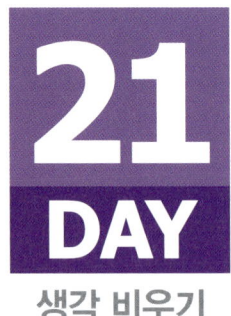

'옴~' 하며 이미지 명상하기

현대인의 우울증 치유와 스트레스 완화에 매우 탁월한 명상법으로 심신을 이완하는 이미지 명상을 통해 생각을 비워내는 연습이다. 인도의 산스크리트어인 '옴(om)'은 내 안의 또 다른 나를 만날 수 있고 명상의 깊이를 풍부하게 하는 소리다. 억지로 분노를 꺼내기보다 조용한 시간을 통해 자연스럽게 몸과 마음을 릴랙스하는 습관을 들이도록 하자.

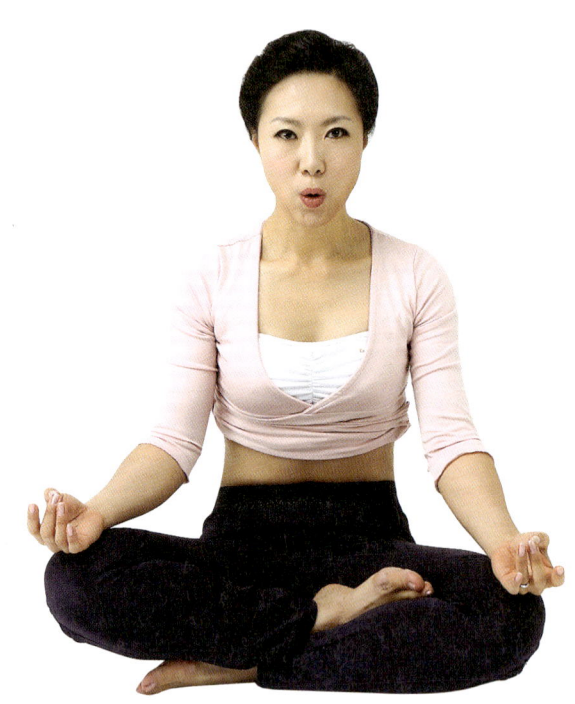

1 반가부좌로 앉아서 숨을 들이마신 후 깊게 내뱉으면서 입술을 동그랗게 모아 '옴~' 하고 소리 내면서 입안의 진동을 느낀다. 이 상태에서 마음속으로 열을 센다. 10회 반복한다.

동작 순서

2 이미지 명상을 병행하면서 '옴~' 하고
숨을 들이마신 채 마음속으로 열을 센다.
이미지 명상이란 일종의 자기 암시다.
가령 밤하늘에 뜬 달을 떠올려보자.
크고 둥근 달이 내게 들어와 온몸으로 퍼져나가는 동시에
나쁜 병균과 독소가 치유되고 사라지는 것을 소망하며
이미지를 떠올리는 것이다.
실제 이미지 명상을 꾸준히 하면 상념과 우울,
스트레스에서 벗어나고 좋은 에너지와 기운이 몸속으로 들어온다.

3 아프고 상한 감정을 쏟아낸다는 느낌으로
'옴~' 하고 마음속으로 열을 세면서 천천히 숨을 내뱉는다.

4 ②와 ③을
10회 반복한다.

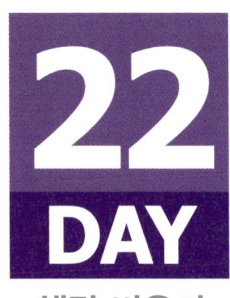

22 DAY
생각 비우기

가득 찬 마음 비우기

마음을 비우는 일은 반드시 필요한 생각을 제외한 모든 느낌과 생각을 없애는 것이다. 억지로 생각하지 않으려는 태도와는 사뭇 다르다. 이 숨쉬기를 반복하다 보면 자신의 감정과 욕망을 조절할 수 있게 된다.

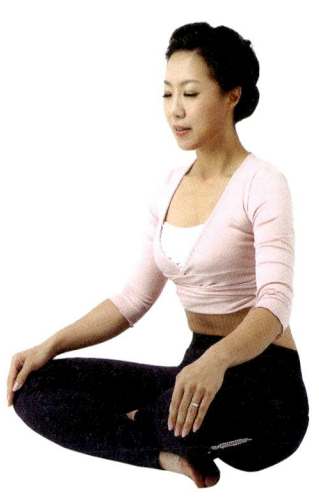

1 반가부좌로 앉아서 양손을 무릎 위에 놓고 지그시 눈을 감는다.

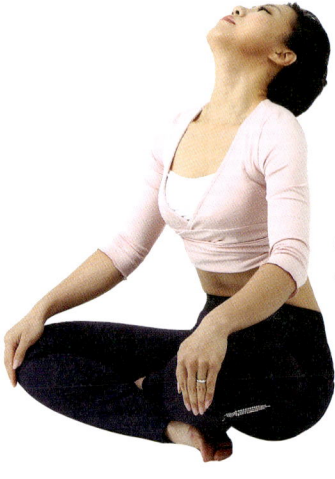

2 가슴을 곧게 편다. 하얀 세상이나 백지를 떠올리며 머릿속에 아무런 형상이 없도록 한다. 숨을 들이마시며 고개를 들어 올린다. 이 상태에서 마음속으로 다섯을 센다.

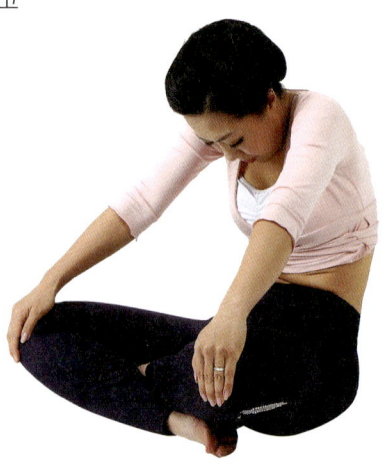

3 숨을 천천히 내쉬며 고개를 숙이고 등을 동그랗게 만다. 이 상태에서 마음속으로 열을 센다.

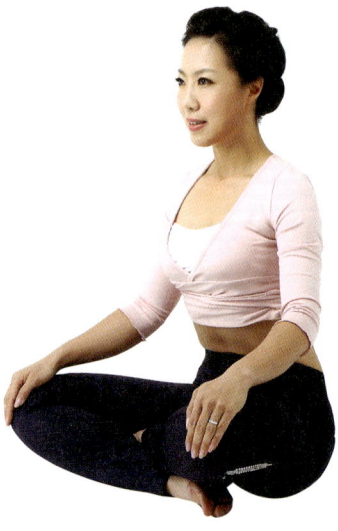

4 숨을 들이마시며 다시 가슴을 곧게 펴고 눈을 뜬다. 편안하게 숨을 내쉬며 정면을 바라본다.

동작 순서

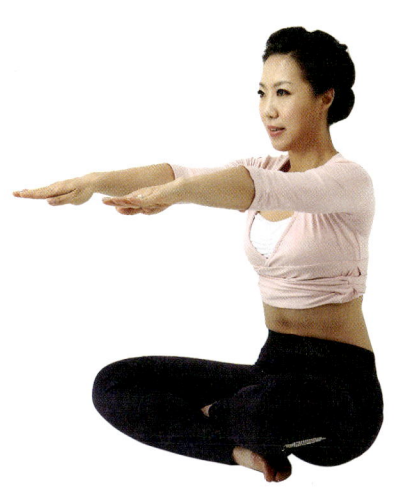
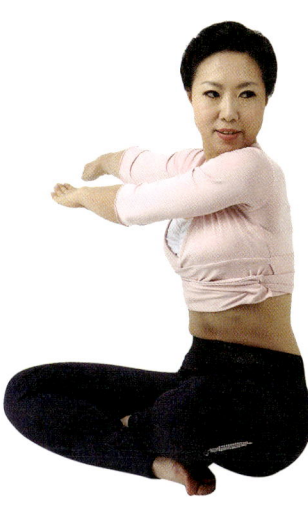

5 숨을 들이마시며
양팔을 앞으로 나란히 하여
손등이 위로 오게 한다.
숨을 내쉬며
양팔을 오른쪽으로 보내고
고개는 왼쪽으로 돌린다.
이 상태에서
마음속으로 열을 센다.

6 숨을 들이마시며
원위치한다.
⑤~⑥을 좌우 번갈아
3회씩 반복한다.

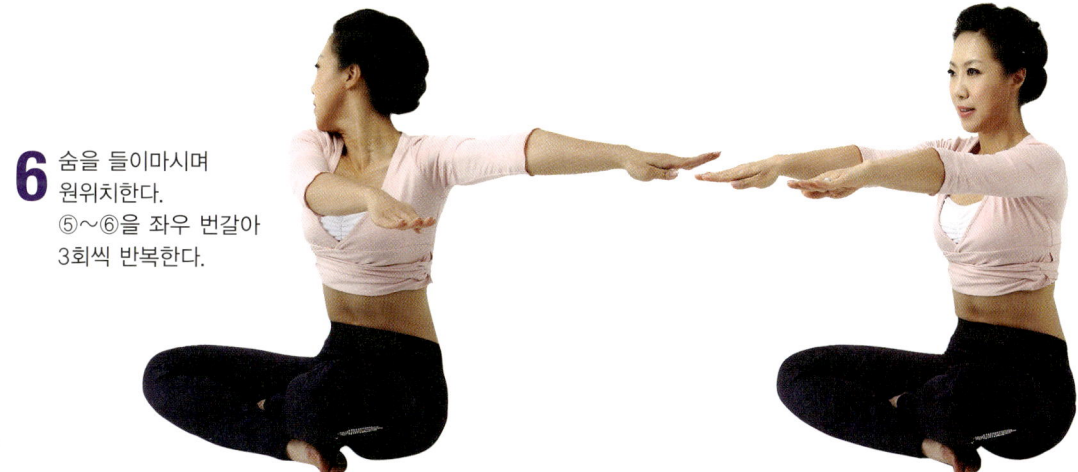

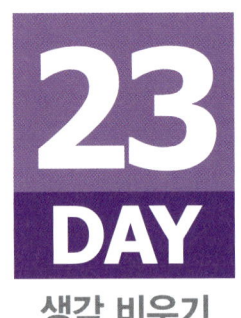
텅 빈 마음 달래기

생각 비우기

내면의 소리에 귀 기울이면서 깨달음을 얻기 위한 명상 자세. 텅 빈 마음을 달래는 느낌으로 조용한 시간을 갖는다. 목과 어깨의 굳은살을 없애고 마음의 균형을 회복시킨다.

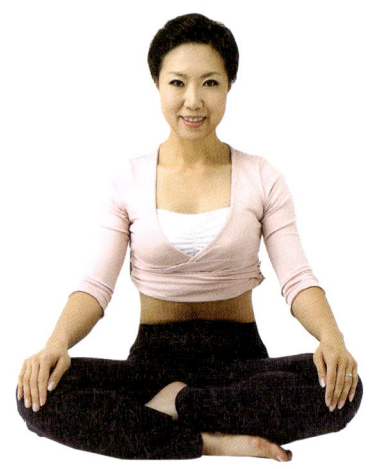

1 반가부좌로 앉는다.

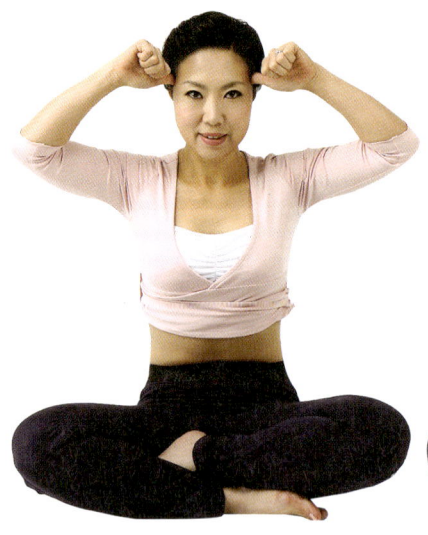

2 상체를 곧게 세우고 양쪽 엄지로 관자놀이를 지그시 누른다. 이 상태에서 마음속으로 셋을 센다. 10회 반복한다.

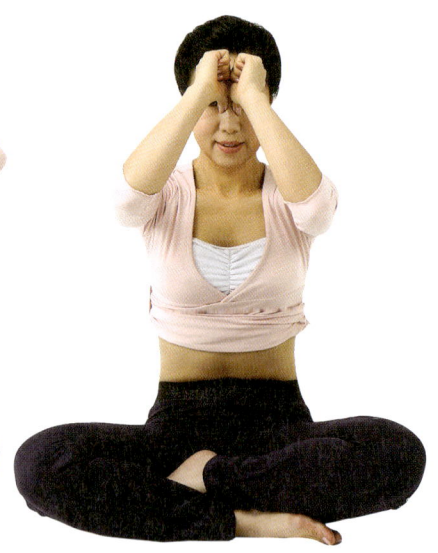

3 양 엄지를 아래로 하여 미간을 지그시 누른다. 이 상태에서 마음속으로 셋을 센다. 10회 반복한다.

동작 순서

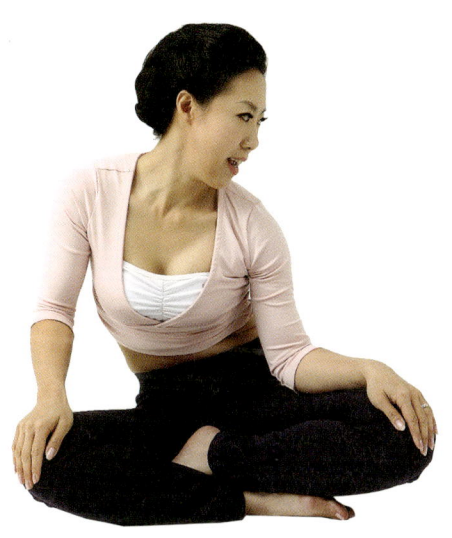

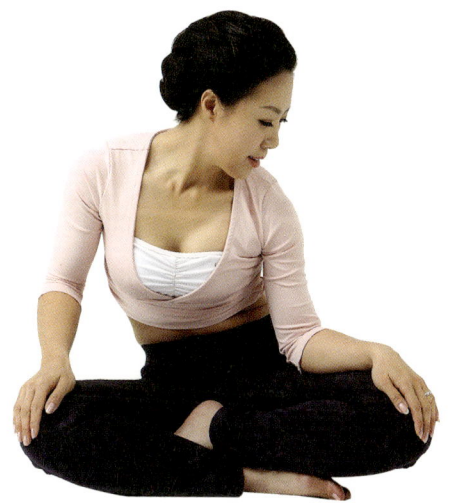

4 양손을 무릎 위에 놓고 마음속으로 다섯을 세는 동안 숨을 들이마시며 상체를 바로 세우고, 여덟을 세는 동안 숨을 내쉬며 상체를 오른쪽으로 미는 느낌으로 왼쪽 어깨를 눌러 팔꿈치가 허벅지에 닿도록 한다.

5 고개는 왼쪽으로 돌려 왼손을 바라본다. 이 상태에서 마음속으로 열을 센다. ④~⑤를 좌우 번갈아 5회씩 반복한다.

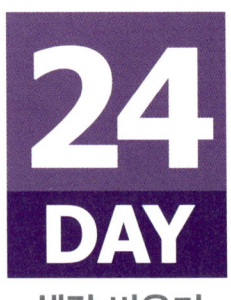

집착과 자격지심 버리기

생각 비우기

지나친 소유욕과 집착, 자격지심은 무의식중에 옳지 않은 돌발 행동으로 번질 수 있다.
자신에게 맞지 않는 옷이라면 바로 벗을 수 있는 지혜가 필요하다.
이 동작은 심신의 불균형을 해소하고 몸과 마음의 위축 현상을 바로잡는 과정이다.

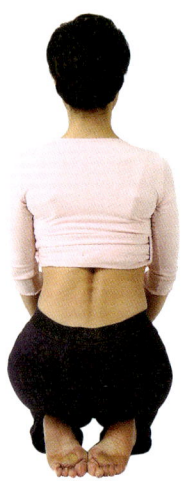

1 무릎을 꿇고 앉는다.

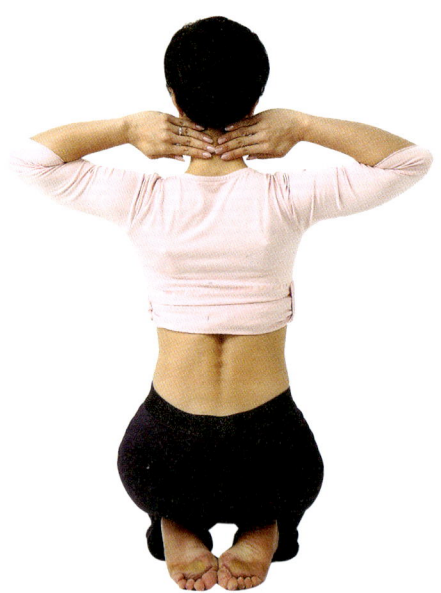

2 목 뒤에서 양쪽 손가락 끝이 만나도록 한다.
이때 양 팔꿈치 높이를 똑같이 해
한쪽이 처지지 않도록 주의한다.
이 상태에서 마음속으로 열을 센다.

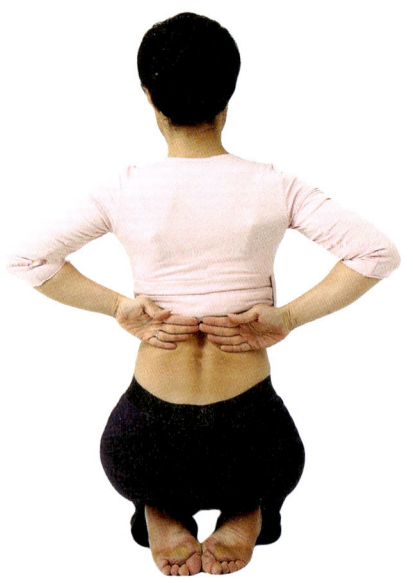

3 양팔을 열중쉬어 하듯
허리 뒤로 돌려
양쪽 손가락 끝이 만나도록 한다.
이 상태에서 마음속으로 열을 센다.

동작 순서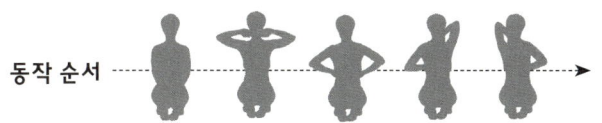

21-60 DAYS

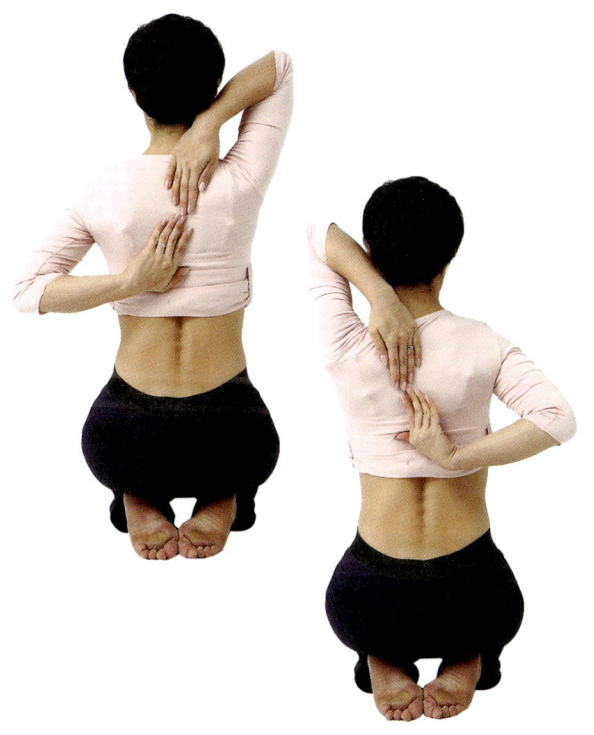

> **tip** 이렇게 하면 좋아요
>
> 양팔과 양손의 높이를 잘 살펴서 몸의 좌우 균형을 맞추는 것이 중요하다. 잘 안 되는 경우나 불편한 쪽은 정지 상태에서 마음속으로 열다섯을 센다.

> **tip** 초보자라면 이렇게 하세요
>
> 유연성이 떨어지는 사람이라면 한쪽 손은 어깨에, 한쪽 손은 허리에 댄다. 동작을 반복하면서 점점 손을 맞잡을 수 있게 한다.

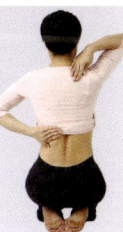

4 오른팔은 위로, 왼팔은 아래로 향하게 하여
오른 손바닥은 오른쪽 어깨 아래쪽에
왼 손바닥은 왼쪽 등에 댄다.
이 상태에서 마음속으로 열을 센다.
반대 방향으로도 똑같이 한다.
좌우 번갈아 3회씩 반복한다.

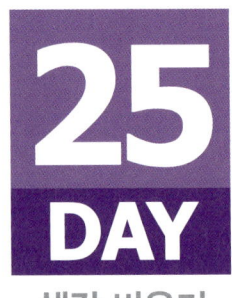

흔들리는 마음 다스리기

DAY 25 · 생각 비우기

흔들리는 마음을 다스리려면 울화를 버리고 내면을 승화시키려고 노력하는 자세가 필요하다. 이 동작은 골반의 이완과 복직근의 수축을 유도하며 어깨 피로를 푸는 데도 도움을 준다.

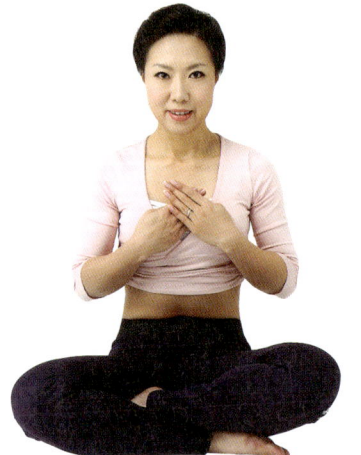

1 반가부좌로 앉는다. 숨을 들이마시며 두 손을 가슴에 댄다.

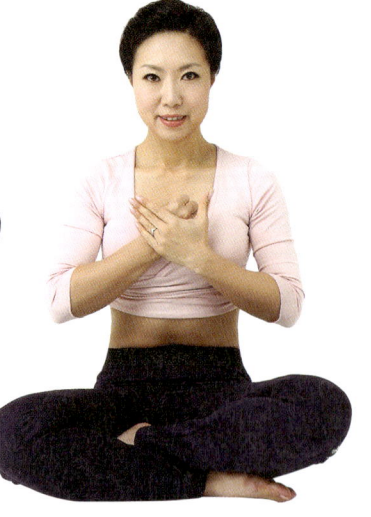

2 오른손은 주먹을 쥐고 왼손은 편 상태로 오른손 위에 올리고 숨을 내쉬며 한 번 가볍게 가슴을 두드린다. 10회 반복한다.

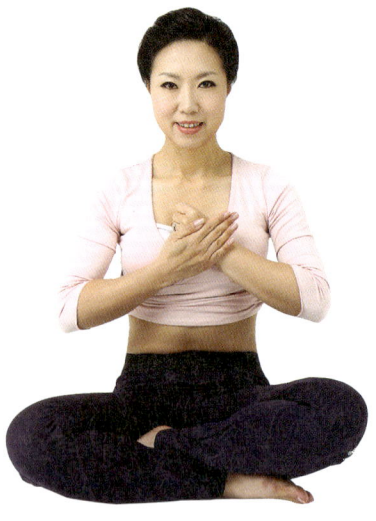

3 양손을 바꾸어서 똑같이 한다. 10회 반복한다.

동작 순서

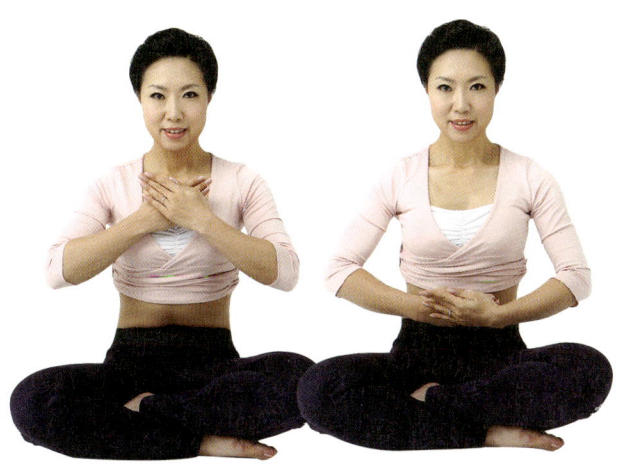

4 아픈 기억과 상처를 내보내는 마음으로
두 손으로 가슴을 10회 쓸어 내린다.
②~④를 연결 동작으로 3회 반복한다.

> **tip 초보자라면 이렇게 하세요**
> 남성이나 복부 비만자는 ④번 자세까지만 한다.

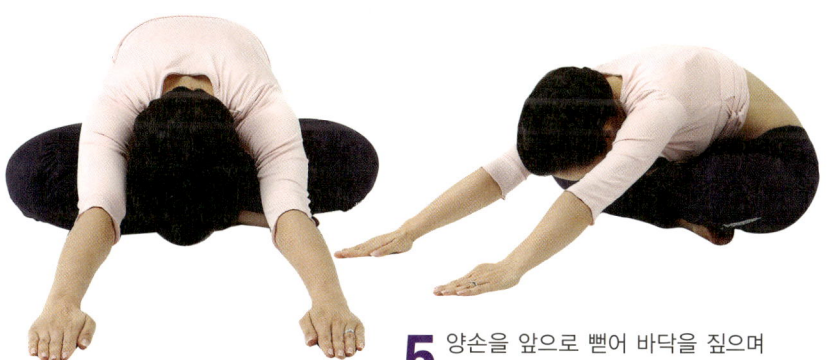

5 양손을 앞으로 뻗어 바닥을 짚으며
고개를 숙이고 복식호흡을 10회 반복한다.

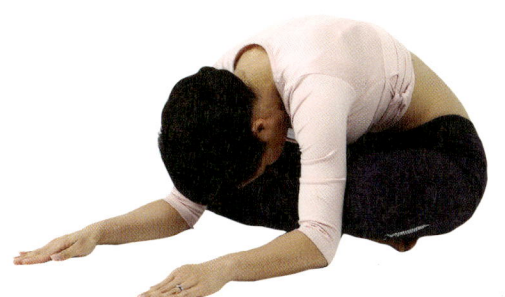

6 숨을 들이마시며 상체를 세워
바른 자세로 앉은 뒤 다시 숨을 내쉬며
상체를 앞으로 숙인다.
양팔을 쭉 뻗어 손을 바닥에 짚고
팔꿈치를 90도로 구부린다.
이때 고개를 숙이고 단전을 바라본다.
이 상태에서 마음속으로 열을 센다.
3회 반복한다.

21-60 DAYS

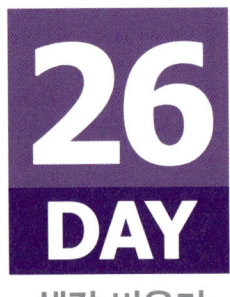

온전히 쉬기

생각 비우기

머리가 복잡하거나 스트레스로 잠을 못 이룬다면 잠시 먹이사슬처럼 얽혀 있는 모든 관계를 끊고 나 자신만 생각해보는 것은 어떨까. 휴대폰과 컴퓨터에서 벗어나 단절된 과거와 미지의 세계를 탐닉해보는 시간은 유익한 관계 형성을 위해 필요하다.
이 자세는 옆구리 군살을 없애주고 척추의 유연성을 증대시키며 목, 팔, 어깨의 뭉침 현상을 해소시킨다. 전신 피로 해소에도 도움을 준다.

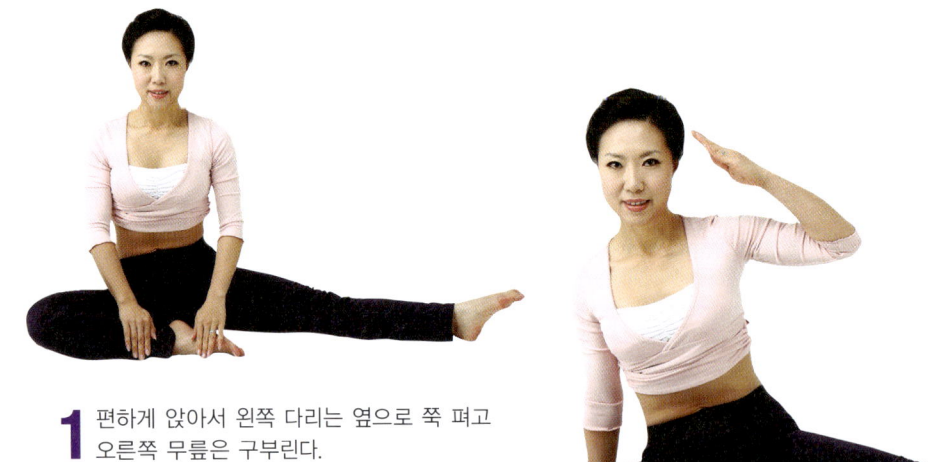

1 편하게 앉아서 왼쪽 다리는 옆으로 쭉 펴고 오른쪽 무릎은 구부린다.

2 오른손은 엉덩이 옆에, 왼손은 이마 옆에 둔다.

동작 순서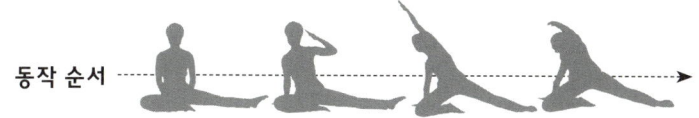

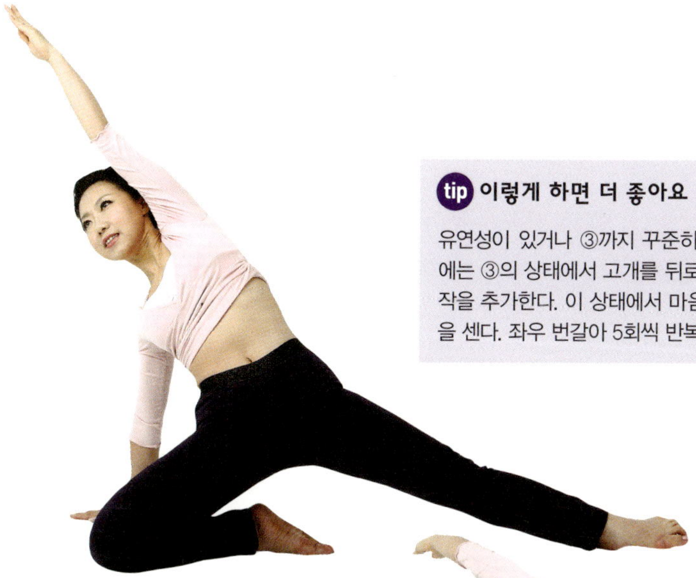

tip 이렇게 하면 더 좋아요

유연성이 있거나 ③까지 꾸준히 반복한 뒤에는 ③의 상태에서 고개를 뒤로 돌리는 동작을 추가한다. 이 상태에서 마음속으로 열을 센다. 좌우 번갈아 5회씩 반복한다.

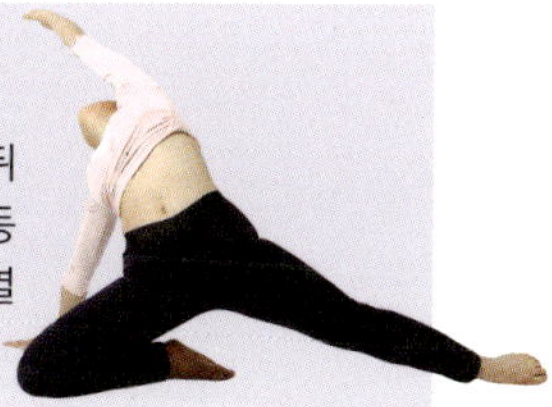

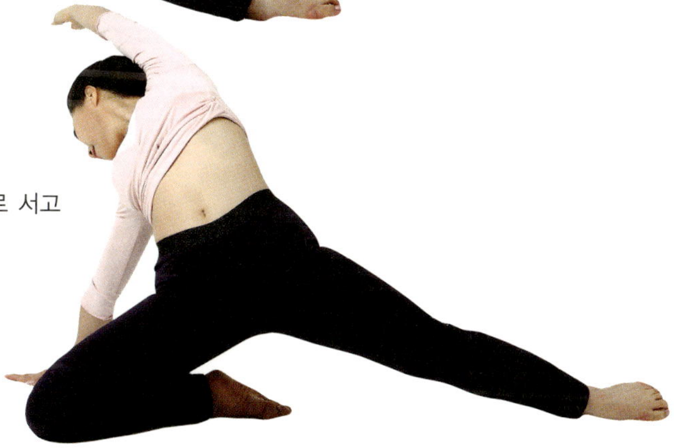

3 엉덩이를 높이 들어 올리며 무릎으로 서고 왼쪽 다리를 쭉 편다.
이때 상체를 뒤로 젖히고
왼팔을 쭉 펴서 뒤로 향하게 한다.
이 상태에서 마음속으로 열을 센다.
좌우 번갈아 5회씩 반복한다.

tip 이렇게 하면 좋아요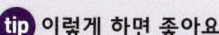

1 모든 자세를 마친 후 양손을 털어 손목의 부담을 줄인다.
2 손을 바닥에 단단히 고정하여 중심을 잃지 않도록 주의한다.

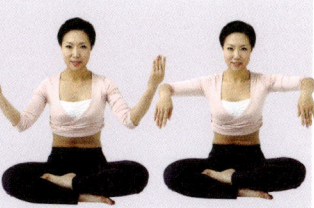

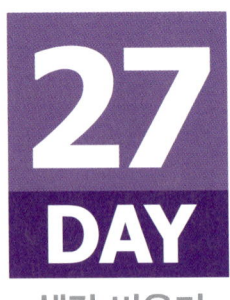

잘못된 생각 파괴하기

생각 비우기

수영할 때 발차기를 함으로써 물거품을 만들며 물을 파괴하듯 스스로 잘못되었다고 느끼는 많은 상념을 산산조각 낸다는 기분으로 한다. 새로운 기분에 도전 의식이 함양되며 복근력과 허리가 강화되고 복부 다이어트에도 효과적이다.

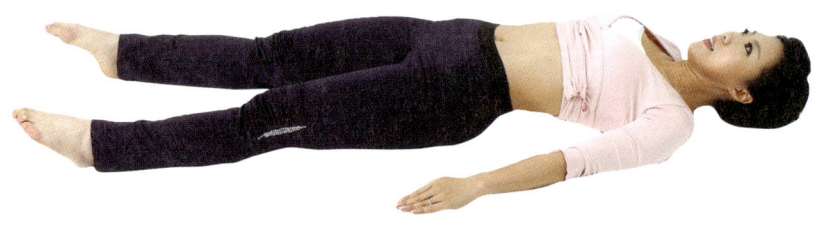

1 편안하게 누워 양발을 편하게 벌린다.

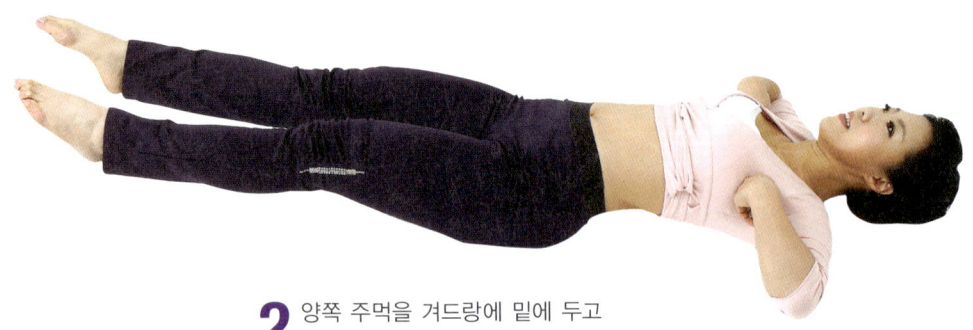

2 양쪽 주먹을 겨드랑에 밑에 두고 양발을 5cm 정도 들어 올린다.

4p 연속 동작 ▶

21-60 DAYS

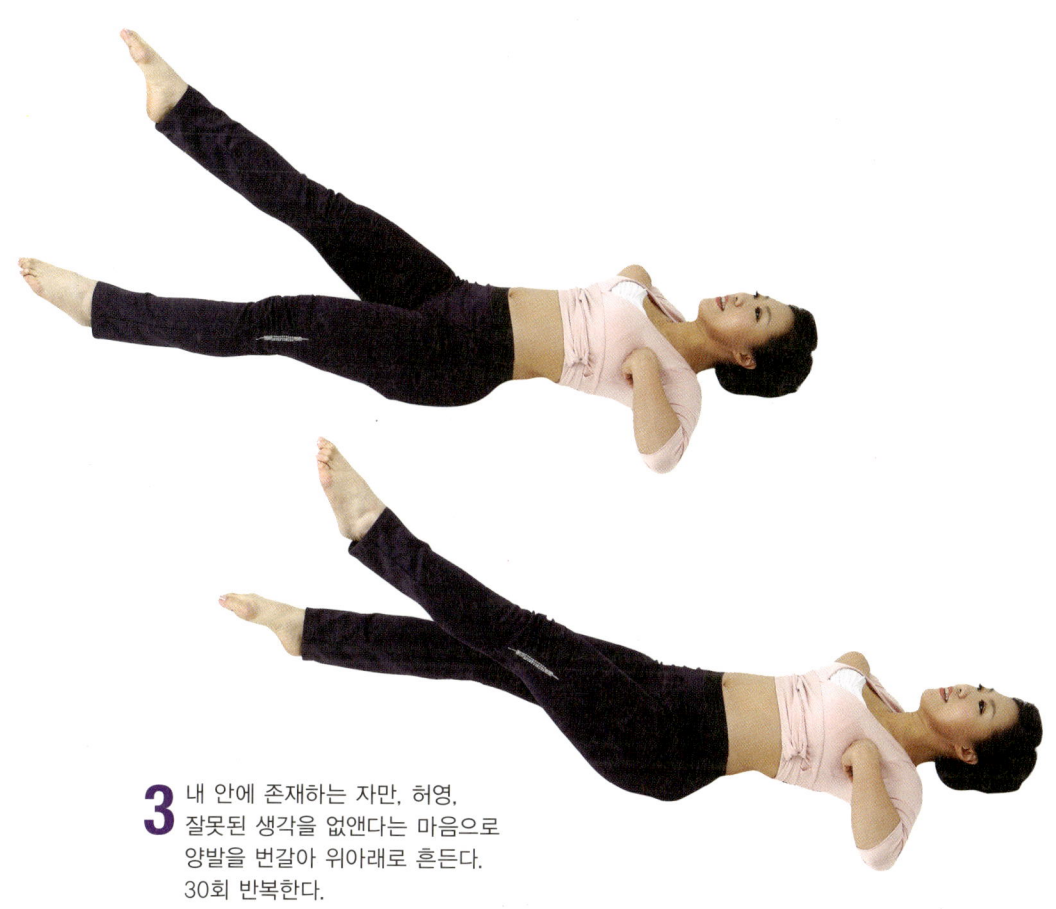

3 내 안에 존재하는 자만, 허영, 잘못된 생각을 없앤다는 마음으로 양발을 번갈아 위아래로 흔든다. 30회 반복한다.

4p 연속 동작 ▶

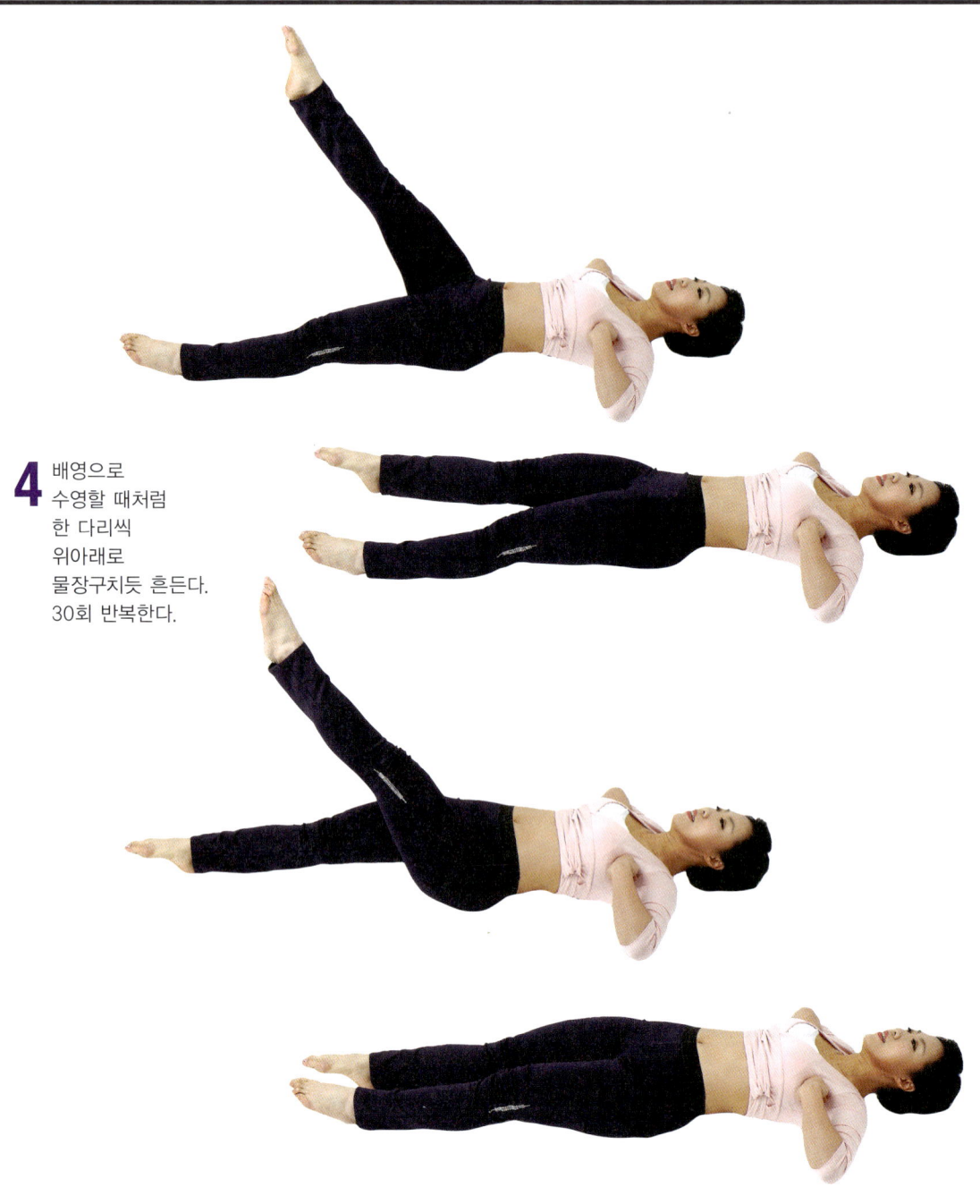

4 배영으로 수영할 때처럼 한 다리씩 위아래로 물장구치듯 흔든다. 30회 반복한다.

동작 순서

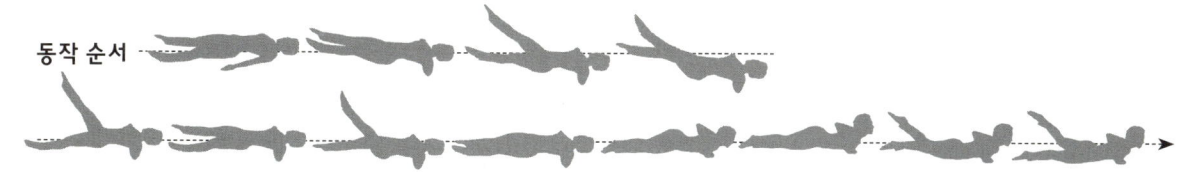

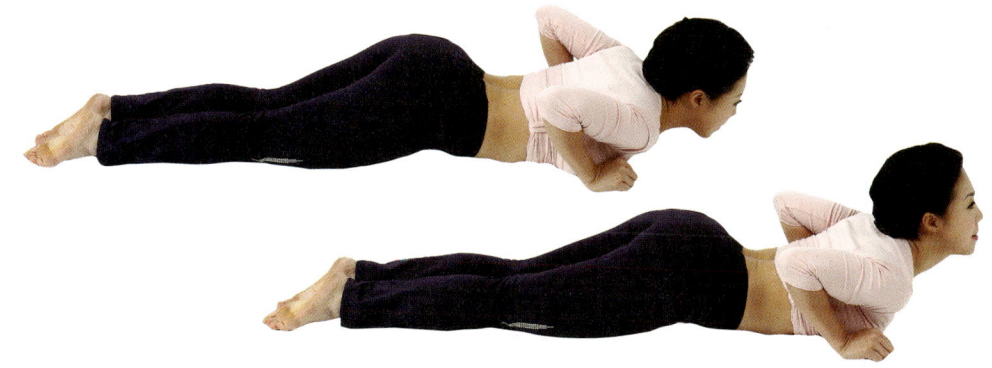

5 엎드려서 양쪽 주먹을 가슴 옆에 두고 고개를 들어 정면을 향한다.

> **tip 너무 어려워요**
> 30회를 다 채우지 않아도 좋다. 자신의 체력에 맞게 반복하고 차츰 횟수를 늘려가도록 한다.

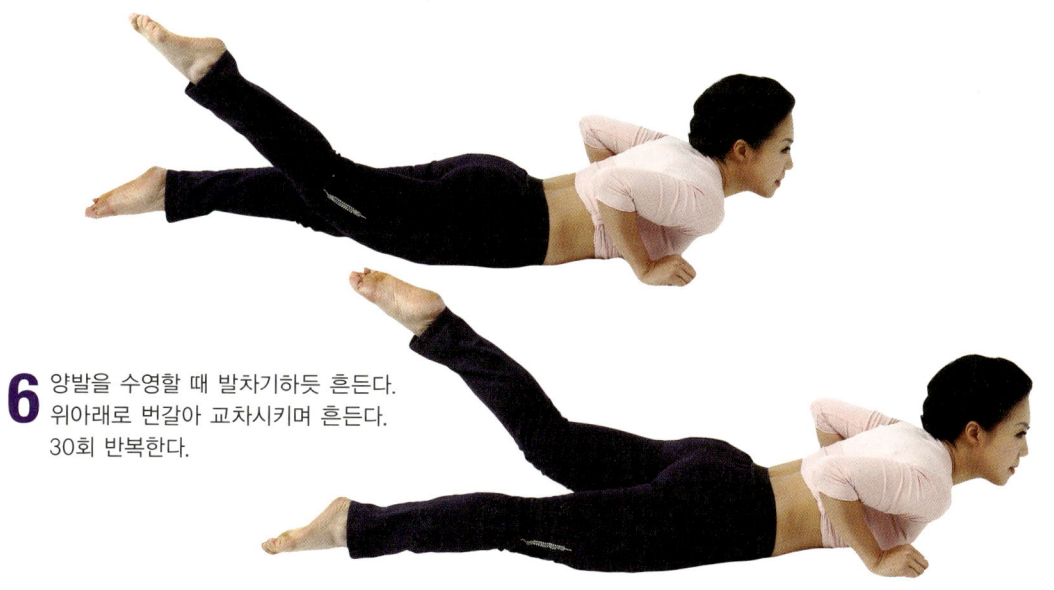

6 양발을 수영할 때 발차기하듯 흔든다. 위아래로 번갈아 교차시키며 흔든다. 30회 반복한다.

28 DAY
생각 비우기

보이지 않는 것 보기

열 길 물속은 알아도 한 길 사람 속은 모른다고 했던가? 상대의 마음을 읽는다는 것은 지극히 어려운 일이다. 보이지 않는 것이 보인다고 상상해보자. 내 마음의 소리에 귀 기울이면 스스로는 물론 상대의 마음을 이해하고 헤아릴 줄 아는 마음이 생긴다.

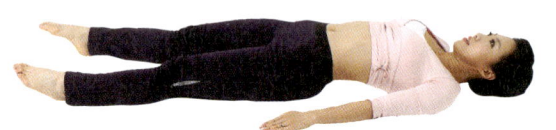

1 편안하게 눕는다.

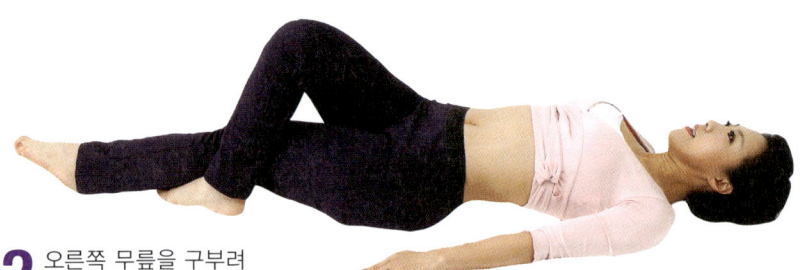

2 오른쪽 무릎을 구부려 왼쪽 무릎을 감싸고, 오른 발등은 왼쪽 종아리 밑으로 집어넣는다.

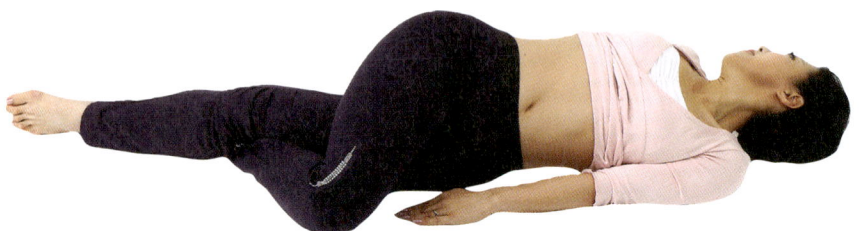

3 숨을 들이마시며 눈을 감고, 숨을 내쉬며 하체를 왼쪽으로 비틀면서 고개는 오른쪽으로 돌린다.

동작 순서

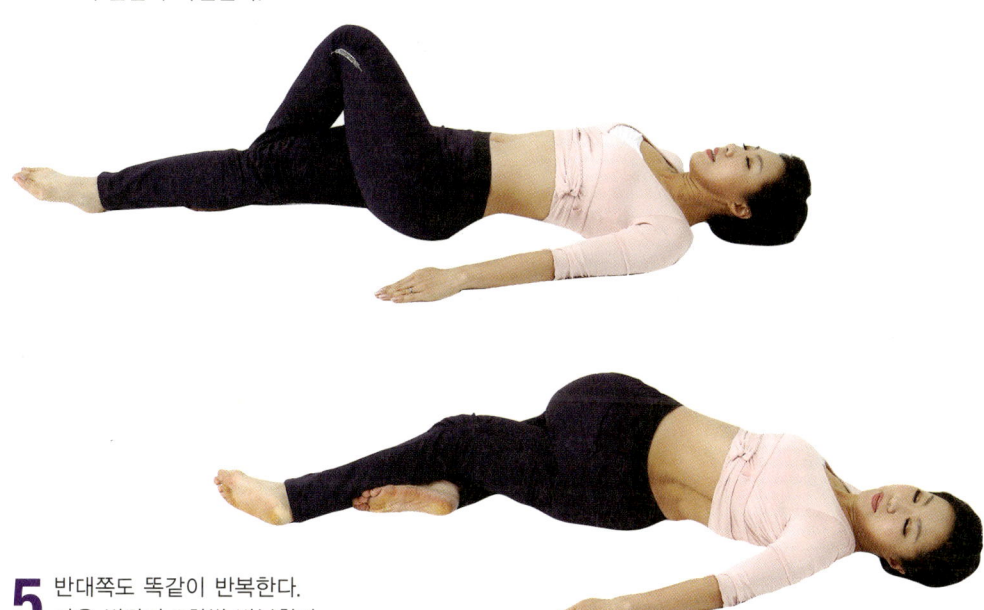

4 눈을 감은 상태에서 머릿속으로
내 어깨를 바라본다고 생각한다.
이 상태에서 마음속으로 열을 센다.
그리고 눈을 떴을 때 생각했던
그 부분인지 확인한다.

5 반대쪽도 똑같이 반복한다.
좌우 번갈아 3회씩 반복한다.

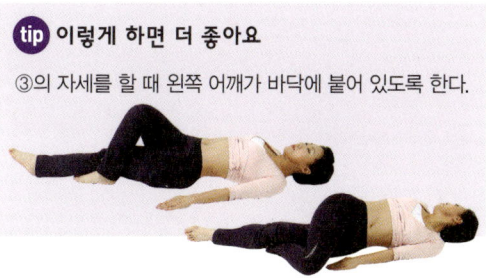

tip 이렇게 하면 더 좋아요
③의 자세를 할 때 왼쪽 어깨가 바닥에 붙어 있도록 한다.

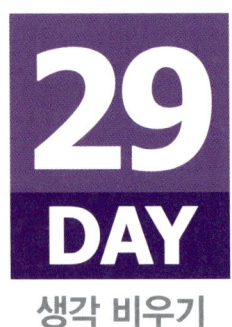

마음의 응어리 없애기

생각 비우기

직립보행을 하는 인간에게 가장 피로한 신체는 하체와 발이다. 편안하게 누운 상태에서 다리를 들어 올려 원을 그리는 과정에서 하체의 피로 해소는 물론 골반의 유연성과 균형 회복을 돕는다. 꾸준히 하면 몸에 쌓인 독소가 밖으로 빠져나오면서 마음이 편안해진다.

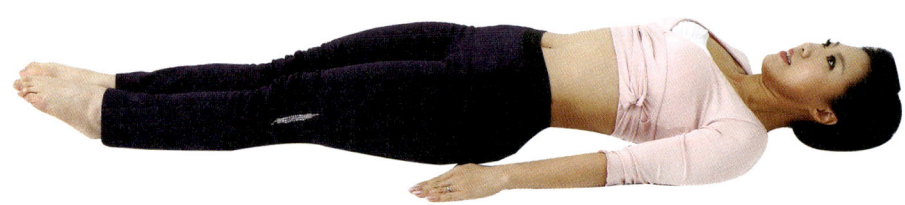

1 편안하게 누워 양손을 엉덩이 옆에 둔다.

4p 연속 동작 ▶

2 마음속으로 다섯을 세는 동안
숨을 들이마시며 오른쪽 다리를 들어 올리고,
여덟을 세는 동안 숨을 내쉬며 오른발로 큰 원을 그린다.
좌우 번갈아 3회씩 반복한다.

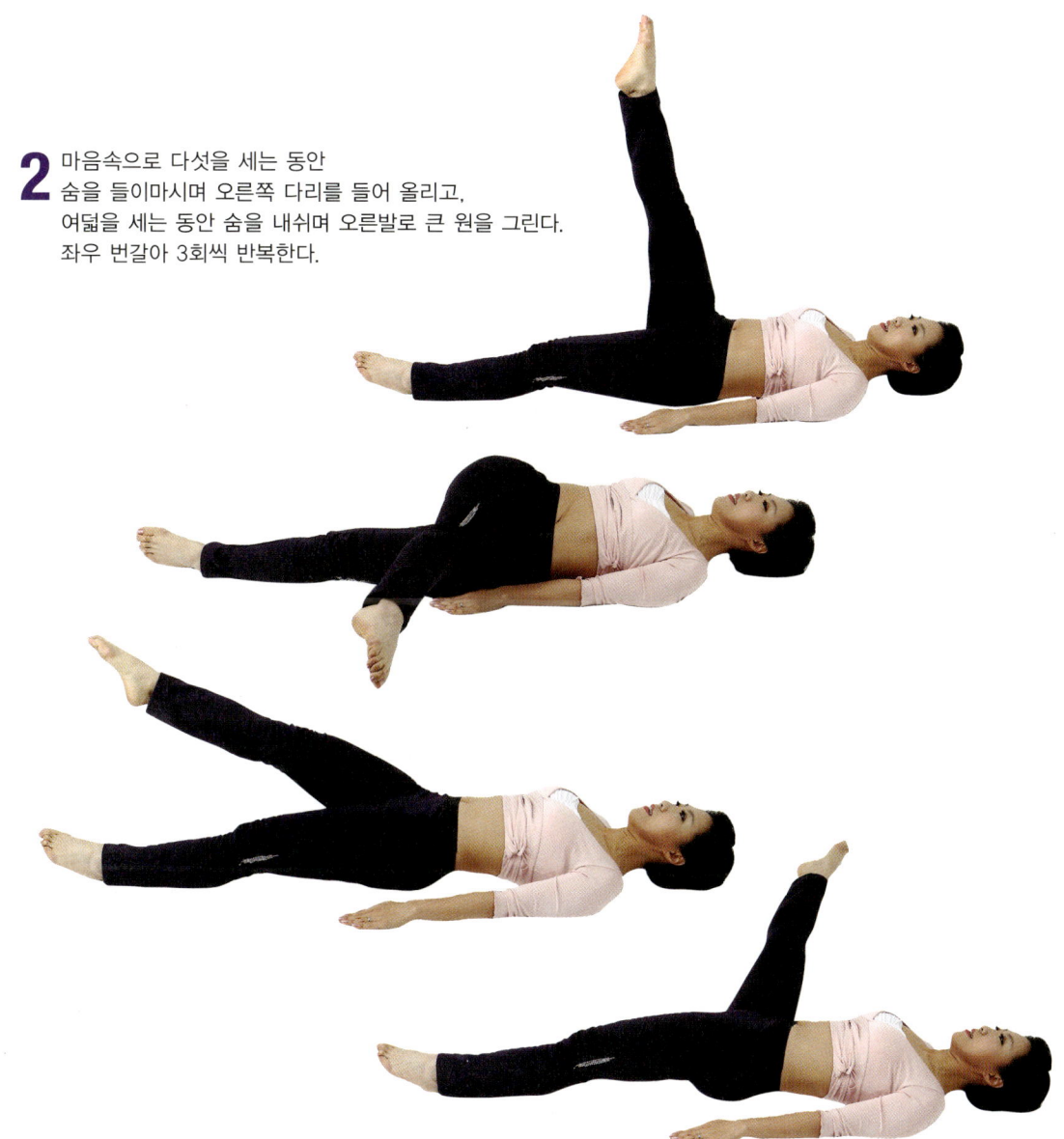

21-60 DAYS

93

4p 연속 동작 ▶

3 이어서 다리로 중간 원 그리기 좌우 번갈아 3회, 작은 원 그리기 좌우 번갈아 3회씩 반복한다.

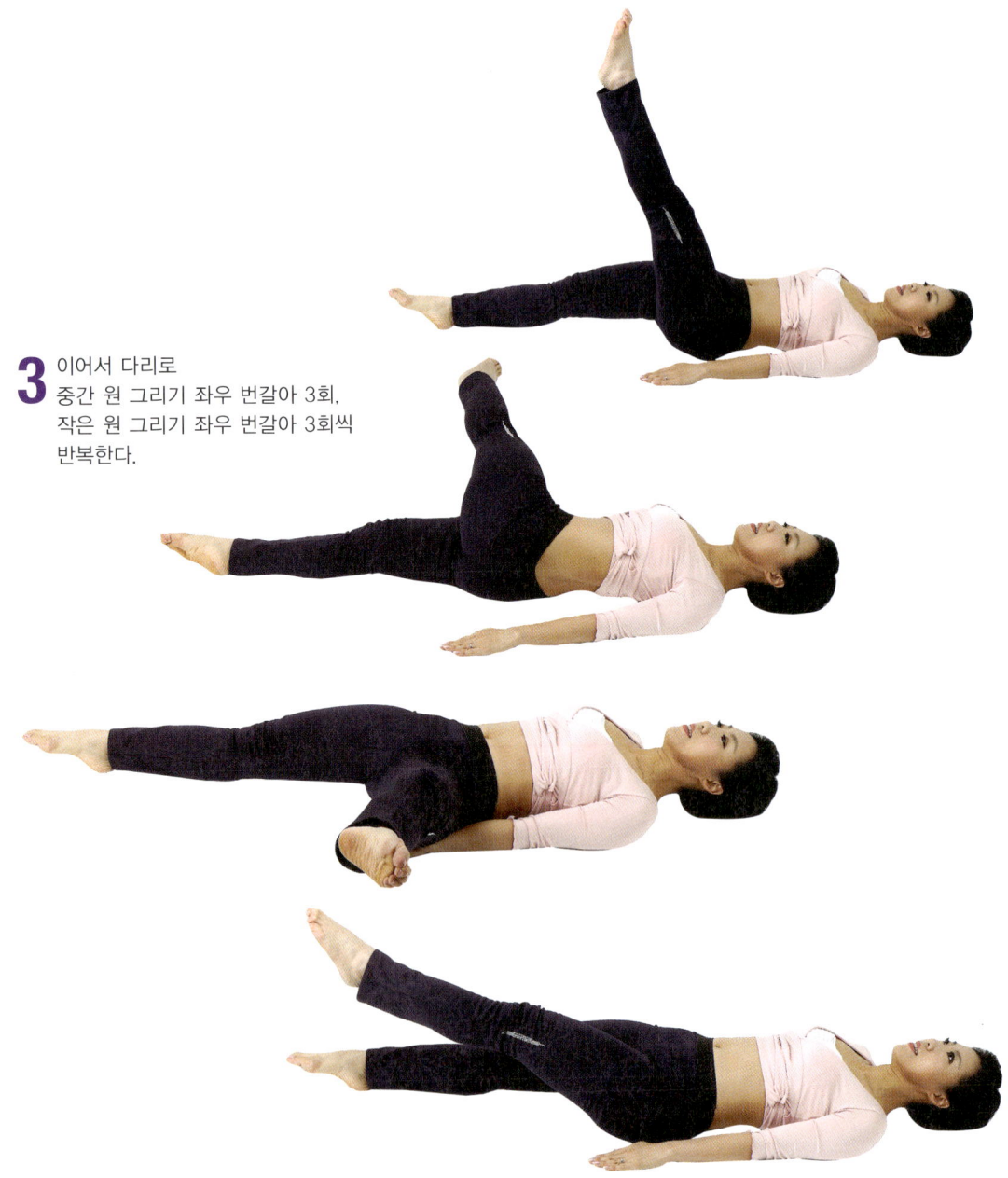

동작 순서

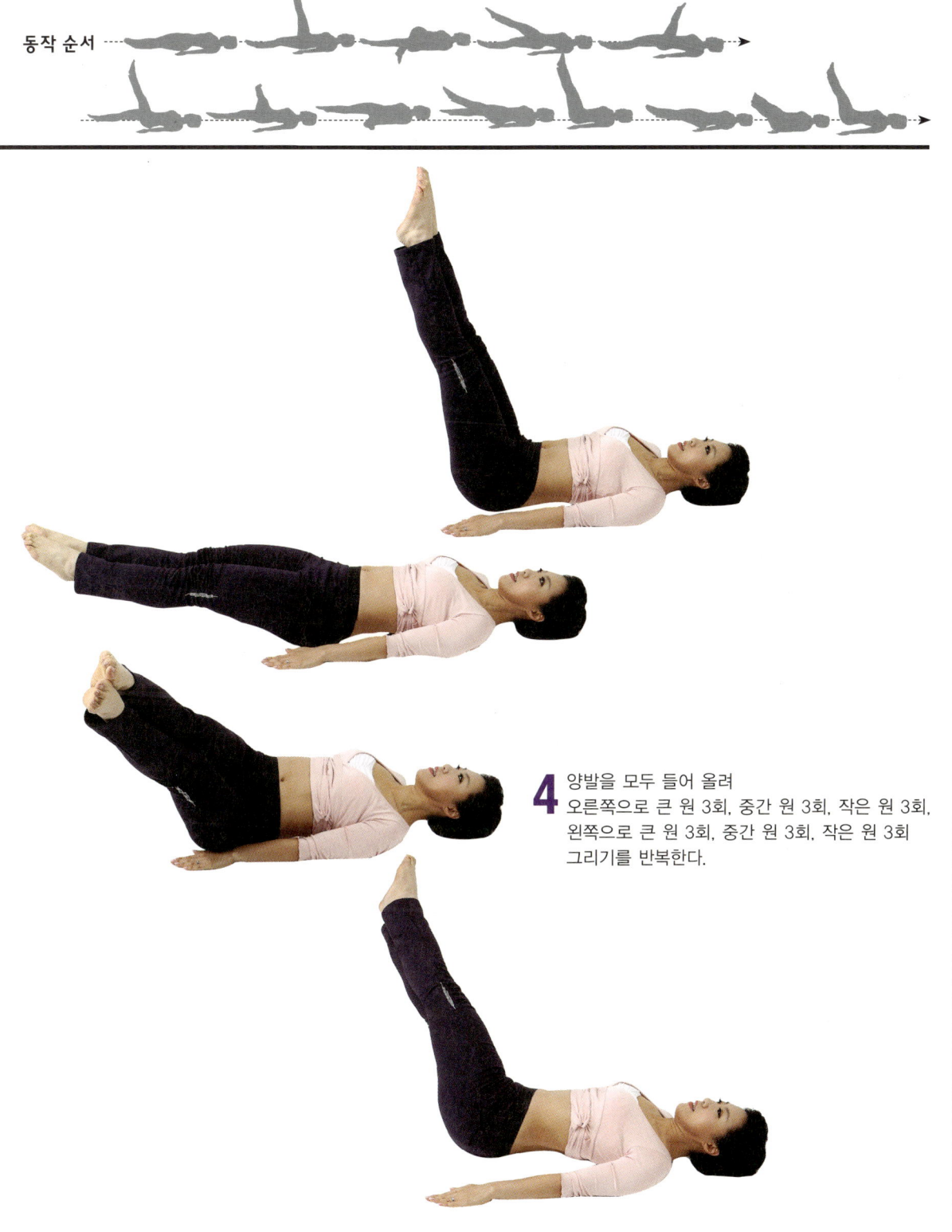

4 양발을 모두 들어 올려
오른쪽으로 큰 원 3회, 중간 원 3회, 작은 원 3회,
왼쪽으로 큰 원 3회, 중간 원 3회, 작은 원 3회
그리기를 반복한다.

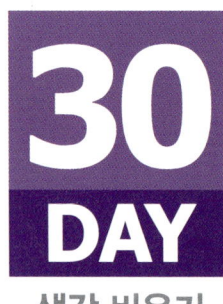

자연의 소리 듣기

생각 비우기

가장 행복하거나 기뻤던 순간을 떠올리며 마음을 편안하게 만든 다음 평소 인지하지 못했던 조그마한 소리를 경청하는 연습을 한다. 지나가는 자동차 소리, 바람 소리, 아이들이 뛰노는 소리, 새소리…. 그다음은 실내에서 나는 모든 작은 소리까지 경청하려고 노력한다. 시계 초침 소리, 가전제품에서 나는 소리…. 꾸준히 연습하면 마음이 평온해지고 고도의 집중력이 생긴다.

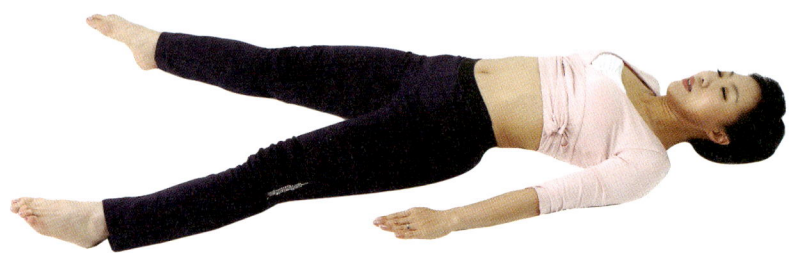

1 편안하게 누워 양발을 어깨너비로 벌린다.

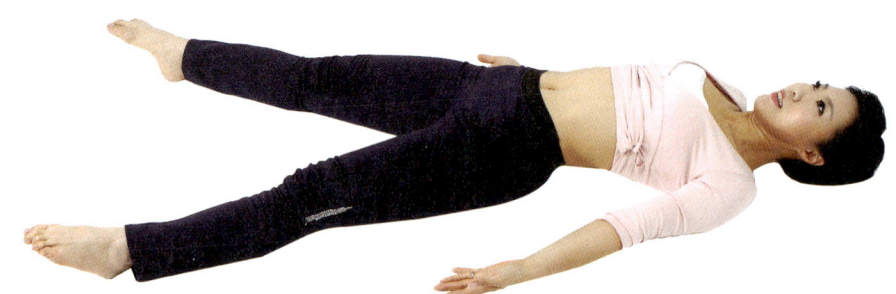

2 양손은 엉덩이 옆에 두고 손바닥이 천장을 바라보게 한다.

동작 순서

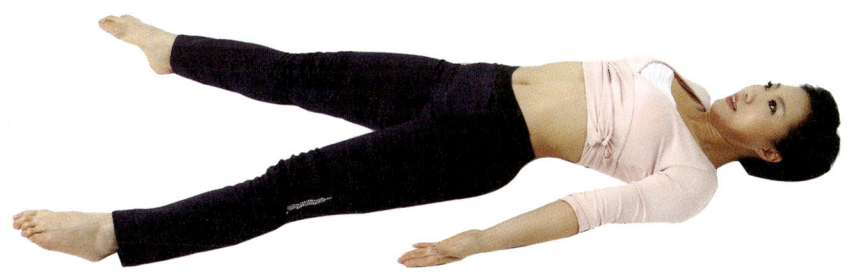

3 턱 끝을 약간 잡아당기고
배로 숨쉬기(들이마실 때 여덟을 세고
내쉴 때 다섯을 센다)를
10회 반복하며 가장 행복했던 순간,
기뻤던 일 등을 떠올린다.

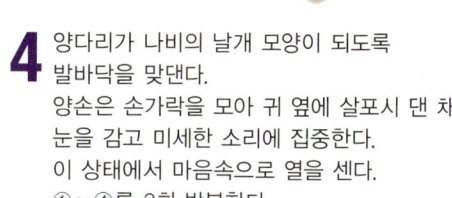

4 양다리가 나비의 날개 모양이 되도록
발바닥을 맞댄다.
양손은 손가락을 모아 귀 옆에 살포시 댄 채
눈을 감고 미세한 소리에 집중한다.
이 상태에서 마음속으로 열을 센다.
①~④를 3회 반복한다.

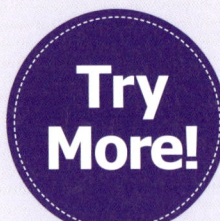

앉아서 귀 잡고 머리 비우기

함께 하면
더 좋은 자세

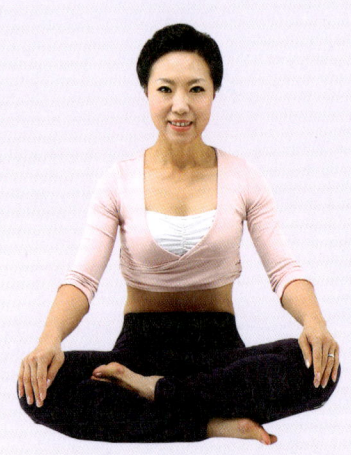

1 반가부좌로
앉는다.

2 오른손을 엉덩이 옆에 두고
숨을 들이마시며
왼손으로 왼쪽 귀를 잡는다.

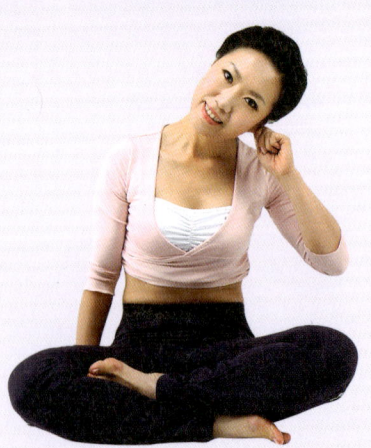

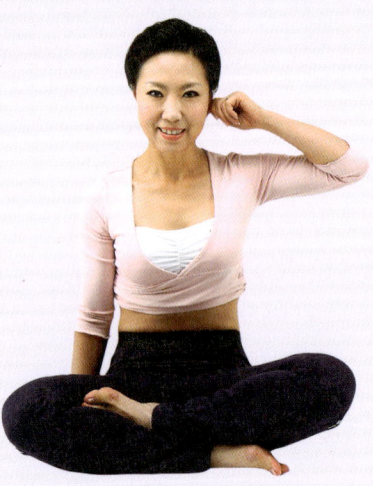

3 천천히 숨을 내쉬며
귀를 아래로 잡아당겨
고개가 왼쪽으로 숙여지게 한다.
이 자세에서 마음속으로 열을 센다.

4 숨을 들이마시며
처음 자세로 돌아온다.

동작 순서

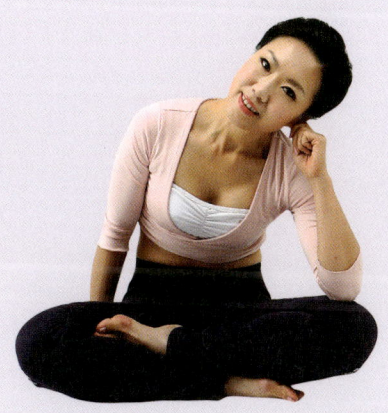

5 숨을 내쉬며
고개를 왼쪽으로 돌리면서
더욱 깊게 숙인다.

6 고개를 최대한 숙여 팔꿈치가
바닥에 닿도록 한다.
이 자세에서 마음속으로 다섯을 센다.
반대 방향으로도 똑같이 한다.
좌우 번갈아 5회씩 반복한다.

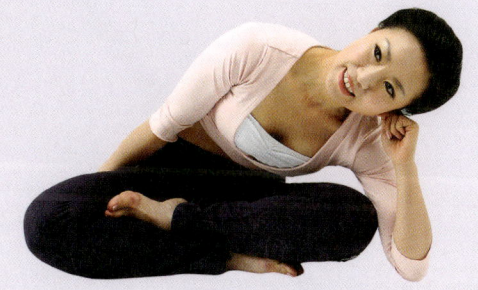

tip 너무 어려워요

⑥의 자세에서 팔꿈치가 바닥에 닿지 않아도 좋다. 무리하지 말고 꾸준히 해서 점차 닿을 수 있도록 한다.

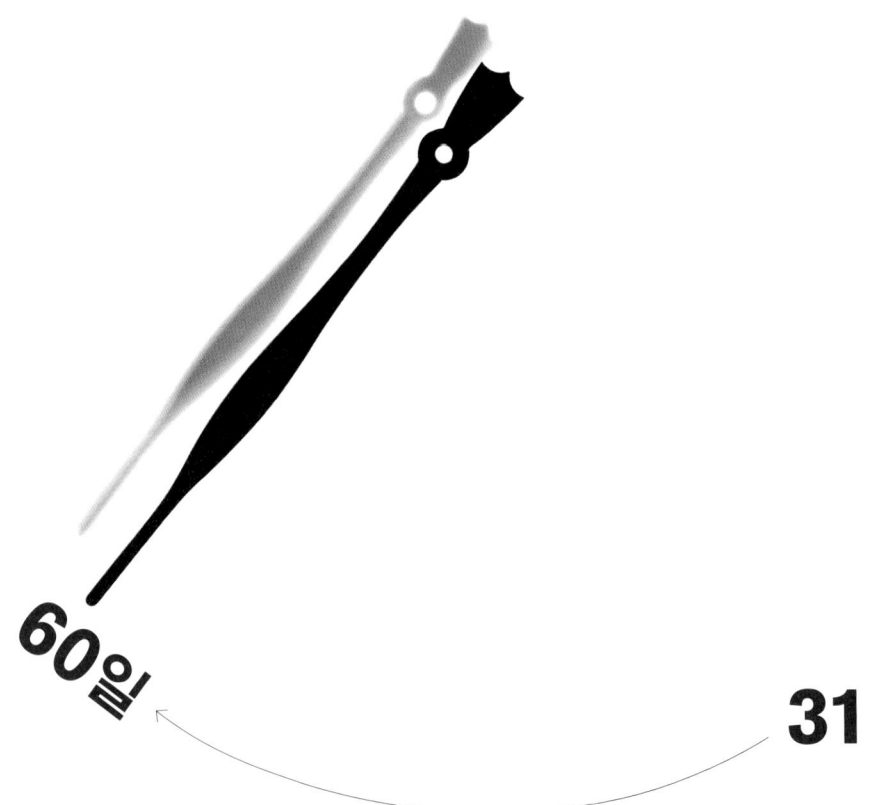

몸의 움직임으로 흩어진 마음 모을 수 있다! 생각 모으기

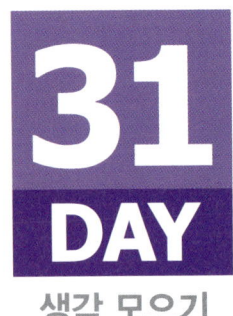

3·2·1 기억 강화 연상 호흡법

DAY 31 — 생각 모으기

깊은 심호흡과 함께 마음속으로 '삼삼삼', '이이이', '일일일'을 되뇌며 정신을 한곳으로 모으는 동작이다. 집중력이 필요한 상황에 효과를 발휘할 수 있다.

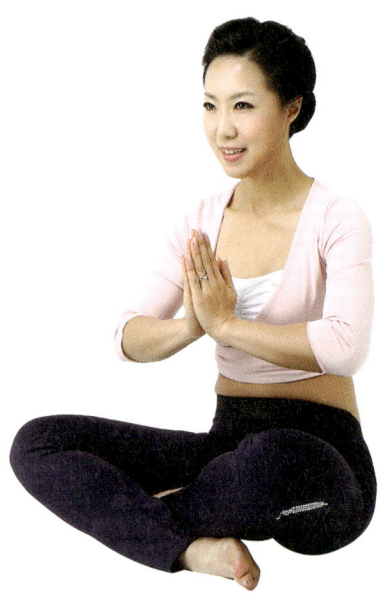

1 편안하게 앉아서 합장한다.

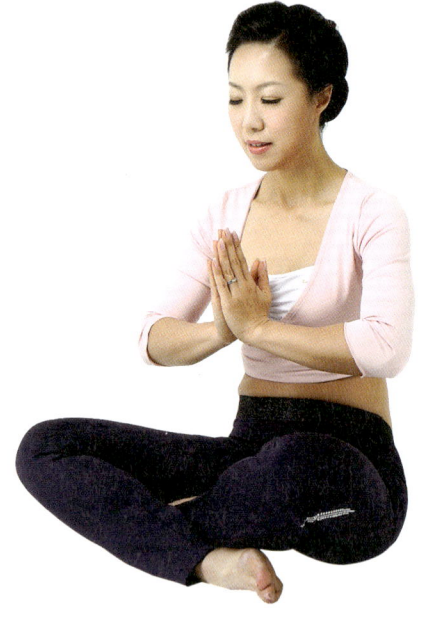

2 눈을 감고 크게 심호흡하듯 숨을 들이마신다.
이때 공기를 최대한 많이 들이마시고 배를 크게 부풀린다.

동작 순서

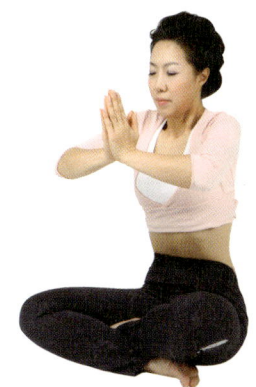

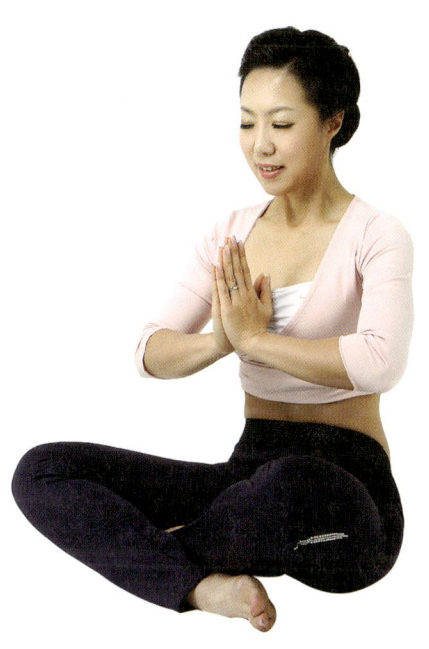

3 숨을 내쉬며 마음속으로 '3'을 세 번 되뇐다.
(즉 숨을 내쉬며 마음속으로 '삼, 삼, 삼' 되뇐다.)

4 합장한 손이 저절로 위로 올라갈 정도로 숨을 크게 들이마시며 마음속으로 '2'을 세 번 되뇐다.
(숨을 내쉬며 '이, 이, 이'라고 되뇐다.)

5 다시 숨을 크게 들이마시며 마음속으로 '1'을 세 번 되뇐다.
(숨을 내쉬며 '일, 일, 일'이라고 되뇐다.)

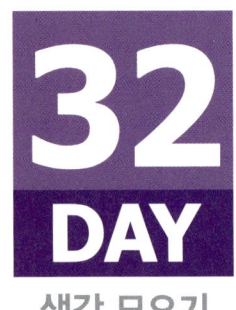

나비 자세에서 상체 숙이기

'상체 전굴 자세'라고도 하는 이 동작은 고관절이 딱딱해지는 현상을 막아주고 골반과 척추의 유연성을 높여준다.

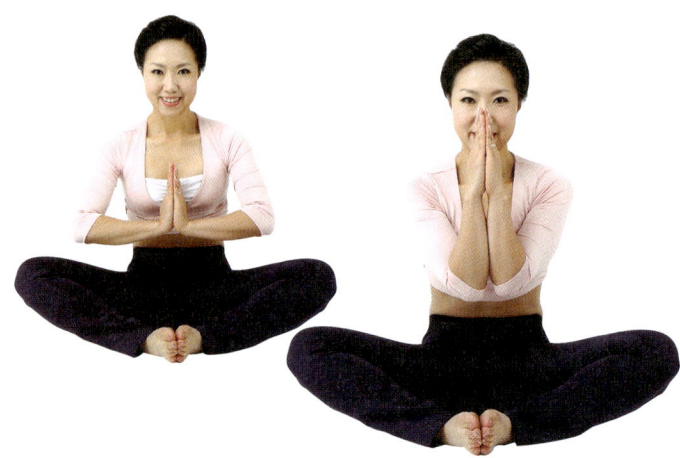

1 편안하게 앉는다.

2 양발을 서로 붙이고 손은 가슴 앞에서 합장한다. 이때 숨을 들이마시며 양쪽 팔꿈치를 붙인다.

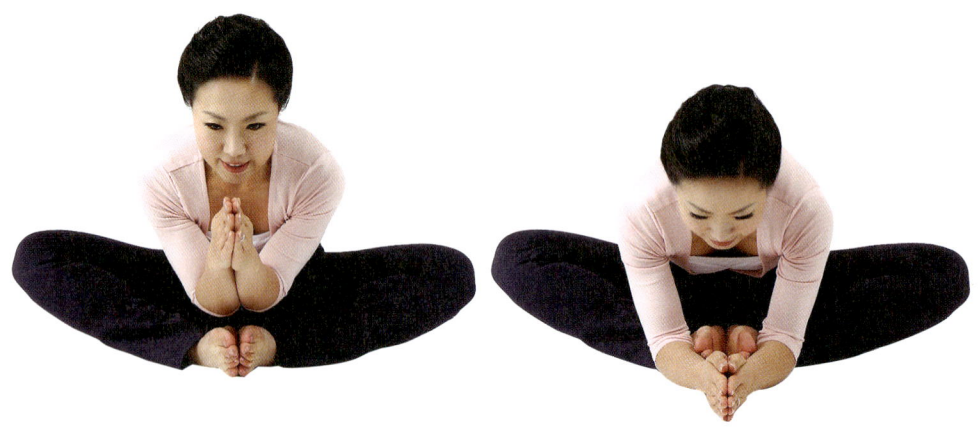

3 숨을 내쉬며 상체를 앞으로 숙이고 팔꿈치로 발등을 감싸 바닥에 닿도록 한다. 이 상태에서 마음속으로 열을 센다. 3회 반복한다.

동작 순서

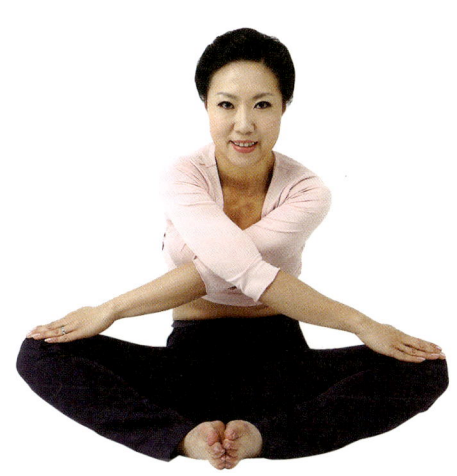

4 숨을 들이마시며 상체를 일으킨다.
양팔을 교차시켜 양 손가락이 반대쪽 무릎에 닿도록 한다.

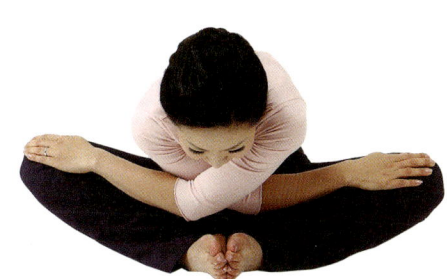

5 숨을 내쉬며 상체를 숙인다.
이 상태에서 마음속으로 다섯을 센다.
3회 반복한다.

21-60 DAYS

---

tip 이렇게 하면 좋아요

④~⑤ 자세에서 양팔을 교차시킬 때 오른팔이 위로 갈 때와 왼팔이 위로 갈 때의 느낌을 비교해본 뒤 어색하거나 어깨에 자극이 많이 가는 쪽을 더 많이 반복한다.

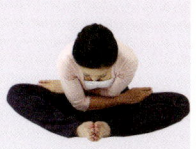

tip 초보자라면 이렇게 하세요

초보자나 유연성이 부족한 사람은 손을 가슴 앞에서 합장한 채 그대로 상체를 앞으로 숙인다. ④에서 양 손가락이 반대쪽 무릎에 닿기 어려우면 허벅지에 닿는 것부터 연습한다.

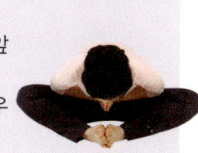

구름다리 자세

생각 모으기

엉덩이를 위로 들어 올려 몸을 아치형으로 만드는 이 자세는 하루 종일 업무에 지친 현대인의 척추와 어깨 피로를 해소하며 스트레스를 없애준다. 옆구리 군살을 제거해주는 것은 물론 허리를 유연하게 하며, 잠자기 전에 이 자세를 하면 숙면을 취할 수 있다.

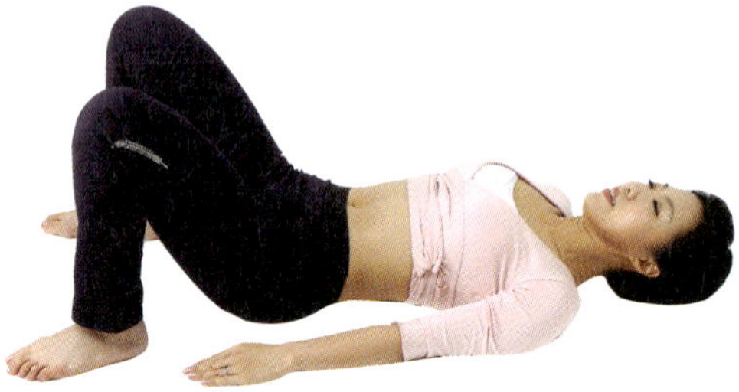

1 편안히 누워서 양 무릎을 세우고 양발을 어깨너비로 벌린다.

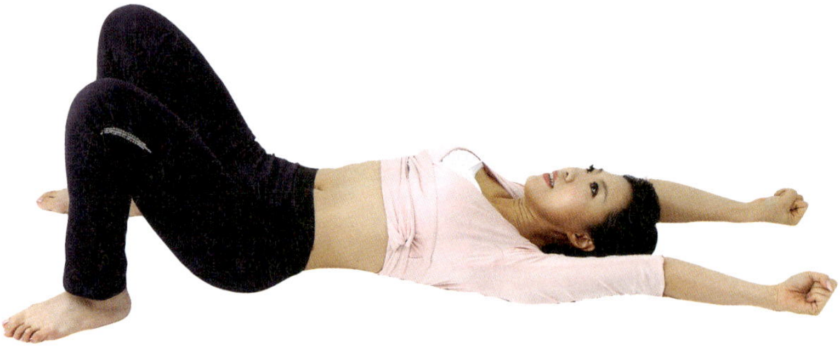

2 두 팔을 머리 위로 보내고 주먹을 쥔다.

3 숨을 들이마시며 엉덩이를 높이 들어 올린다.

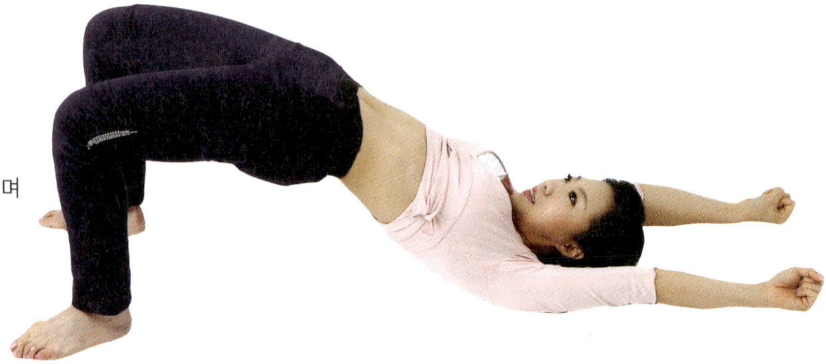

동작 순서

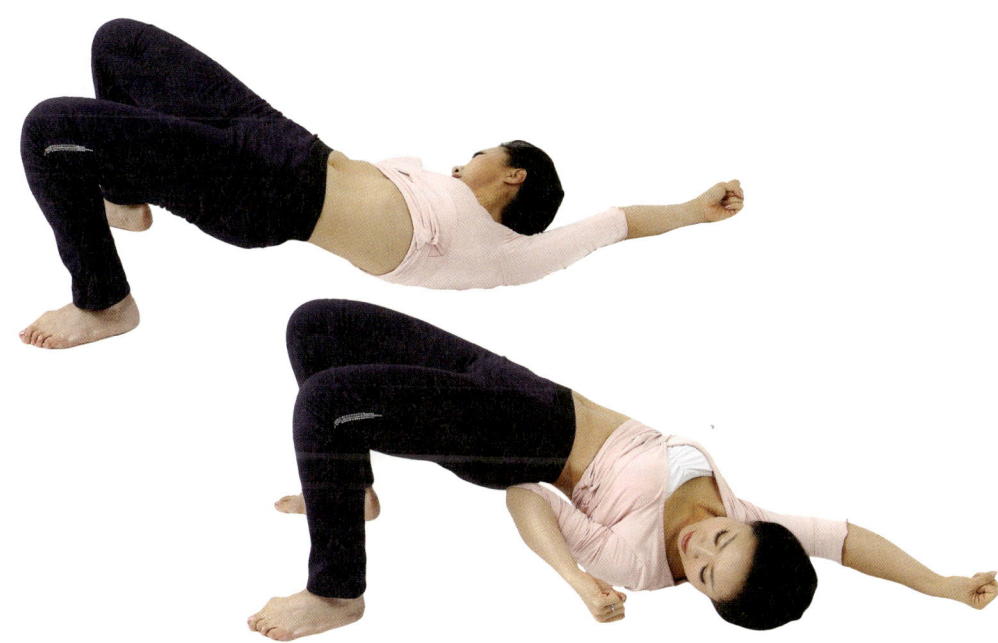

4 숨을 내쉬며 상체를 오른쪽으로 기울이면서
오른쪽 팔꿈치를 구부려
팔꿈치가 골반에 닿도록 한다.
이 상태에서 마음속으로 열을 센다.
좌우 번갈아 5회씩 반복한다.

> **tip 너무 어려워요**
> 초보자나 남성, 혹은 팔꿈치가 골반에
> 닿기 힘든 사람은 무리하지 말고 팔꿈
> 치가 최대한 골반을 향하도록 노력한다.

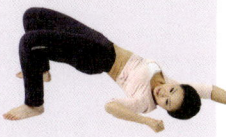

구름다리 자세 응용 Ⅰ

생각 모으기

결과를 중시하는 현대인들에게 수치심과 스트레스는 날로 높아간다. 이 동작은 이런 사람들에게 마음의 안정을 가져다준다. 꾸준히 하면 마치 마음의 마사지를 한 듯 평온하고 긍정적인 마인드를 갖게 된다.

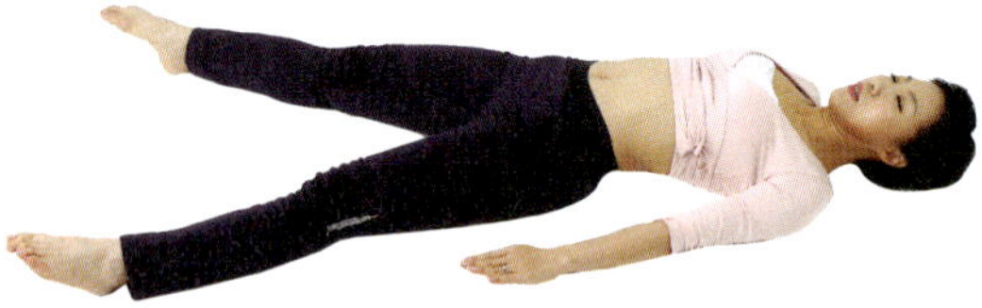

1 편안하게 눕는다.

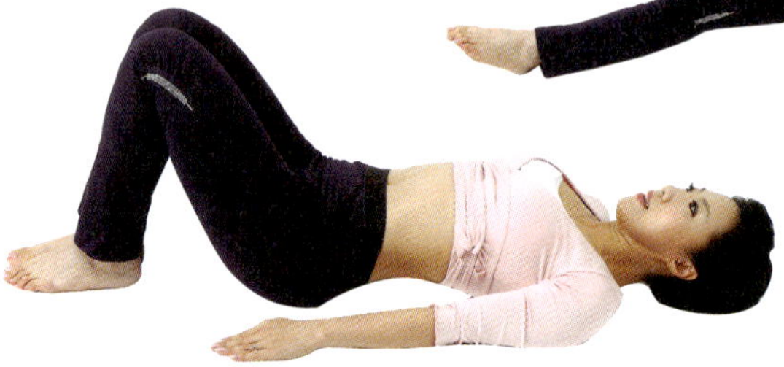

2 양팔을 엉덩이 옆에 두고 양 무릎을 세운 뒤 양발을 서로 붙인다.

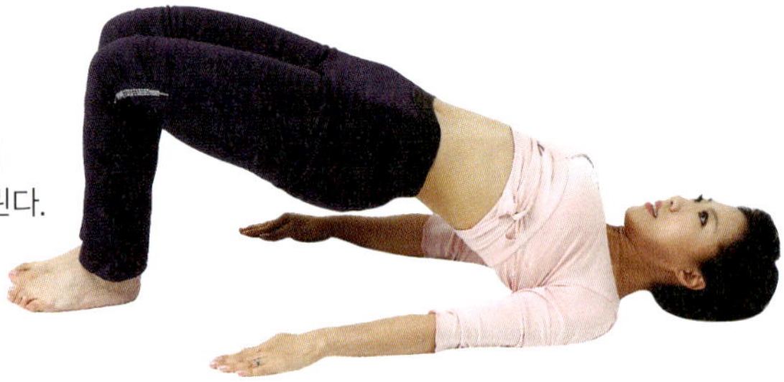

3 숨을 천천히 들이마시며 엉덩이를 높이 들어 올린다.

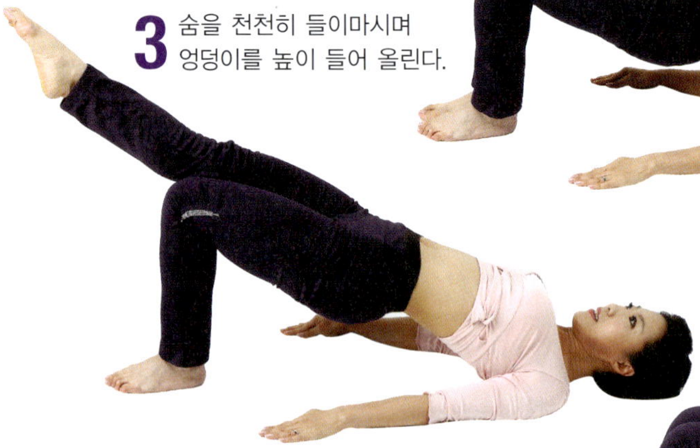

4 숨을 내쉬며 오른쪽 다리를 쭉 펴고 발끝이 45도 대각선 위로 향하게 한다. 이 상태에서 마음속으로 열을 센다.

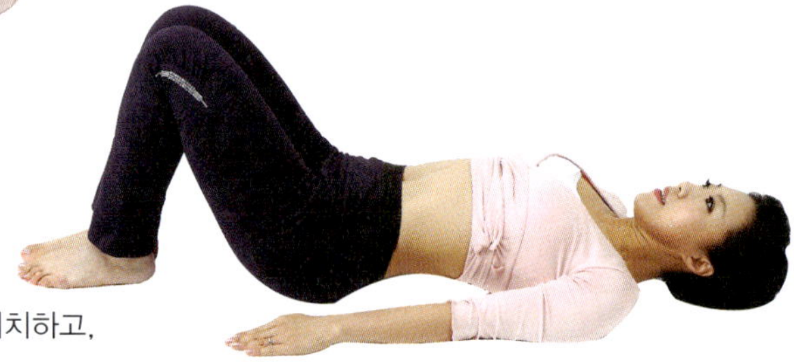

5 숨을 들이마시며 오른쪽 무릎을 구부려 원위치하고, 호흡을 내쉬며 엉덩이를 바닥에 내려놓는다. 좌우 번갈아 3회씩 반복한다.

동작 순서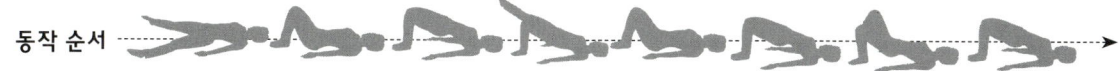

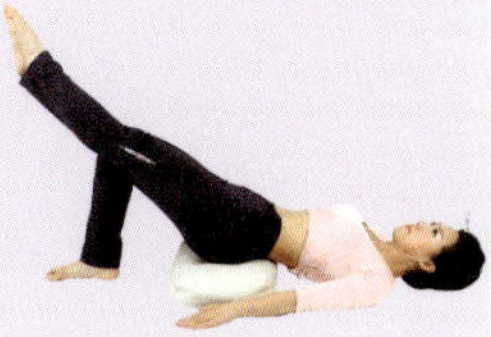

tip 너무 어려워요

초보자의 경우 엉덩이를 들어 올린 상태에서 다리를 위로 뻗기 힘들다면 엉덩이 밑에 쿠션이나 베개를 받치고 한다. 쿠션이나 베개 없이 균형이 잡힐 때까지 꾸준히 연습한다.

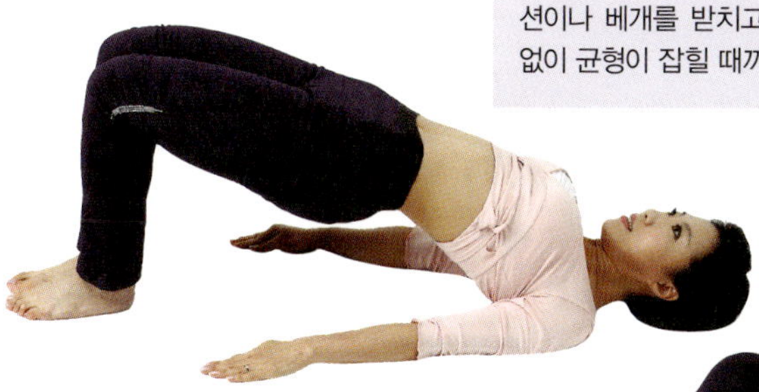

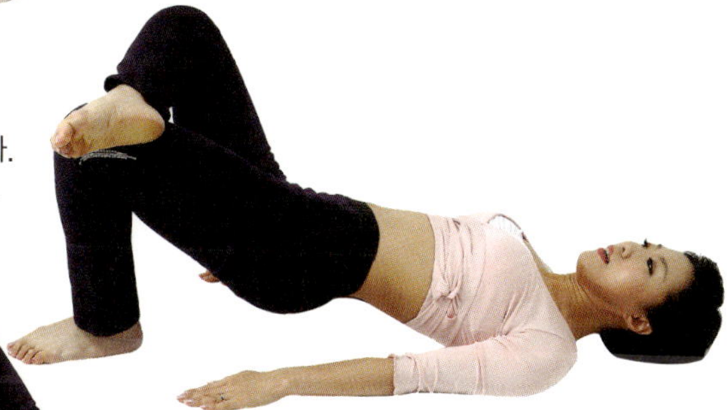

6 다시 숨을 들이마시며 엉덩이를 높이 들어 올린다.
숨을 내쉬며 오른 발목을 왼쪽 무릎 위에 올리고 중심을 잡는다.

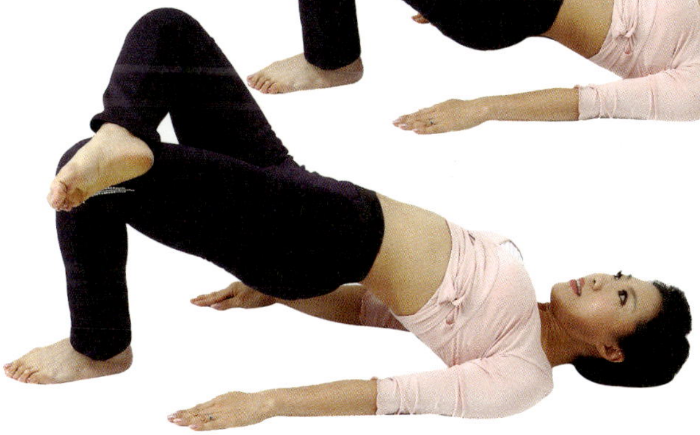

7 숨을 들이마시며 ③의 자세를 하고,
숨을 내쉬며 엉덩이를 바닥에 천천히 내려놓는다.
④~⑦을 좌우 번갈아 10회씩 반복한다.

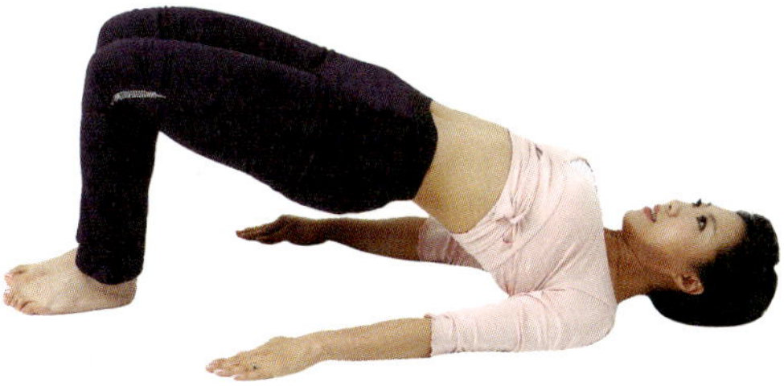

tip 이렇게 하면 좋아요

⑥의 자세는 대퇴부와 복부 전체가 수축되는 느낌으로 하는 것이 좋다. 엉덩이를 올렸다 내렸다 반복하는 동작이 어렵다면 엉덩이를 들어 올린 상태에서 마음속으로 열을 센다. 좌우 번갈아 3회씩 반복한다.

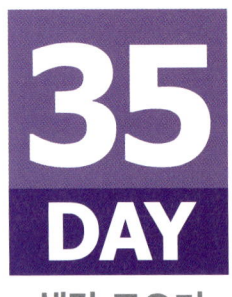

구름다리 자세 응용 II

DAY 35 생각 모으기

불면증을 없애는 동작. 균형 감각과 집중력 강화에 도움을 준다. 몸속으로 기운을 모아 손발을 따뜻하게 하고 긴장을 풀어 숙면을 유도한다.

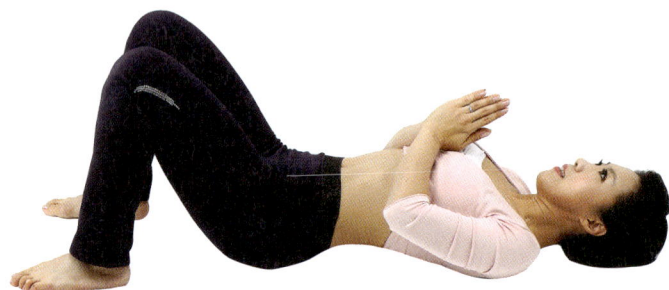

1 편안하게 눕는다.

2 양 무릎을 세우고 양팔은 가슴 앞에서 합장한다.

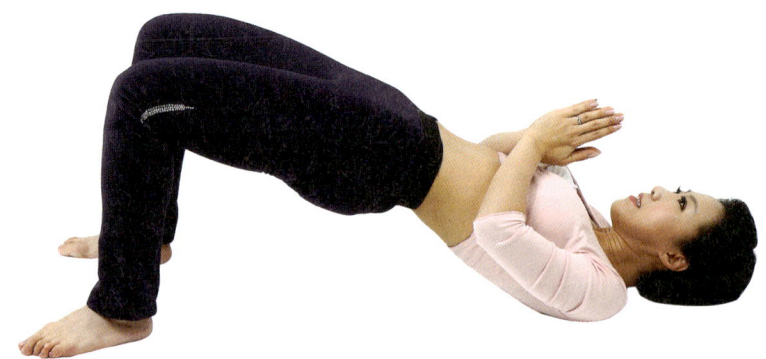

3 모든 기운이 머리 쪽으로 쏠리는 느낌으로 엉덩이를 높이 들어 올린다.

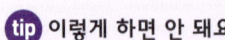

tip 이렇게 하면 안 돼요

노인이나 고혈압 환자는 엉덩이를 들어 올릴 때 머리에 강한 자극이 올 수 있다. 엉덩이를 낮게 들어 올리면서 양손으로 허리 뒤쪽을 받치고, 고개는 조금만 뒤로 젖힌다.

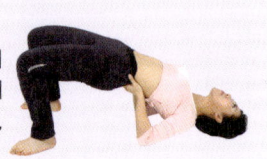

동작 순서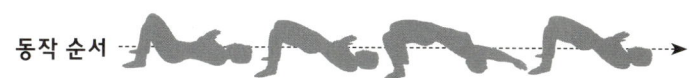

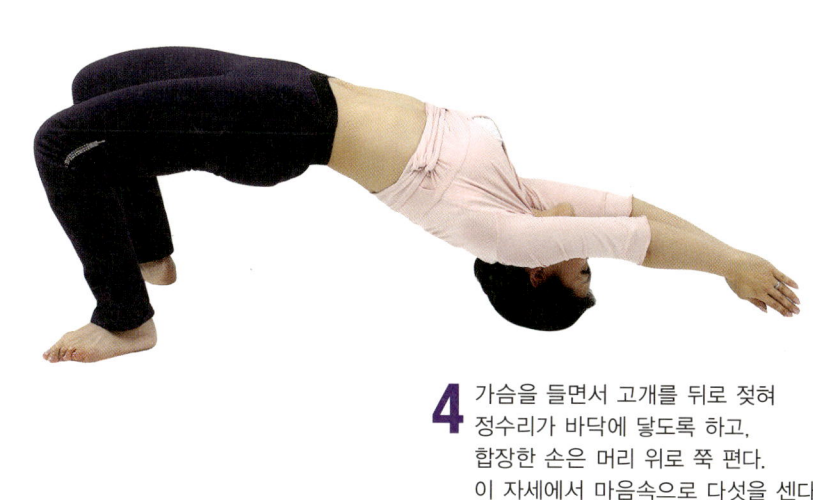

4 가슴을 들면서 고개를 뒤로 젖혀 정수리가 바닥에 닿도록 하고, 합장한 손은 머리 위로 쭉 편다. 이 자세에서 마음속으로 다섯을 센다.

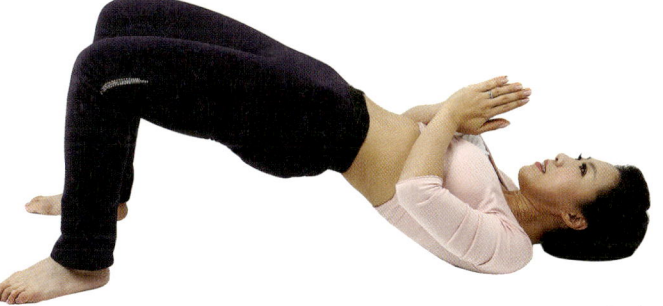

5 ④의 자세에서 다시 손을 가슴 앞으로 가져온다. 이 자세에서 마음속으로 다섯을 센다.

6 ②~⑤를 한 세트로 3회 반복한다.

36 DAY 생각 모으기

구름다리 자세 응용 III

단순한 동작이지만 뻣뻣해진 목을 풀어주고 어깨와 척추에 쌓인 피로를 해소해준다.
반복하면 몸의 균형이 잡힌다.

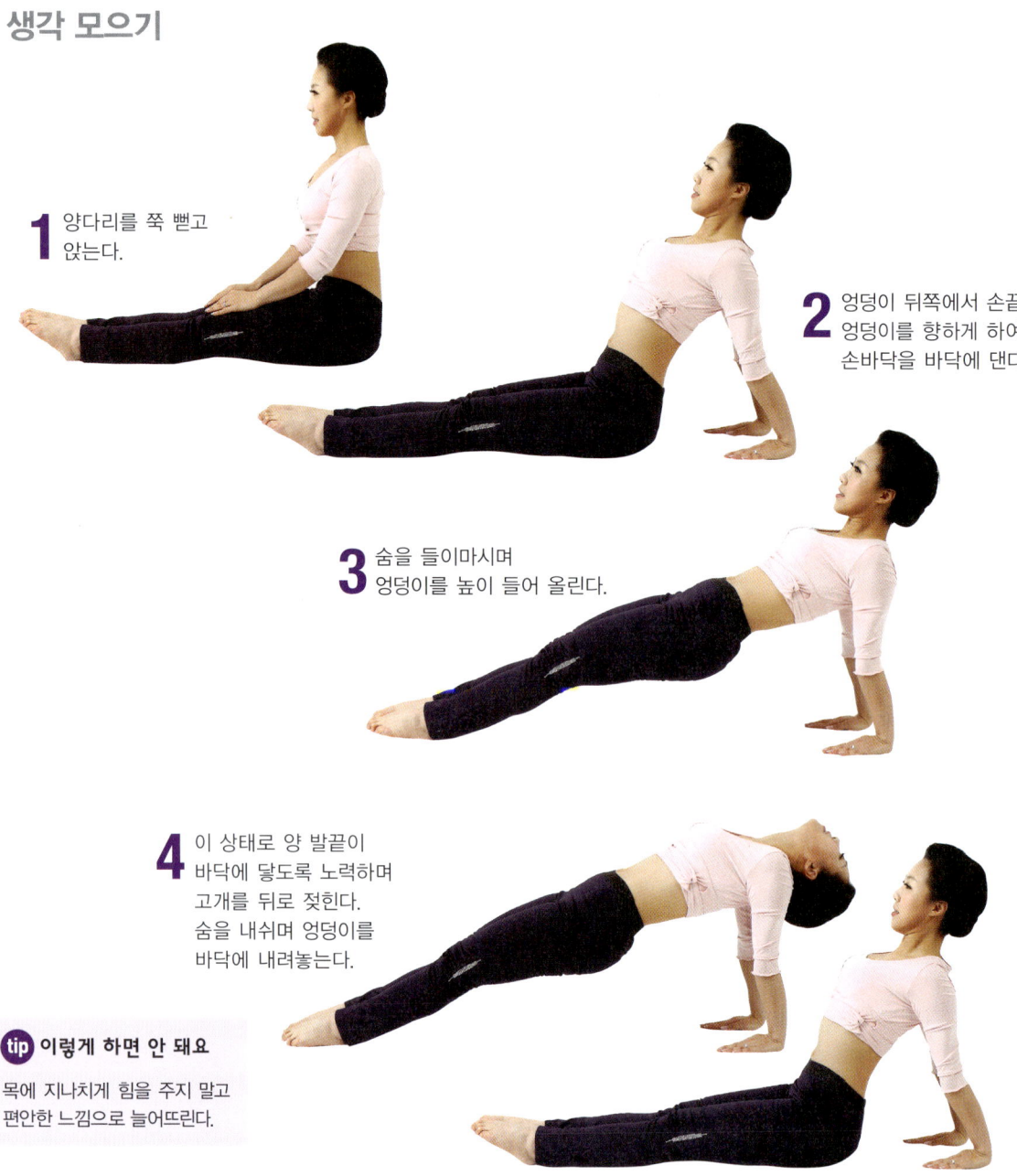

1 양다리를 쭉 뻗고 앉는다.

2 엉덩이 뒤쪽에서 손끝이 엉덩이를 향하게 하여 손바닥을 바닥에 댄다.

3 숨을 들이마시며 엉덩이를 높이 들어 올린다.

4 이 상태로 양 발끝이 바닥에 닿도록 노력하며 고개를 뒤로 젖힌다. 숨을 내쉬며 엉덩이를 바닥에 내려놓는다.

tip 이렇게 하면 안 돼요
목에 지나치게 힘을 주지 말고 편안한 느낌으로 늘어뜨린다.

동작 순서

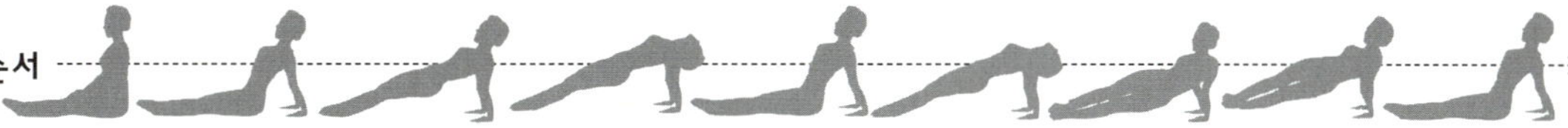

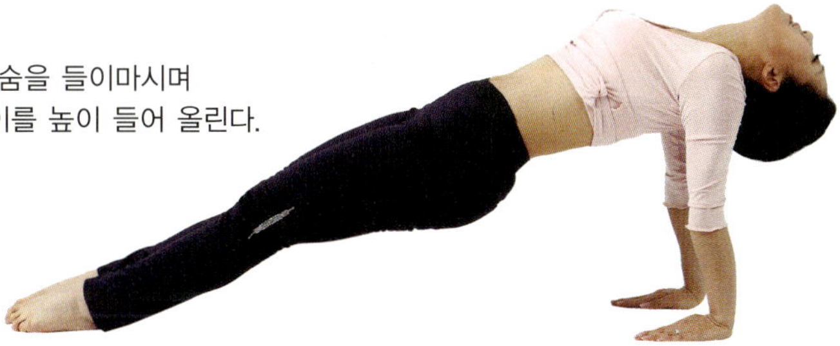

5 다시 숨을 들이마시며 엉덩이를 높이 들어 올린다.

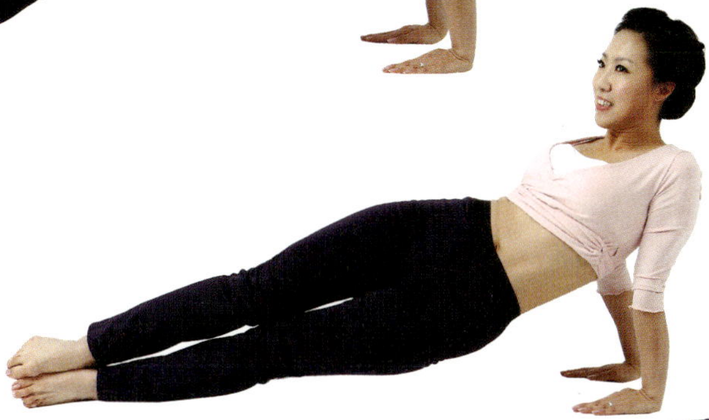

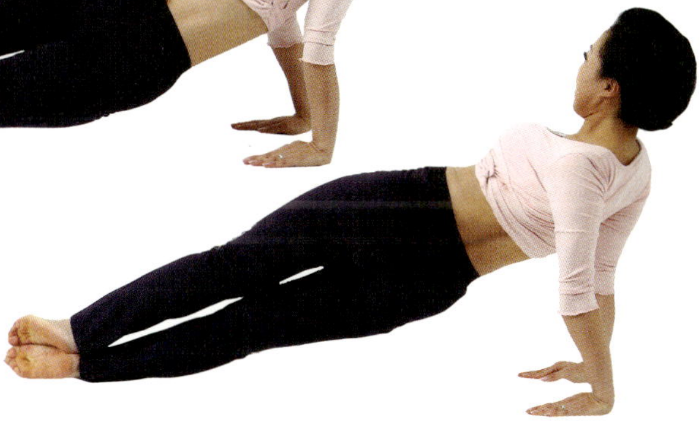

6 숨을 내쉬며 머리는 고정하고 몸을 왼쪽으로 비튼다.
숨을 들이마시며 오른쪽으로 비튼다.

tip 이렇게 하면 좋아요

1. 동작이 힘든 초보자라면 ④~⑤ 자세를 건너뛰어도 된다.
2. 과체중인 사람은 구름다리 자세를 한 뒤 반드시 손목을 털어 체중에 대한 부담을 줄이도록 한다.

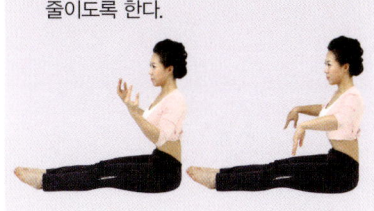

7 숨을 내쉬며 천천히 엉덩이를 바닥에 내려놓는다.

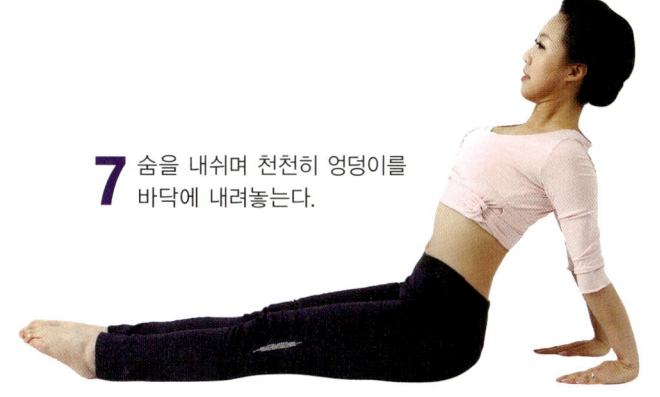

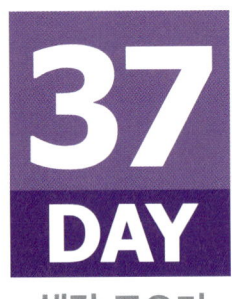

누워서 바람 빼기 자세

생각 모으기

하체 스트레칭으로 복부를 튼튼하게 하고 복부 팽만감을 줄여 소화 기능을 도와준다. 동시에 척추와 등 근육을 자극하고 부드럽게 하여 요통을 완화시킨다.

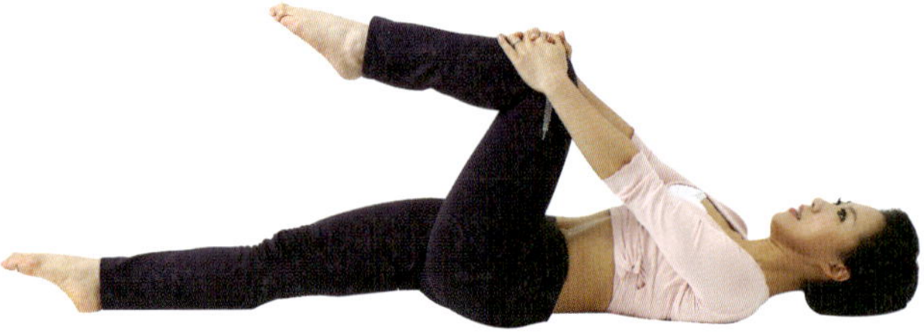

1 편안하게 눕는다.

2 숨을 들이마시며 왼쪽 무릎을 구부리고, 양손을 깍지 껴서 왼쪽 무릎을 잡는다.

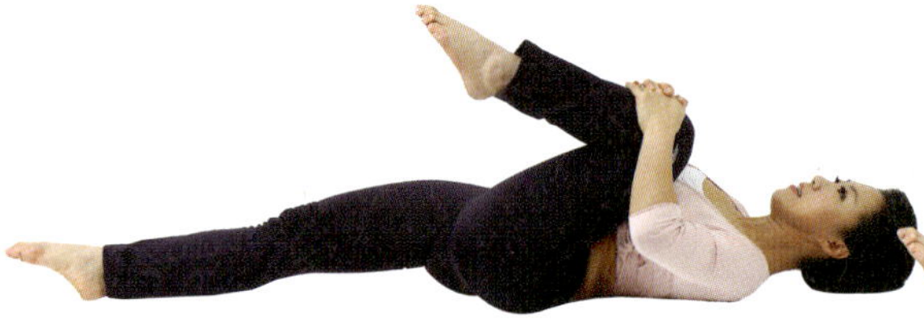

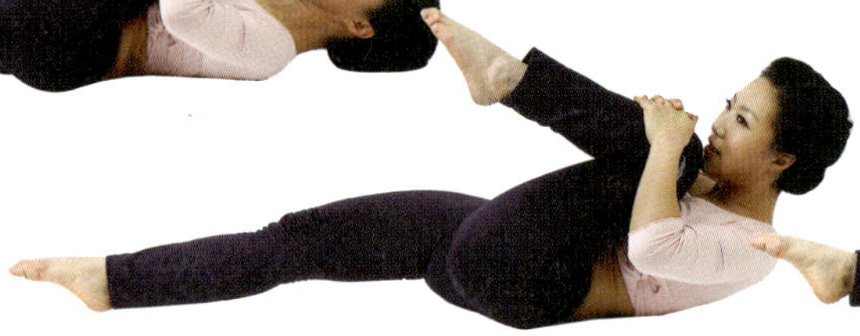

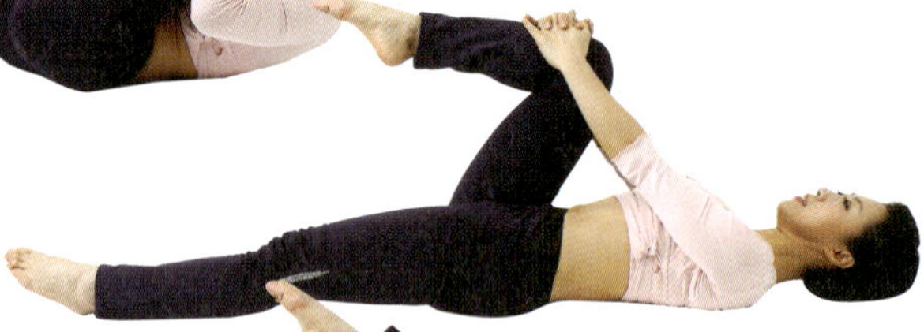

3 숨을 내쉬며 무릎이 가슴에 닿을 정도로 손으로 무릎을 누르고, 고개를 들어 턱을 왼쪽 무릎에 댄다. 이 상태에서 마음속으로 열을 센다. 좌우 번갈아 3회씩 반복한다.

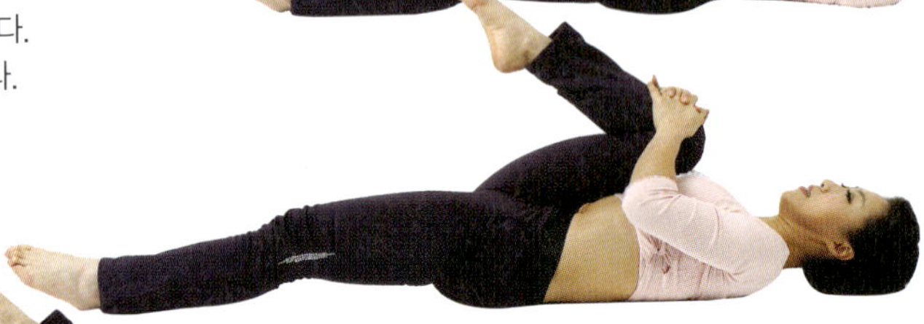

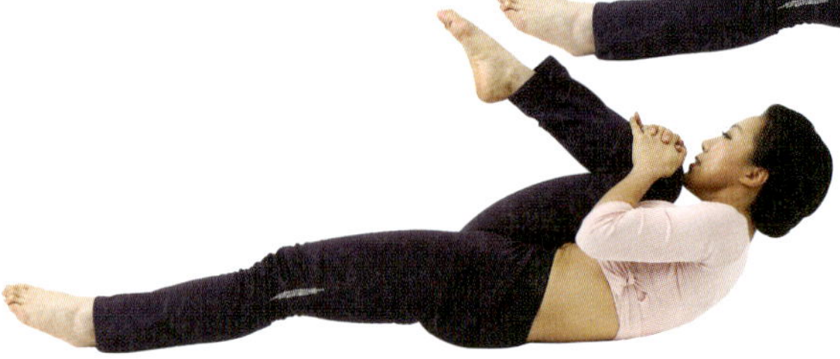

> **tip 이렇게 하면 더 좋아요**
> ③에서 숨을 내쉬며 고개를 들어 올리는 동시에 오른쪽 다리를 바닥에서 들어 올리면 한결 효과가 좋다.

동작 순서

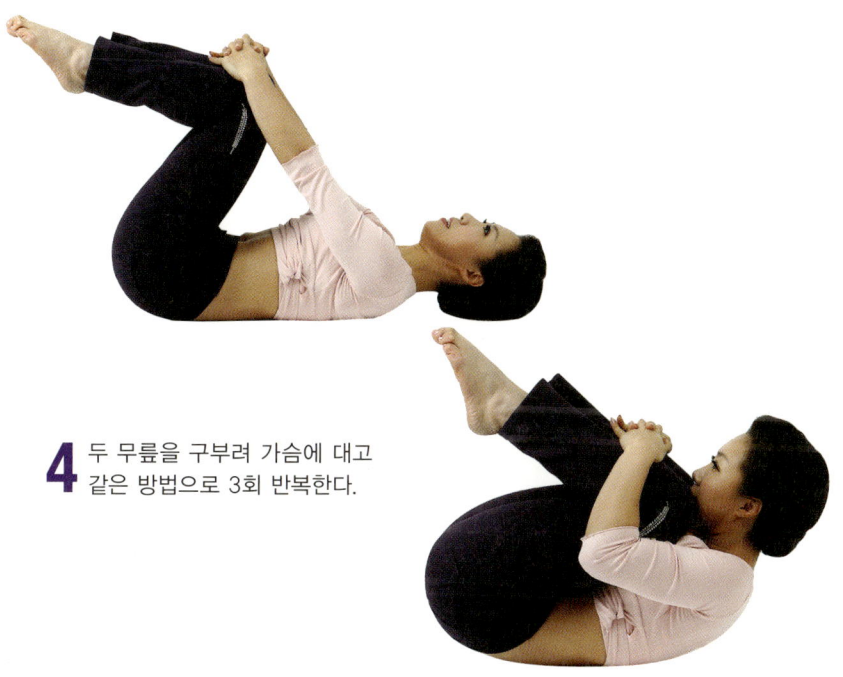

4 두 무릎을 구부려 가슴에 대고 같은 방법으로 3회 반복한다.

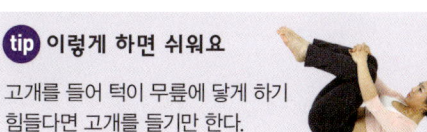

tip 이렇게 하면 쉬워요

고개를 들어 턱이 무릎에 닿게 하기 힘들다면 고개를 들기만 한다.

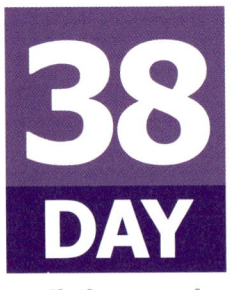

하체 비틀기 자세

생각 모으기

복부와 골반 주위를 자극해 척추의 유연성이 커지고 골반이 튼튼해진다. 뱃살과 옆구리 군살 제거에도 효과적이다.

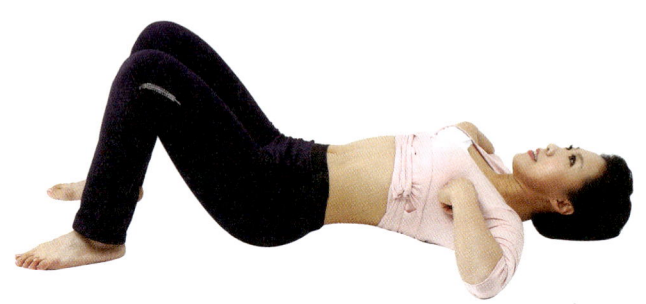

1 편안하게 누워
숨을 들이마시며 양 무릎을 세운다.
양 주먹을 겨드랑이 밑에 둔다.

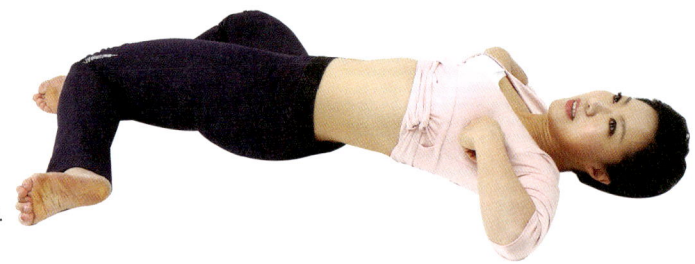

2 숨을 내쉬며
양다리를 오른쪽으로 넘기고
고개는 왼쪽으로 돌린다.
이 상태에서 마음속으로 열을 센다.

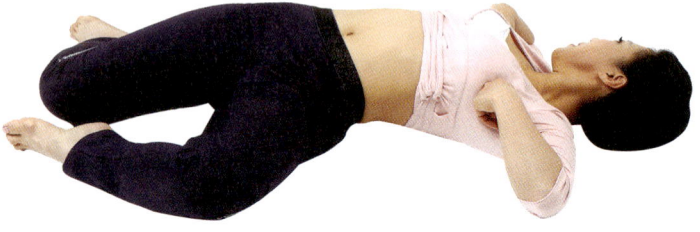

3 반대 방향으로도 똑같이 한다.
좌우 번갈아 3회씩 반복한다.

동작 순서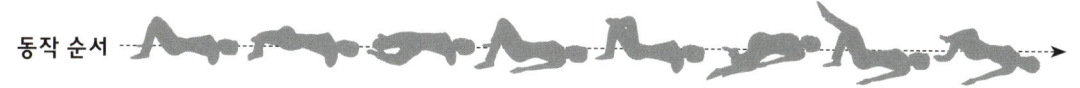

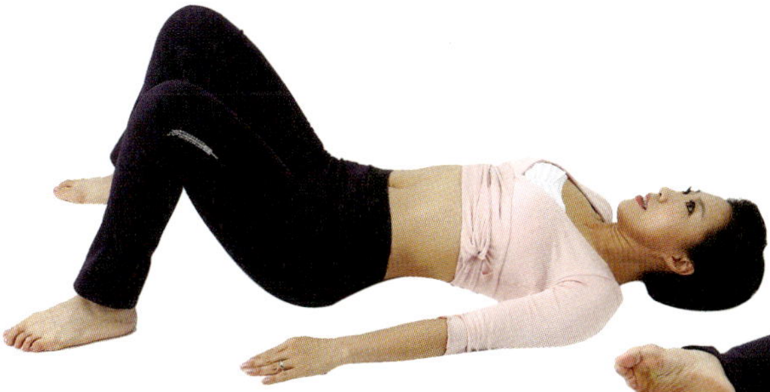

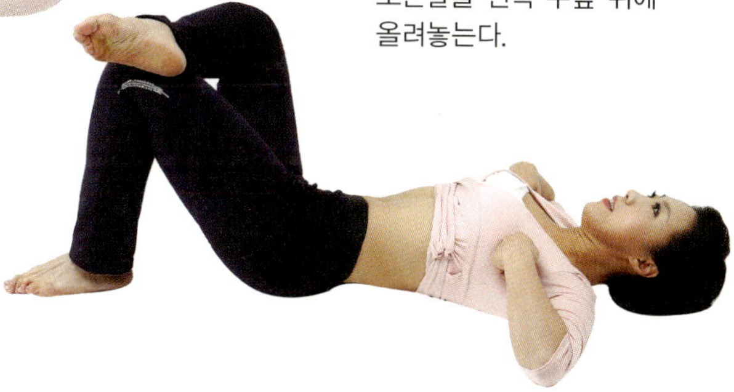

4 무릎을 세우고 편안하게 눕는다.
숨을 들이마시며
오른발을 왼쪽 무릎 위에
올려놓는다.

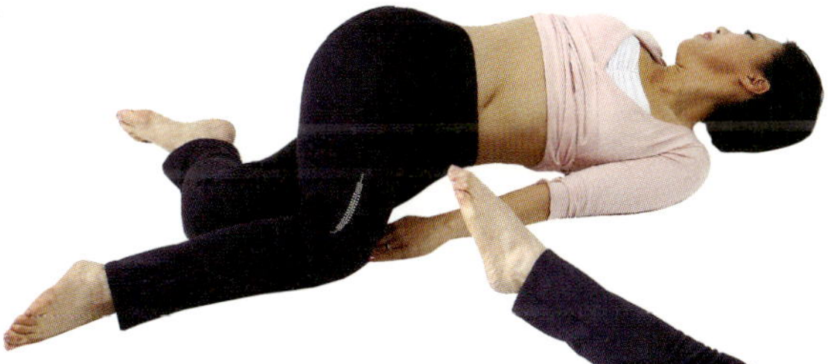

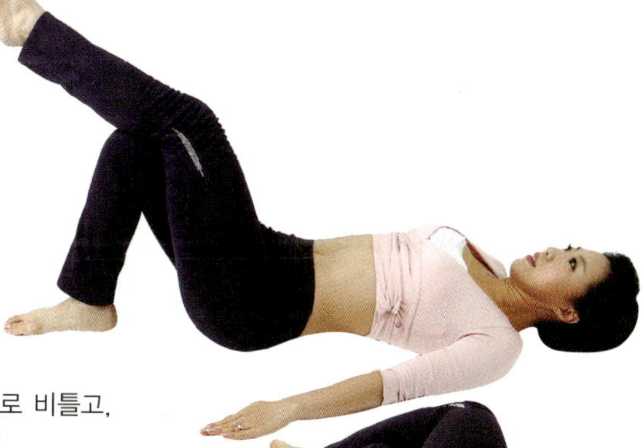

5 숨을 내쉬며 하체를 왼쪽으로 비틀고,
고개는 오른 손끝을 향한다.
이 상태에서 마음속으로 다섯을 센다.
좌우 번갈아 5회씩 반복한다.

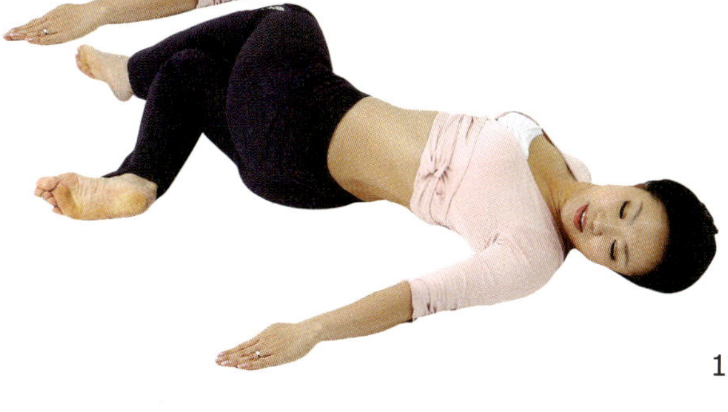

21-60 DAYS

생각 모으기

엎드려 한쪽 팔다리 들어 올리기

전신 피로 해소 운동으로 몸을 대각선으로 긴장시켜 굳은 근육을 풀어주고 머리를 맑게 해준다. 허리와 등 전체에 탱탱한 라인이 만들어지고 팔다리 살이 빠진다. 엉덩이가 업되는 효과도 톡톡히 누릴 수 있다.

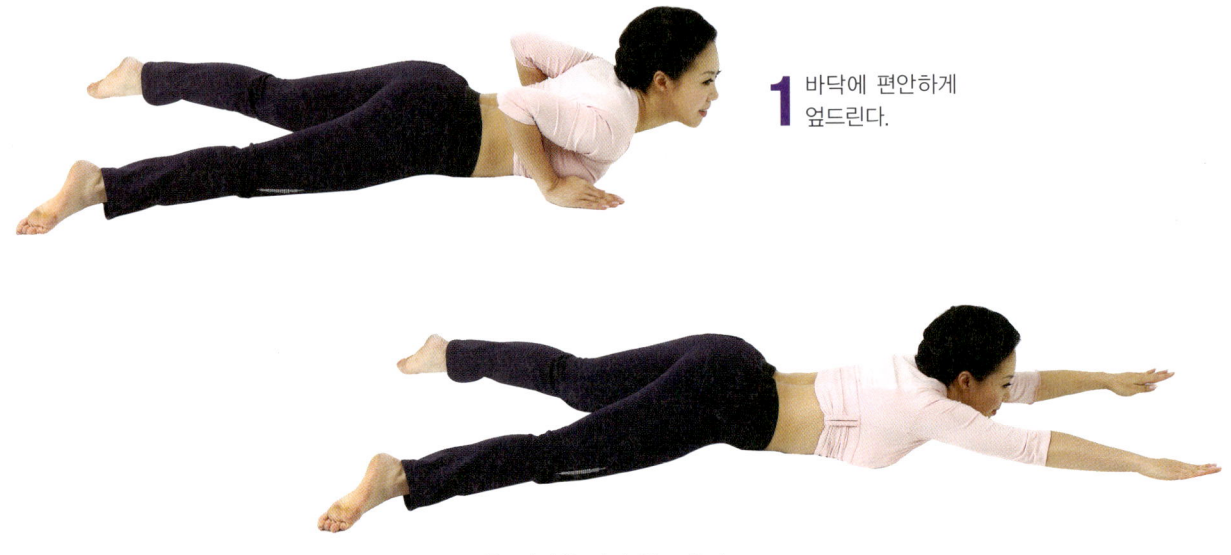

1 바닥에 편안하게 엎드린다.

2 양팔을 머리 위로 올리고 양다리는 어깨너비로 벌린다.

4p 연속 동작 ▶

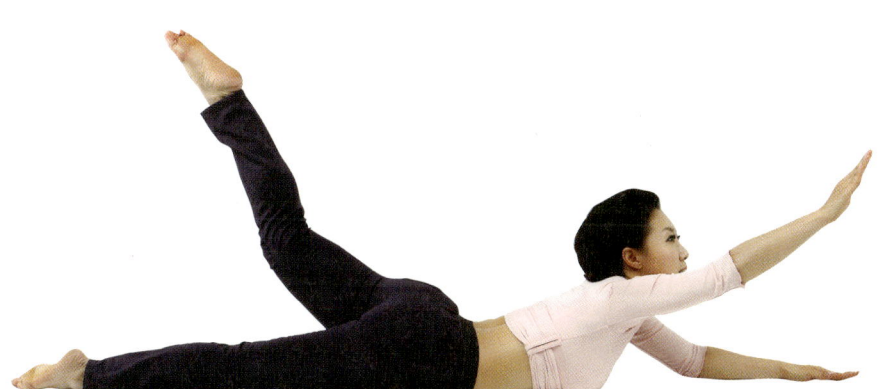

3 숨을 들이마시며
오른팔과 왼쪽 다리를 들어 올린다.
이 상태에서 마음속으로 열을 센다.

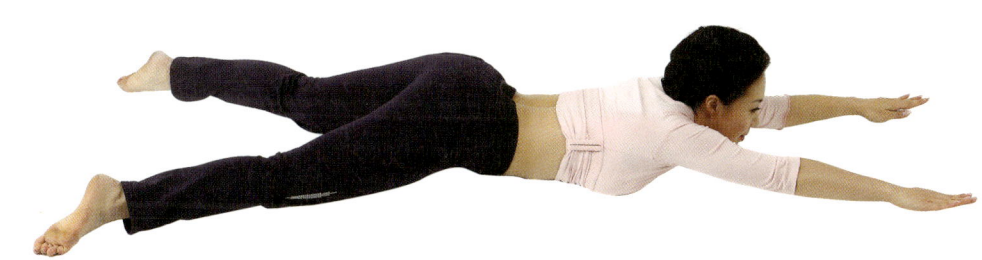

4 숨을 내쉬며
원래 자세로 돌아온다.

4p 연속 동작 ▶

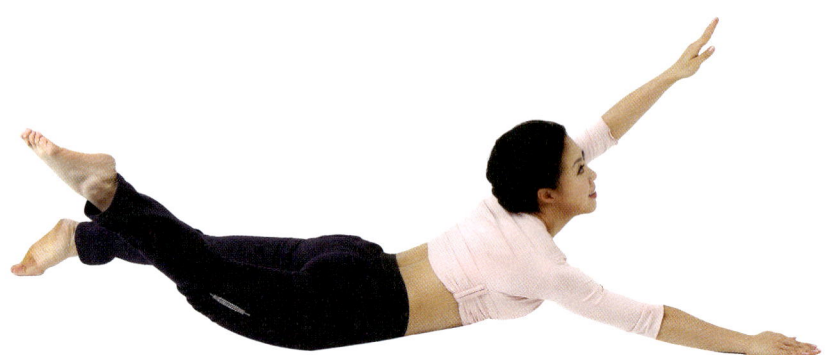

5 다시 숨을 들이마시며
왼팔과 오른쪽 다리를 들어 올린다.
이 상태에서 마음속으로 열을 센다.
좌우 번갈아 3회씩 반복한다.

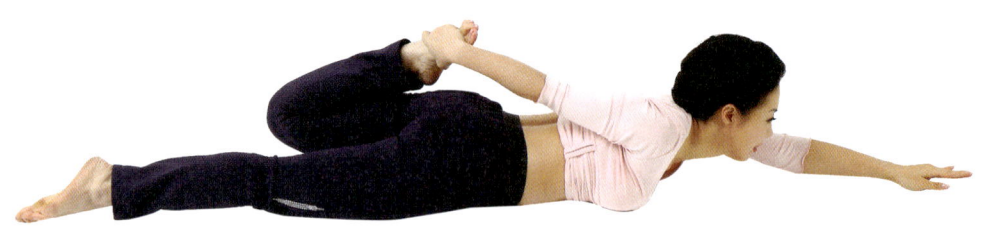

6 엎드린 채 왼쪽 무릎을 구부리고
오른손으로 왼쪽 발목을 잡는다.

동작 순서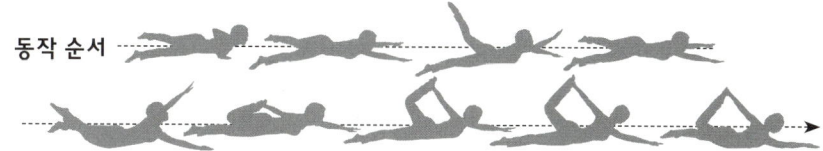

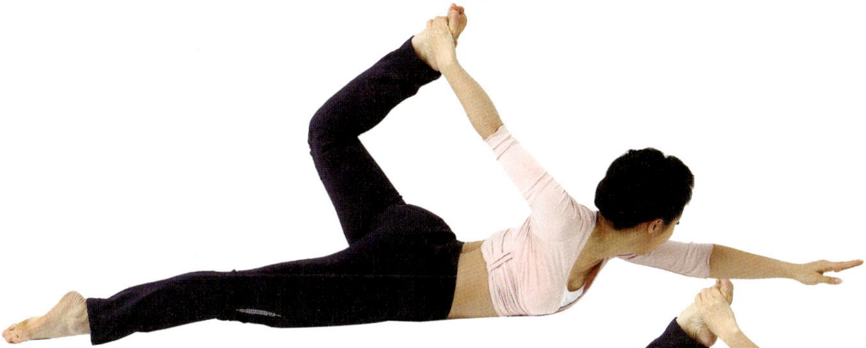

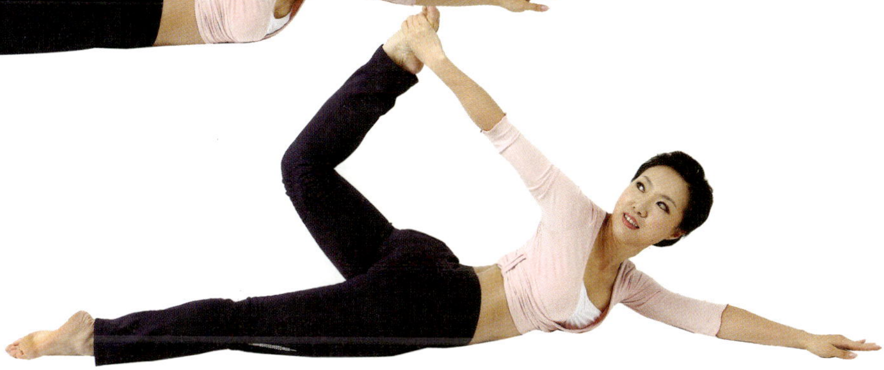

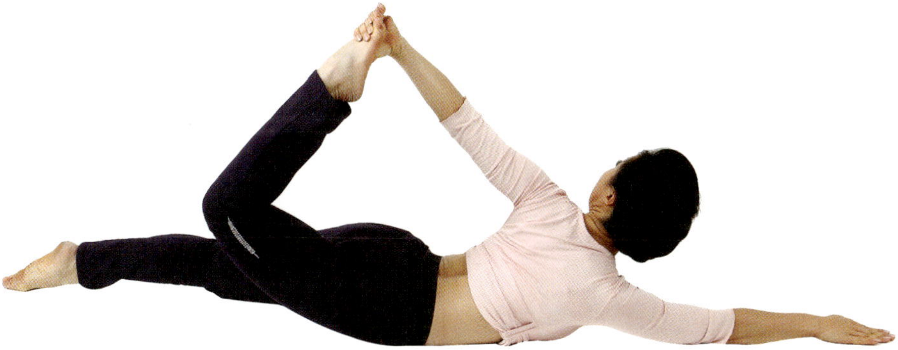

7 숨을 들이마시며 고개를 왼쪽으로 돌리면서
왼쪽 다리를 힘껏 들어 올리고,
숨을 내쉬며 고개를 오른쪽으로 돌려
왼발을 바라본다.
이 상태에서 마음속으로 다섯을 센다.
좌우 번갈아 5회씩 반복한다.

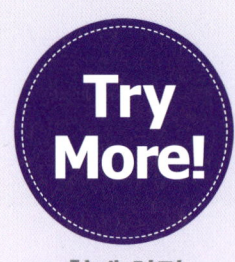

함께 하면 더 좋은 자세

고양이 자세에서 다리 쭉 뻗기

온몸이 스트레칭되면서 다리, 허벅지, 엉덩이 등 하체 라인이 매끄러워진다. 이 자세를 하는 동안 자연스럽게 호흡하고 자신이 되고 싶은 모습을 상상하면 머릿속까지 상쾌해진다.

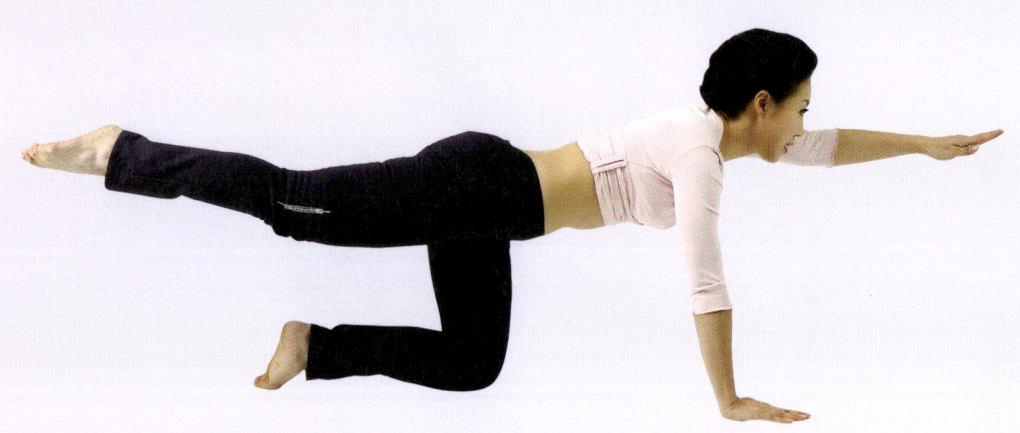

1 무릎을 꿇고 기는 자세를 한다.

2 오른쪽 다리를 바닥과 수평이 되도록 들어 올린다.

3 왼팔을 앞으로 쭉 뻗는다.
이때 고개를 들어 시선이 왼 손끝을 향한다.
10초간 정지한다.
좌우 번갈아 3회씩 반복한다.

동작 순서

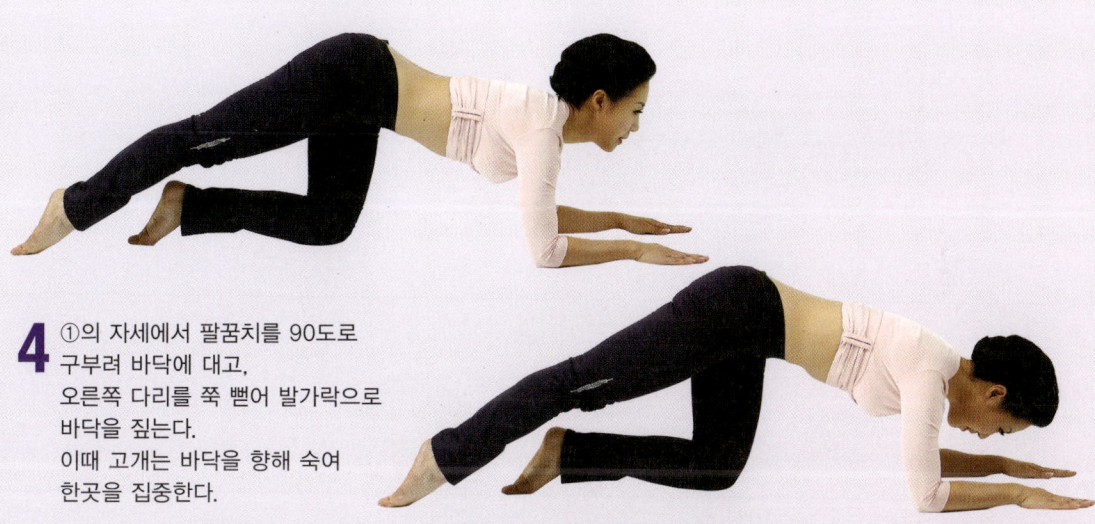

4 ①의 자세에서 팔꿈치를 90도로 구부려 바닥에 대고, 오른쪽 다리를 쭉 뻗어 발가락으로 바닥을 짚는다. 이때 고개는 바닥을 향해 숙여 한곳을 집중한다.

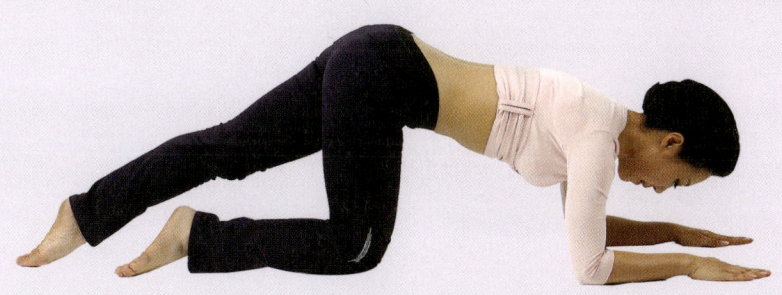

5 다시 왼쪽 다리를 뒤로 쭉 뻗고, 고개는 바닥을 향해 숙여 한곳을 집중한다. 이 상태에서 마음속으로 다섯을 센다. 3회 반복한다.

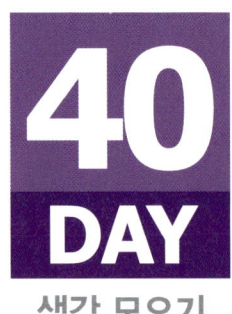

개구리 자세

생각 모으기

몸을 개구리 모양으로 만드는 자세로 골반을 이완시키고 목과 어깨 피로를 풀어준다. 잠시 숨을 고르는 시간이라 생각하고 편안하게 호흡을 가다듬으면 마음에 여유가 생길 것이다.

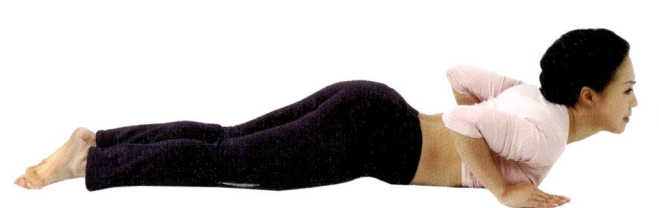

1 바닥에 편안하게 엎드린다.

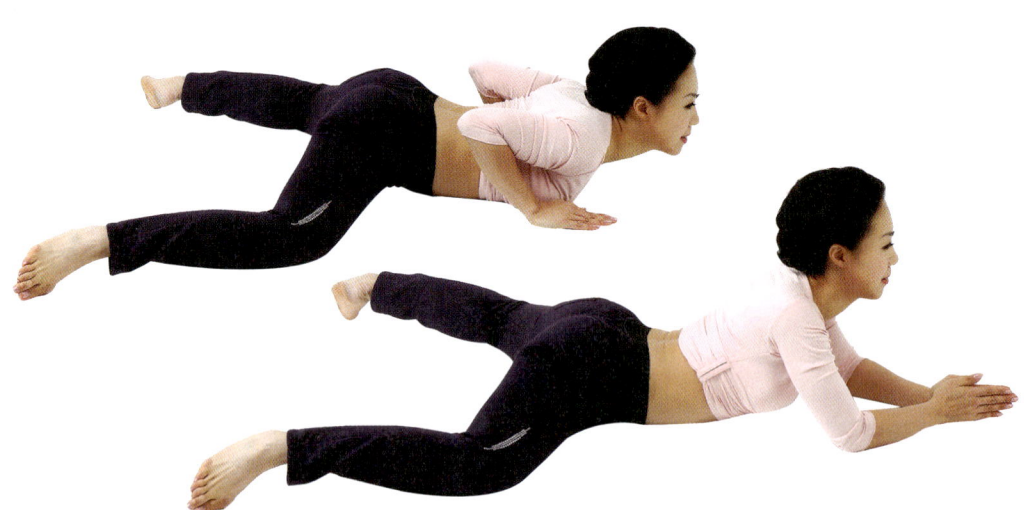

2 양 무릎이 직각이 되도록 벌리고 팔꿈치를 바닥에 댄 채 손을 합장한다.

동작 순서

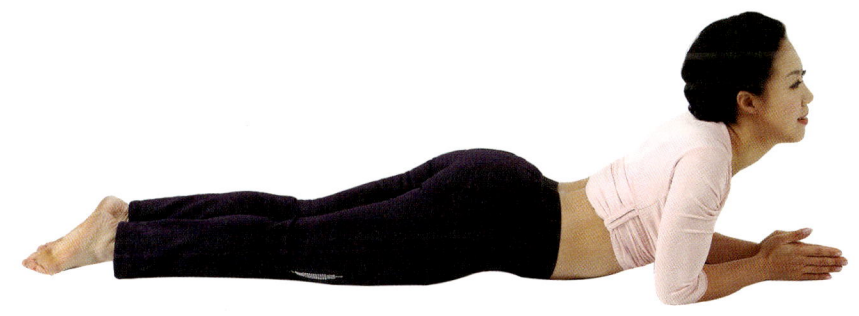

3 숨을 들이마시며 고개를 들어 천장을 바라본다. 이 상태에서 마음속으로 열을 센다.

4 숨을 내쉬며 제자리로 돌아온다.
3회 반복한다.

> **tip 이렇게 하면 쉬워요**
> 초보자나 유연성이 부족한 사람은 양 무릎이 직각이 되지 않는다. 골반이 바닥에 닿지 않으면 양발을 살짝 들어 올리고 하면 쉽다.
>
>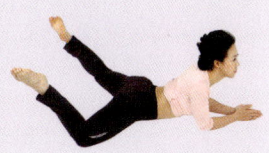

21-60 DAYS

41 DAY

생각 모으기

고양이 자세에서 다리 들기

오랜 시간 의자에 앉아 있는 학생이나 직장인에게 효과적인 동작. 누적된 피로를 풀어주고 옆구리를 자극하여 허리의 군살 제거에도 도움이 된다. 또한 목, 허리, 하체 피로를 풀어주며 탄력 있는 하체 라인을 만들어준다.

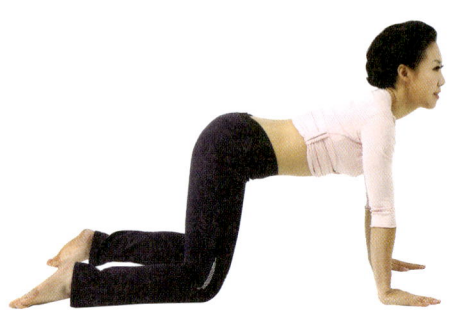

1 무릎을 꿇고 기는 자세를 한다. 양팔을 어깨너비로 벌리고 양 무릎은 골반 너비로 벌린다.

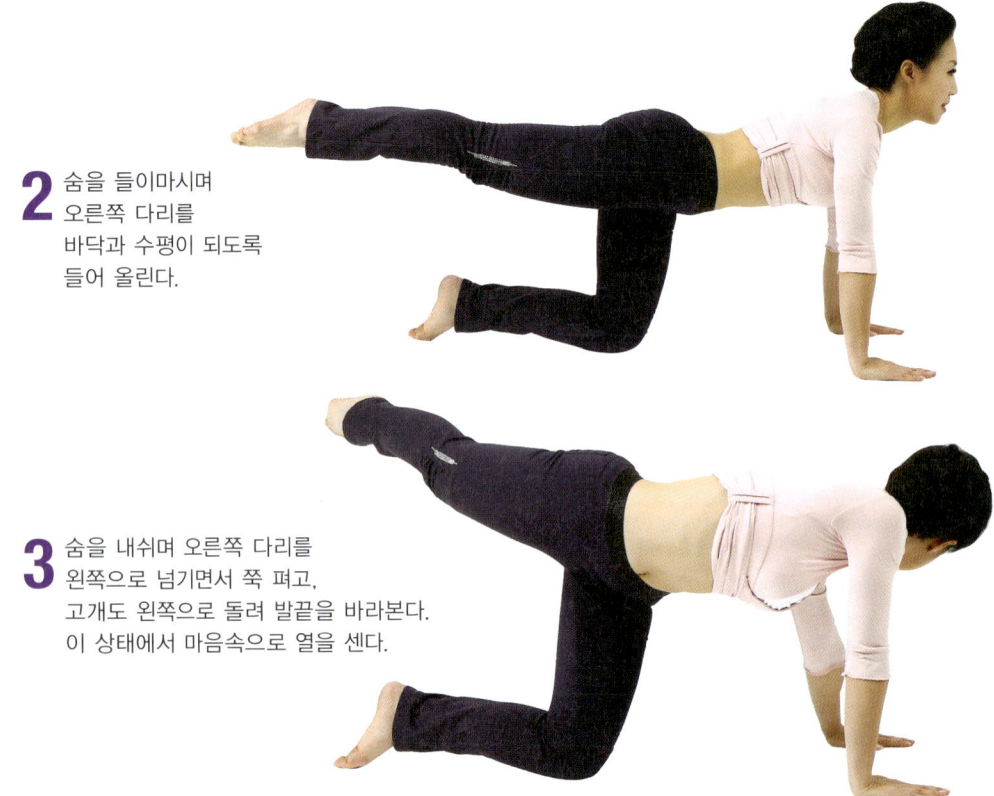

2 숨을 들이마시며 오른쪽 다리를 바닥과 수평이 되도록 들어 올린다.

3 숨을 내쉬며 오른쪽 다리를 왼쪽으로 넘기면서 쭉 펴고, 고개도 왼쪽으로 돌려 발끝을 바라본다. 이 상태에서 마음속으로 열을 센다.

동작 순서

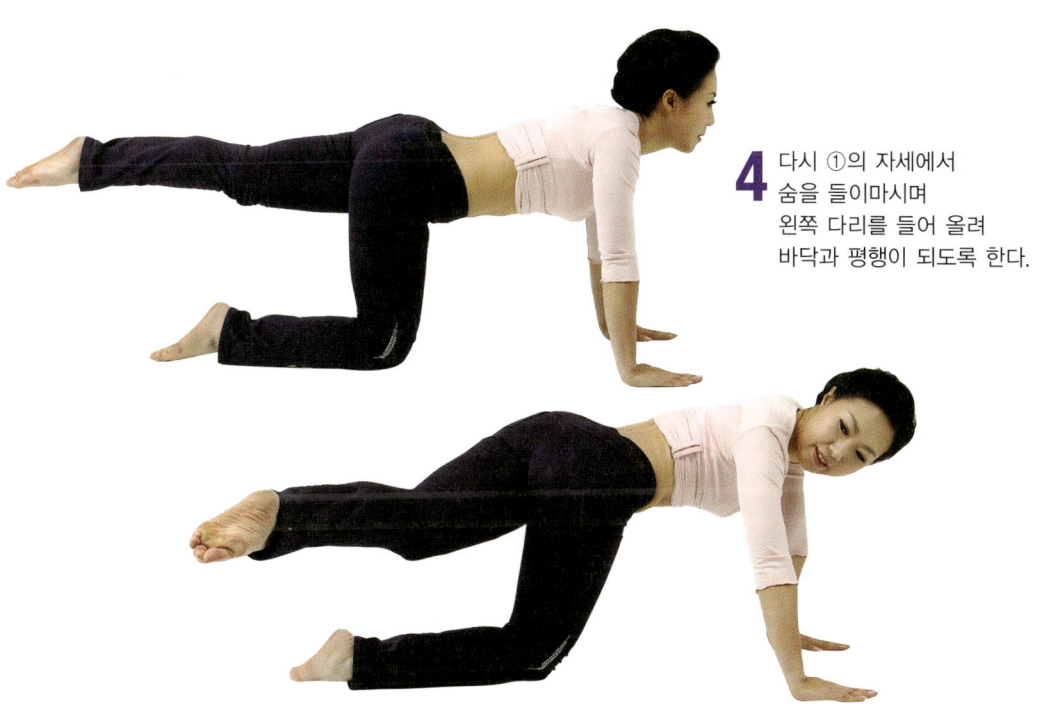

4 다시 ①의 자세에서 숨을 들이마시며 왼쪽 다리를 들어 올려 바닥과 평행이 되도록 한다.

5 숨을 내쉬며 왼쪽 다리를 오른쪽으로 보내고 고개도 오른쪽으로 돌려 왼쪽 발끝을 바라본다. 이 상태에서 마음 속으로 열을 센다. ②~⑤를 3회 반복한다.

tip 이렇게 하면 안 돼요
뒤로 들어 올린 다리를 쭉 펴서 좌우로 이동할 때 무릎이 심하게 굽히지 않도록 주의한다.

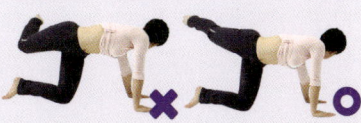

42 DAY

생각 모으기

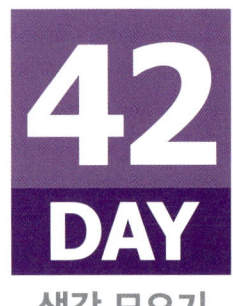

고양이 자세에서 온몸 스트레칭하기

전신의 피로를 풀어주는 가장 좋은 자세. 전굴된 척추를 바로 세우고 오십견을 예방하는 데 효과적이다. 다리 뒤쪽 근육이 땅겨 허벅지가 탄탄해지는 것은 물론 엉덩이가 처지는 것도 막아준다.

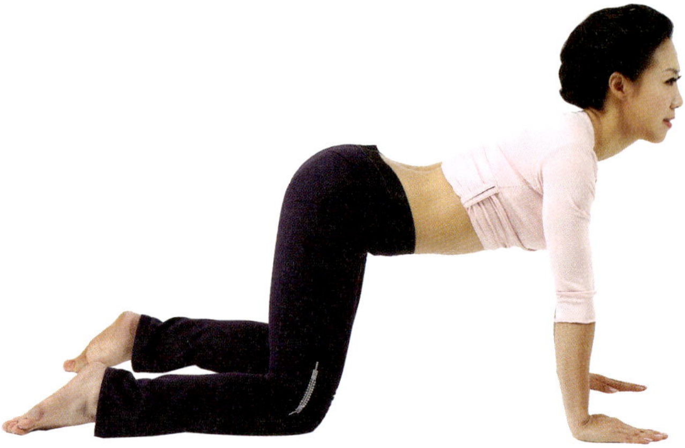

1 무릎을 꿇고 기는 자세를 한다.

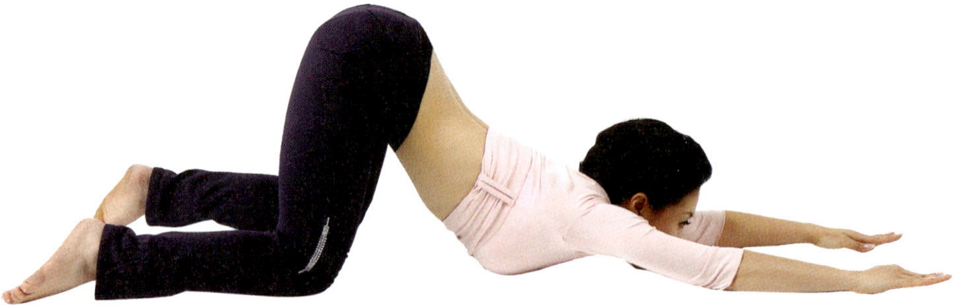

2 양 무릎을 모은 뒤 숨을 내쉬며 양팔을 쭉 뻗어 가슴과 어깨가 바닥에 닿도록 한다.

동작 순서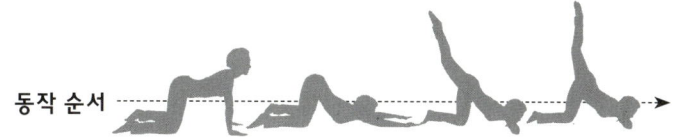

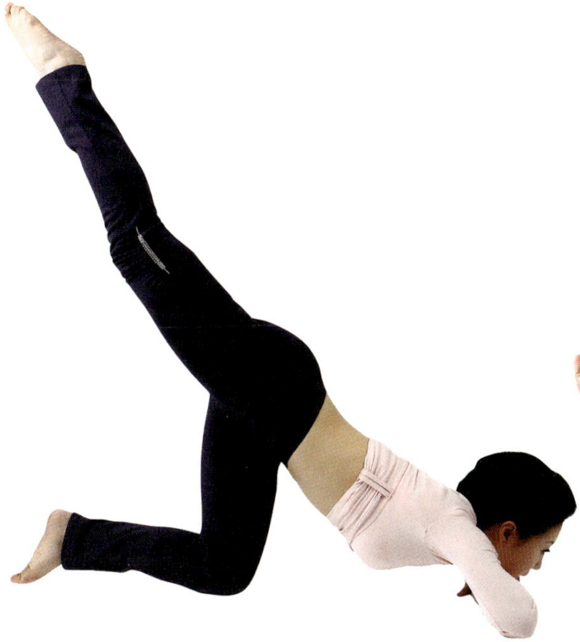

3 양손을 포개어 턱 밑에 두고 숨을 들이마시며 오른쪽 다리를 높이 들어 올린다.
이 상태에서 마음속으로 열을 센다.

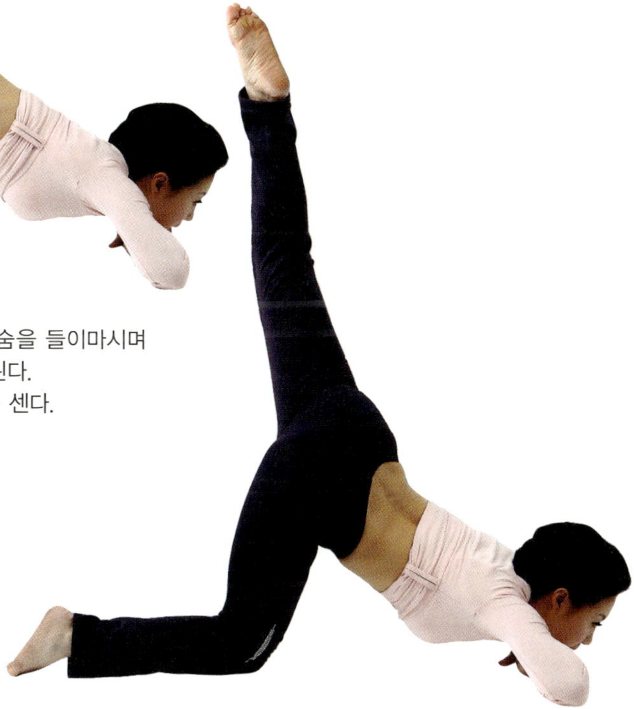

4 숨을 내쉬며 다리를 내린다.
좌우 번갈아 5회씩 반복한다.

> **tip** 이렇게 하면 좋아요
> 양팔을 앞으로 쭉 뻗은 상태에서 어깨에 힘을 주며 누군가 내 어깨를 누르는 듯한 느낌으로 한다. 어깨가 피로할 경우 더 많이 반복한다.

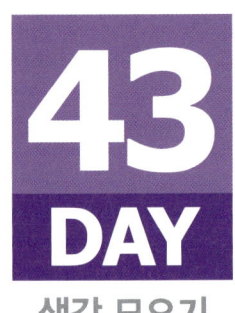

엎드려서 고개 뒤로 젖히기

가슴을 확장시키면서 양팔과 양 팔꿈치의 불균형을 해소하고 굽은 등을 바로 펴준다. 특히 오른쪽으로 꾸준히 하면 컴퓨터 마우스의 과다 사용으로 인해 오른쪽 어깨가 앞으로 쏠리는 것을 막을 수 있다.

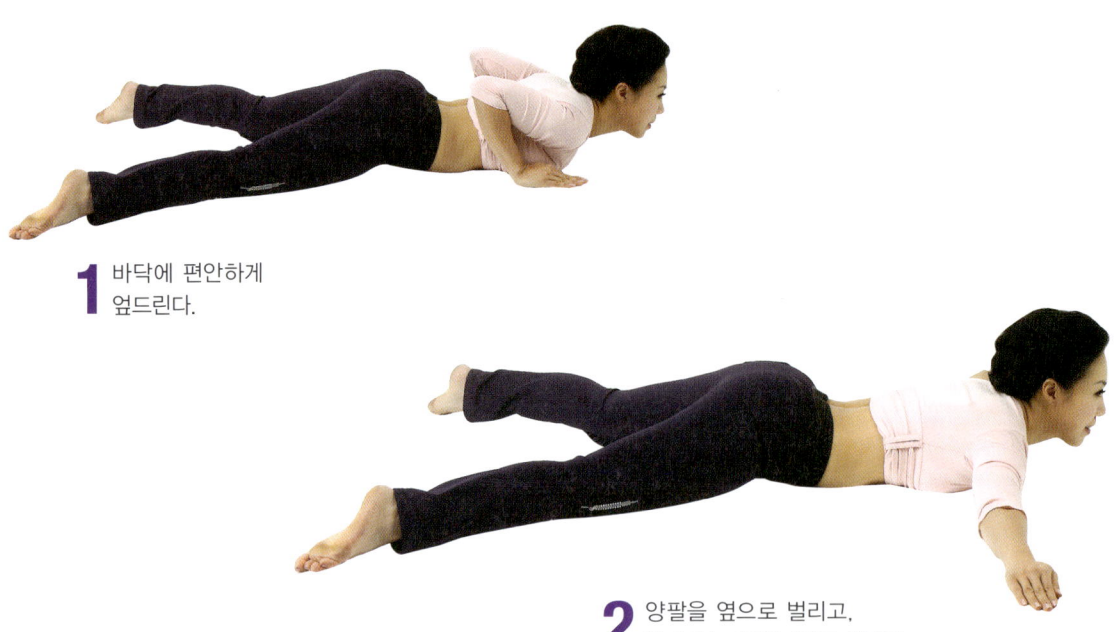

1 바닥에 편안하게 엎드린다.

2 양팔을 옆으로 벌리고, 양다리는 어깨너비로 벌린다.

동작 순서

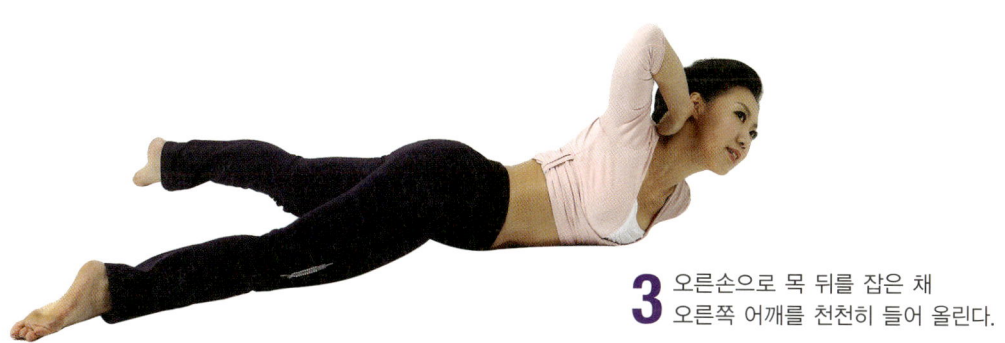

3 오른손으로 목 뒤를 잡은 채 오른쪽 어깨를 천천히 들어 올린다.

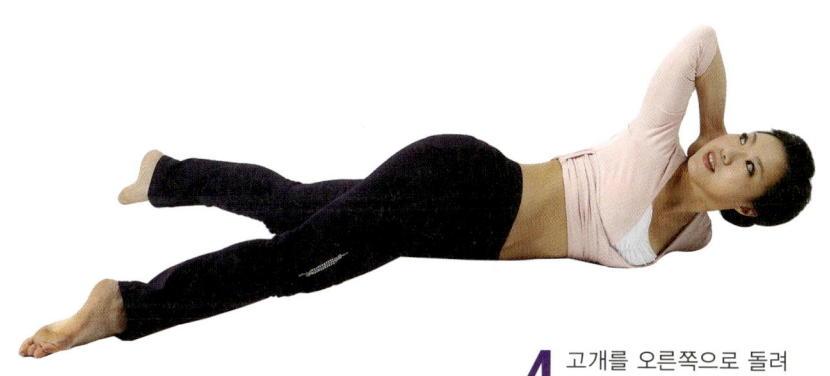

4 고개를 오른쪽으로 돌려 대각선 위를 바라본다.
이 상태에서 마음속으로 열을 센다.
좌우 번갈아 3회씩 반복한다.

44 DAY

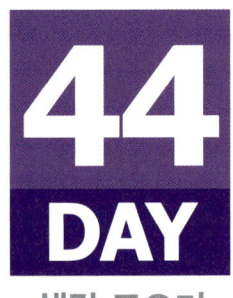

엎드린 악어 자세 응용

허리와 복부를 비틀면서 개운한 느낌을 주고 아랫배 군살을 없애주며 유연성을 증대시킨다. 허리와 척추 교정에도 도움이 된다.

생각 모으기

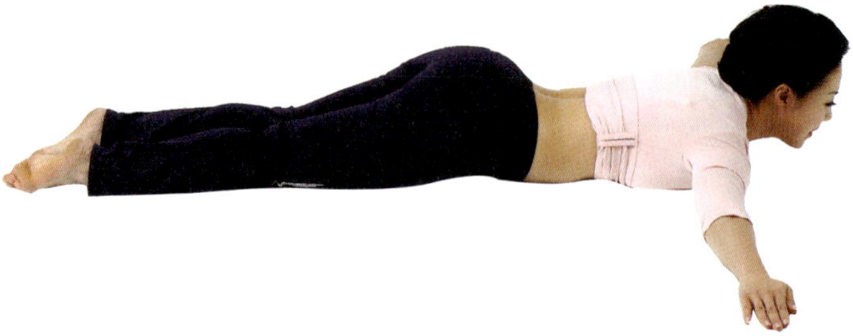

1 바닥에 편안하게 엎드려 양팔을 옆으로 벌린다.

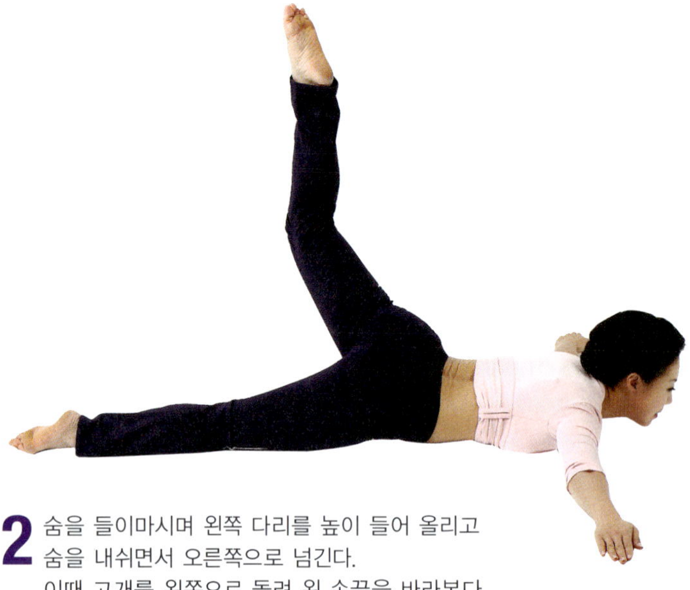

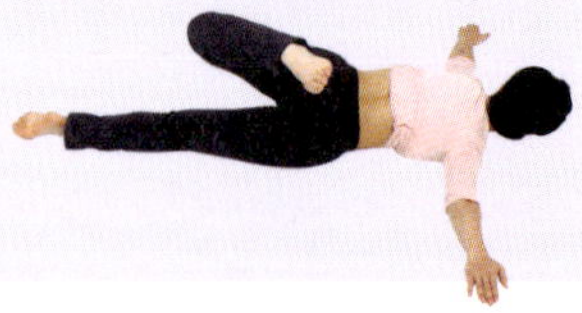

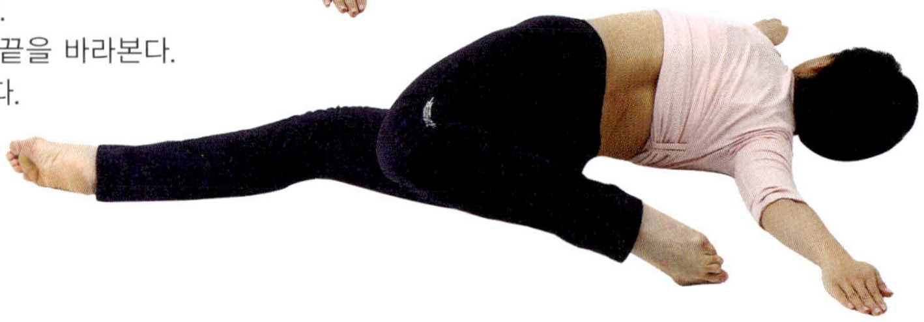

tip 이렇게 하면 쉬워요

초보자는 다리를 반대 방향으로 넘겼을 때 바닥에 닿지 않아도 된다. 다만 넘기는 방향으로 미는 느낌이 들도록 노력한다.

2 숨을 들이마시며 왼쪽 다리를 높이 들어 올리고 숨을 내쉬면서 오른쪽으로 넘긴다.
이때 고개를 왼쪽으로 돌려 왼 손끝을 바라본다.
이 상태에서 마음속으로 열을 센다.

동작 순서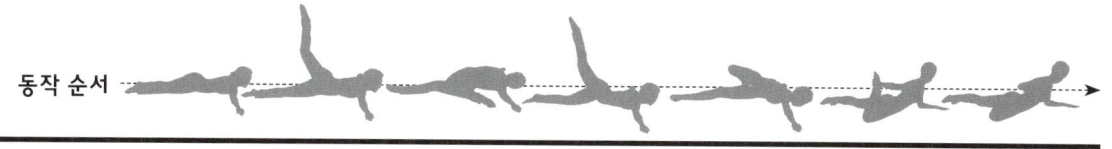

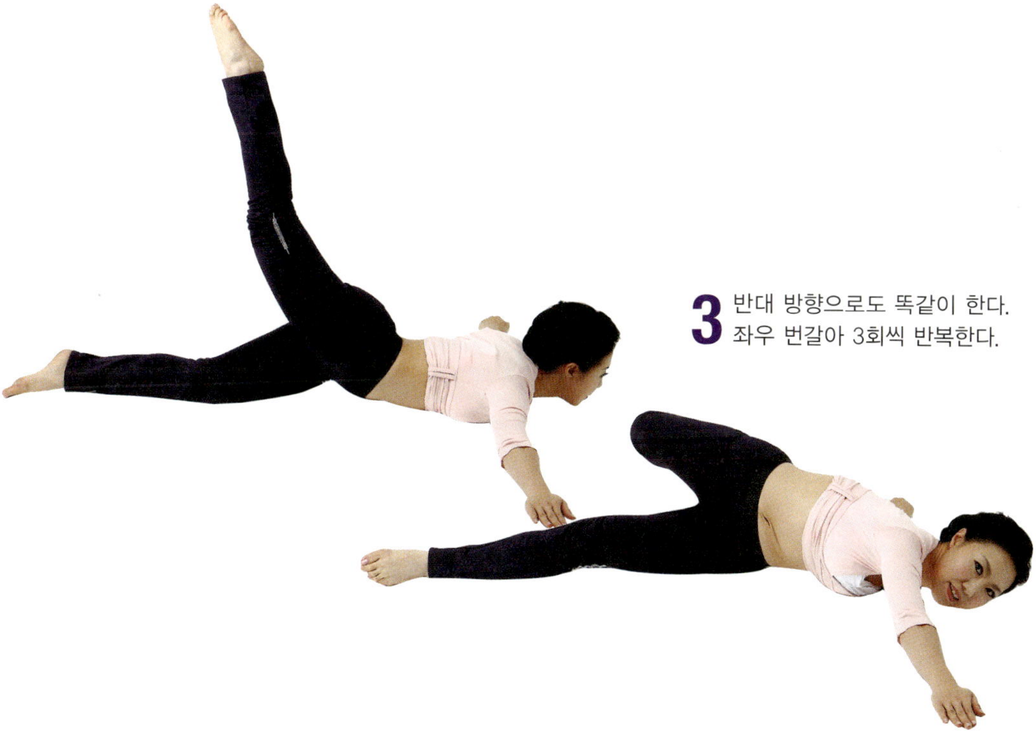

3 반대 방향으로도 똑같이 한다.
좌우 번갈아 3회씩 반복한다.

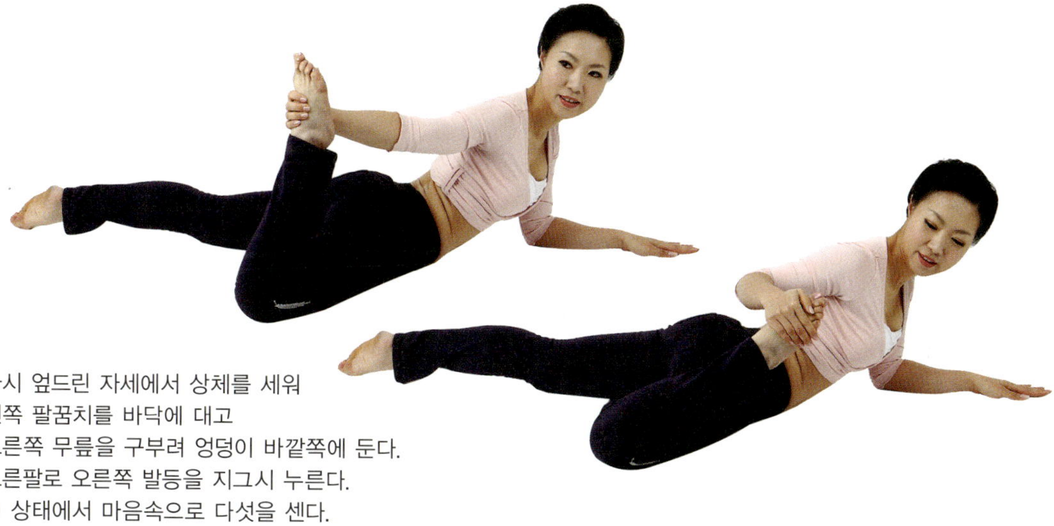

21-60 DAYS

4 다시 엎드린 자세에서 상체를 세워
왼쪽 팔꿈치를 바닥에 대고
오른쪽 무릎을 구부려 엉덩이 바깥쪽에 둔다.
오른팔로 오른쪽 발등을 지그시 누른다.
이 상태에서 마음속으로 다섯을 센다.
좌우 번갈아 5회씩 반복한다.

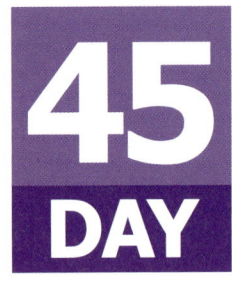

DAY
생각 모으기

누워서 나비 자세 후 상체 일으키기

몸이 좌우 비대칭이면 쉽게 피로를 느낄 뿐 아니라 고관절이 경직된다. 누워서 양발을 붙이고 양 무릎의 높이를 비교했을 때 좌우 높이가 다른 사람에게 이 자세가 더욱 효과적이다. 꾸준히 반복하면 좌우 균형을 되찾는 동시에 고관절이 부드러워지고 골반이 튼튼해진다.

동작 순서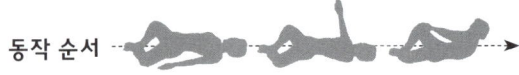

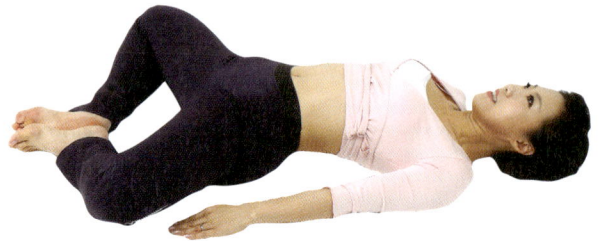

1 편안하게 눕는다.

2 양 무릎을 구부려 발바닥을 서로 맞대서 나비 모양을 만든다.

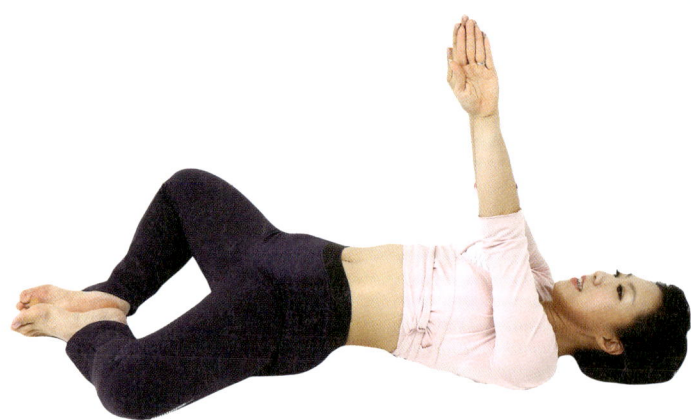

3 양팔을 위로 올려 손등이 서로 맞닿게 하고 숨을 들이마시면서 상체를 일으킨다. 이 자세에서 마음속으로 다섯을 센다.

4 숨을 내쉬며 천천히 상체를 아래로 내린다. 10회 반복한다.

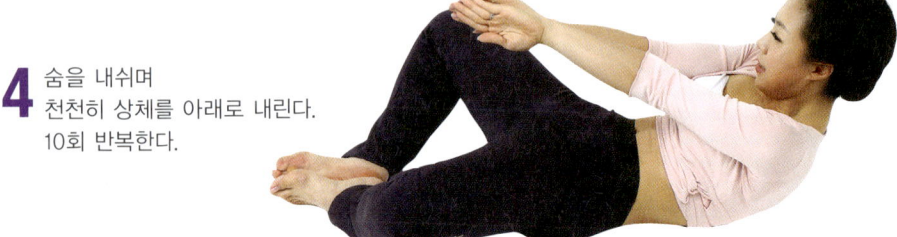

나비 자세에서 상체 젖히기

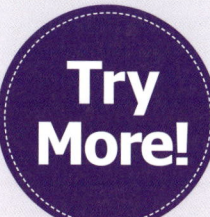

Try More!
함께 하면 더 좋은 자세

동작 순서

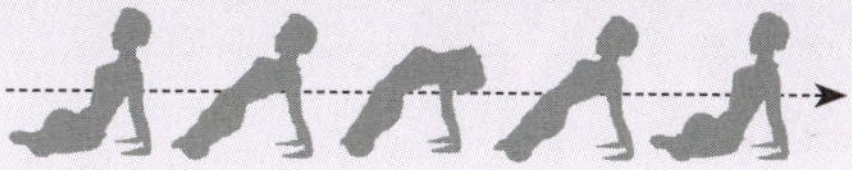

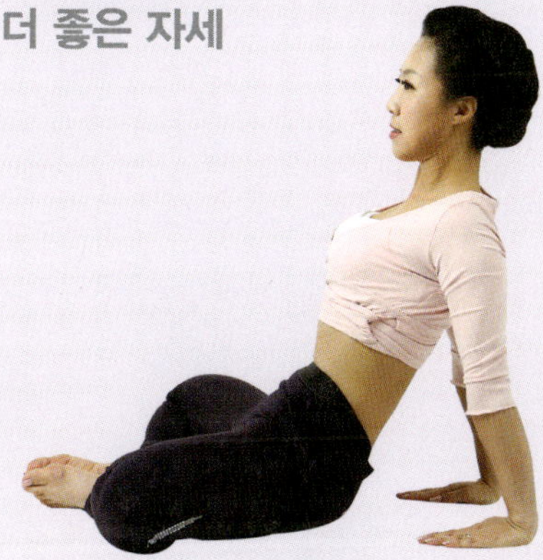

1. 편안하게 앉는다.
2. 양발을 붙이고 양손은 엉덩이 뒤에 둔다. 이때 손끝이 앞을 향하게 한다. 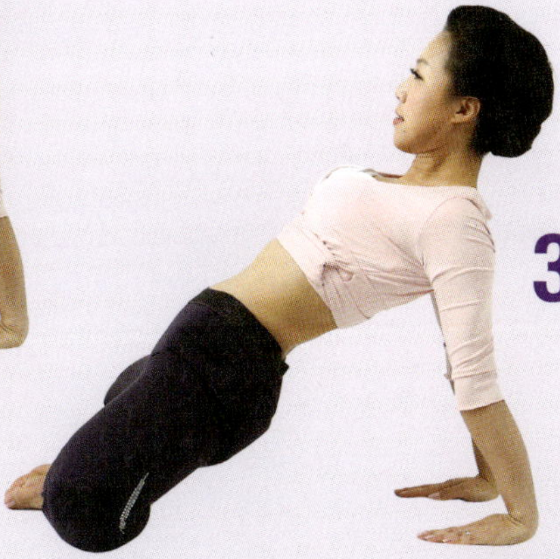
3. 숨을 들이마시며 엉덩이를 들어 올린다.
4. 상체를 뒤로 젖히고 목에 힘을 뺀 상태로 늘어뜨린다. 이 상태에서 마음속으로 다섯을 센다. 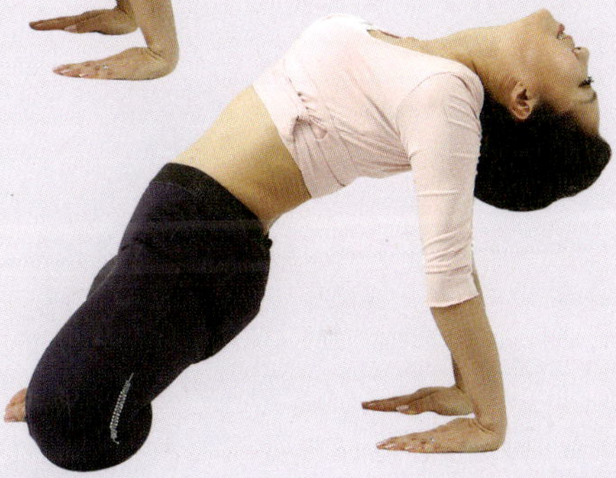
5. 숨을 내쉬며 엉덩이를 내리고 고개는 정면을 향한다.

tip 이렇게 하면 안 돼요
엉덩이를 너무 높이 들어 올리지 말고 자극을 받는다는 느낌이 들 정도로만 들어 올린다.

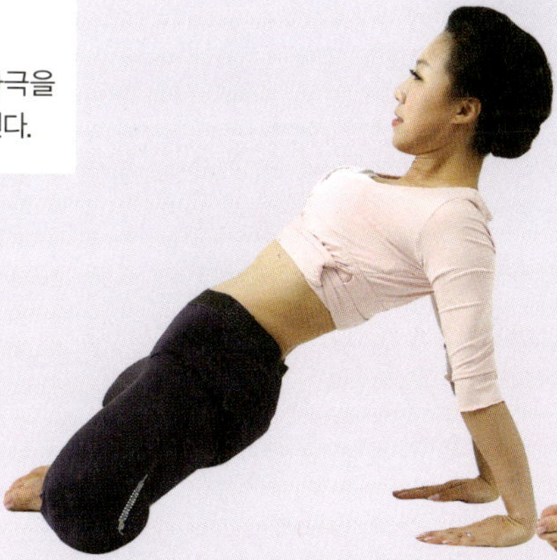

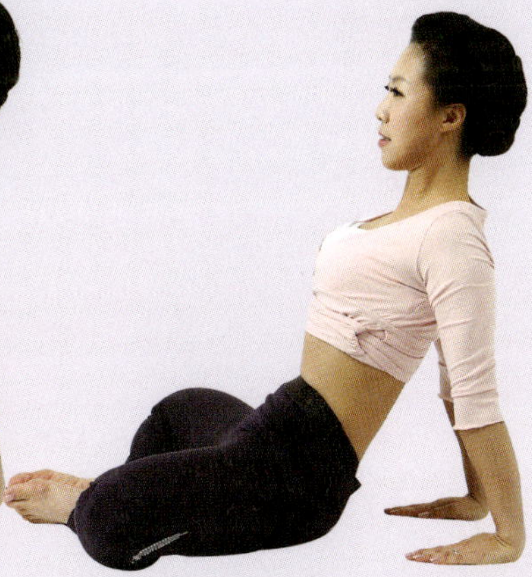

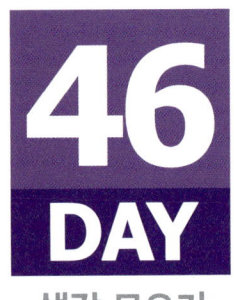

당긴 활 자세

앉은 자세에서 활을 쏘는 듯한 자세를 하면 고관절의 유연성이 높아지고 대퇴직근이 튼튼해진다. 특히 오래 서서 일하거나 많이 걸었을 때 더욱 효과적이다. 하체의 피로를 해소하고 골반의 경직을 풀어준다.

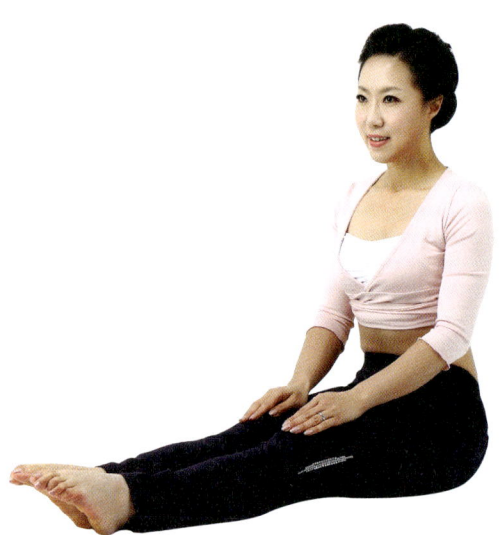

1 편안하게 앉아 양다리를 앞으로 쭉 뻗는다.

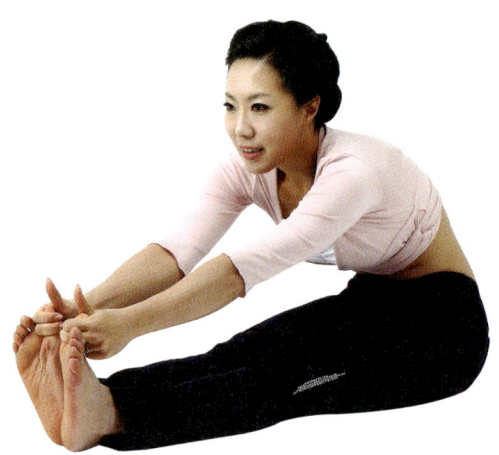

2 오른손으로 오른쪽 엄지발가락을 왼손으로 왼쪽 엄지발가락을 잡는다.

동작 순서

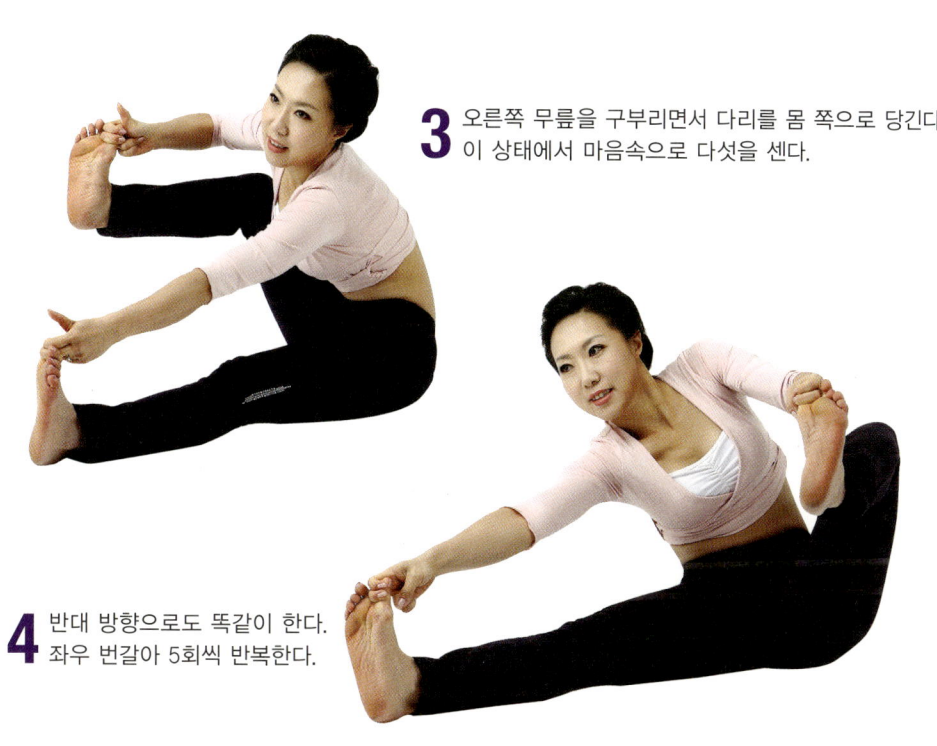

3 오른쪽 무릎을 구부리면서 다리를 몸 쪽으로 당긴다. 이 상태에서 마음속으로 다섯을 센다.

4 반대 방향으로도 똑같이 한다. 좌우 번갈아 5회씩 반복한다.

> **tip** 초보자라면 이렇게 하세요
>
> 1 ③~④가 힘들면 한쪽 다리를 쭉 펴고 깍지 낀 손으로 다른 쪽 발을 잡아 몸 쪽으로 당긴다.
>
> 2 전체 동작이 힘들면 편안하게 앉은 상태에서 두 다리를 구부려서 해도 된다.

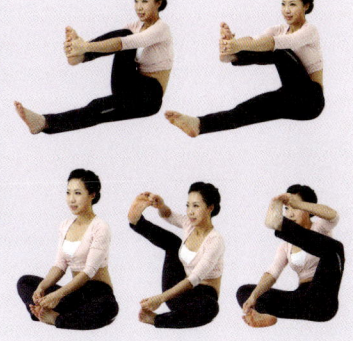

47
DAY
생각 모으기

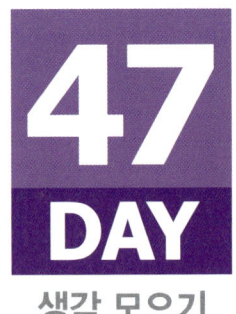

앉아서 상체 비틀기

상체를 강하게 비틀수록 허리의 피로가 확 풀리며 시원한 느낌이 든다.
꾸준히 하면 유연성이 증대되고 옆구리 군살이 없어진다.

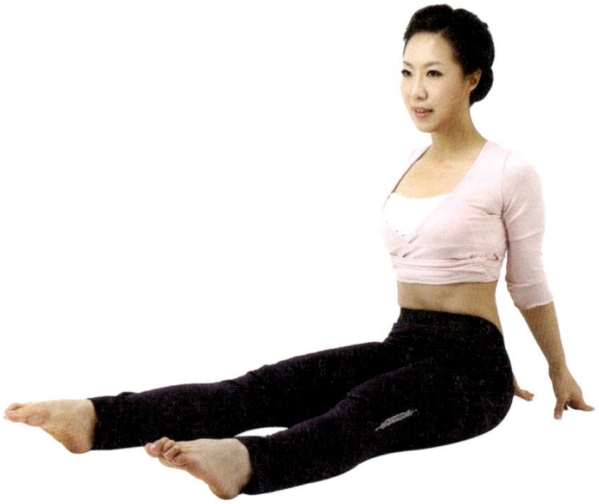

1 두 다리를 어깨너비만큼 벌려 쭉 펴고 앉는다.

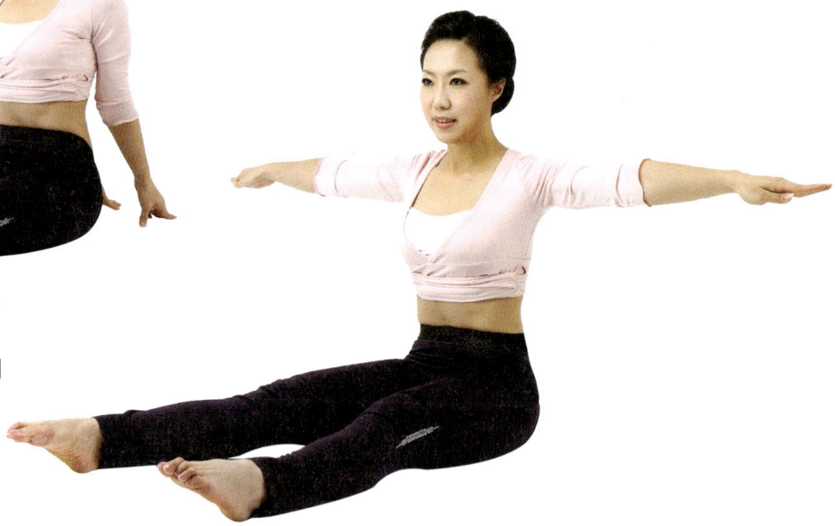

2 숨을 들이마시며 상체를 곧게 세우고 양팔은 옆으로 벌린다.

동작 순서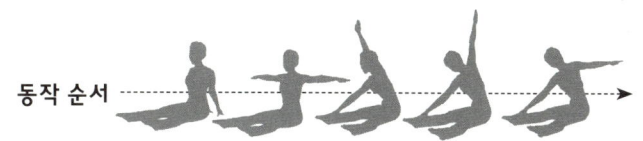

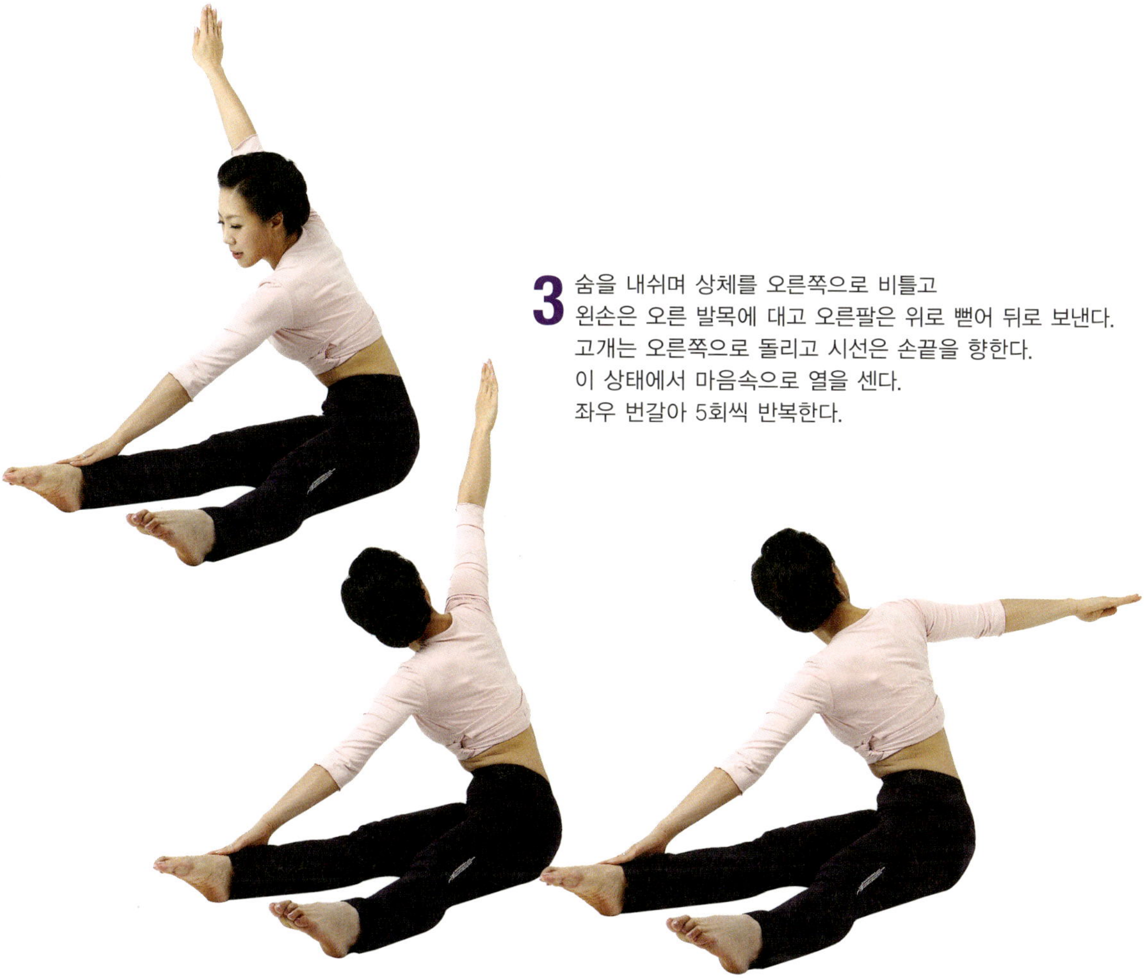

3 숨을 내쉬며 상체를 오른쪽으로 비틀고
왼손은 오른 발목에 대고 오른팔은 위로 뻗어 뒤로 보낸다.
고개는 오른쪽으로 돌리고 시선은 손끝을 향한다.
이 상태에서 마음속으로 열을 센다.
좌우 번갈아 5회씩 반복한다.

tip 이렇게 하면 좋아요

1 ③에서 엉덩이가 모두 바닥에 붙어 있어야 효과가 좋다.
2 ③에서 왼손으로 오른 발목을 왼쪽으로 밀면서 상체를 오른쪽으로 비틀면 강한 자극을 받아 더 시원한 느낌을 받는다.

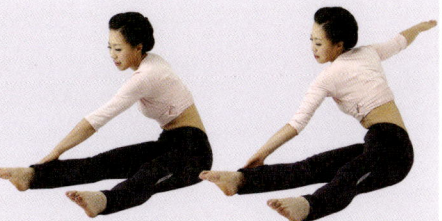

21-60 DAYS

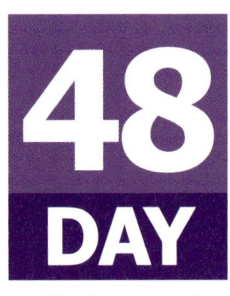

반달 자세

몸의 피로를 풀어주고 유연하게 만드는 동시에 대장과 소장의 기능을 활성화시켜 소화불량과 변비에 도움을 준다. 옆구리 군살을 없애는 데도 효과적.
몸의 좌우 불균형을 살펴보고 불편하거나 잘 안 되는 쪽을 더 많이 반복한다.

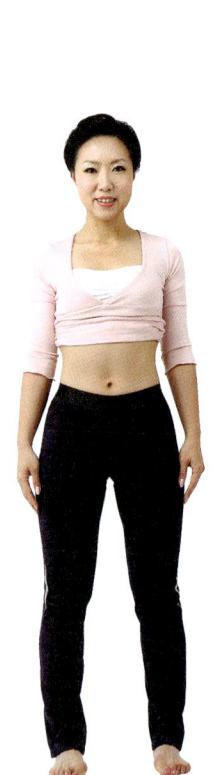

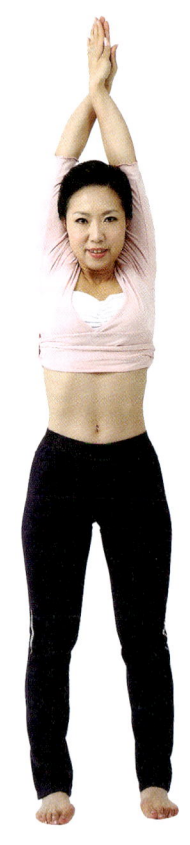

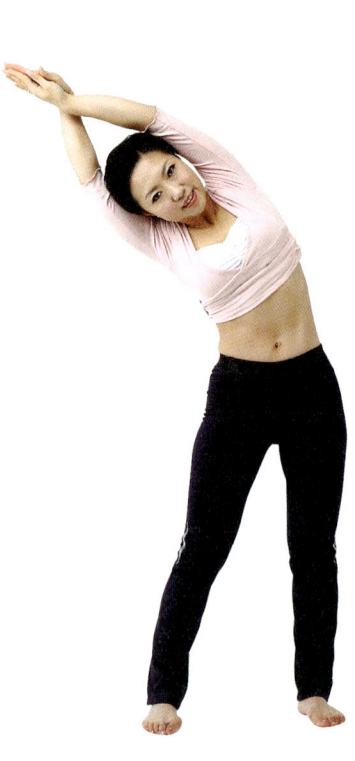

1 똑바로 선다.

2 숨을 들이마시며 양팔을 높이 들어 올려 교차시켜 손바닥을 마주 댄다.

3 숨을 내쉬며 상체를 오른쪽으로 기울인다. 이 자세에서 마음속으로 다섯을 센다.

동작 순서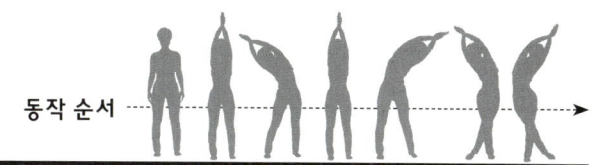

> **tip 이렇게 해야 좋아요**
> 양손을 교차시킬 때 오른팔을 뒤로 보낸 뒤 손바닥을 마주 댄다. 이 상태에서 오른 손바닥으로 왼 손바닥을 누르는 느낌으로 상체를 오른쪽으로 기울인다.

21-60 DAYS

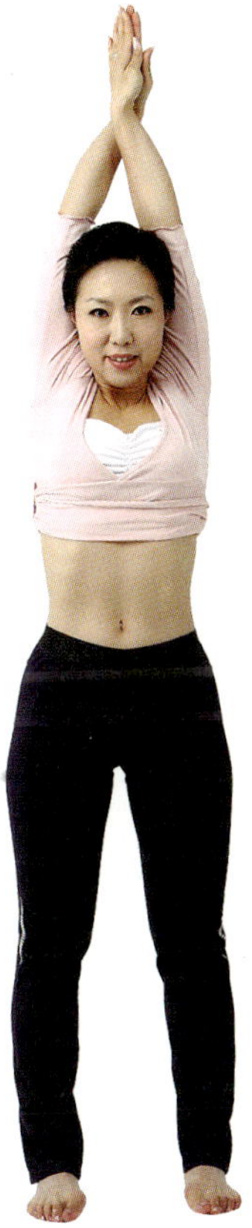

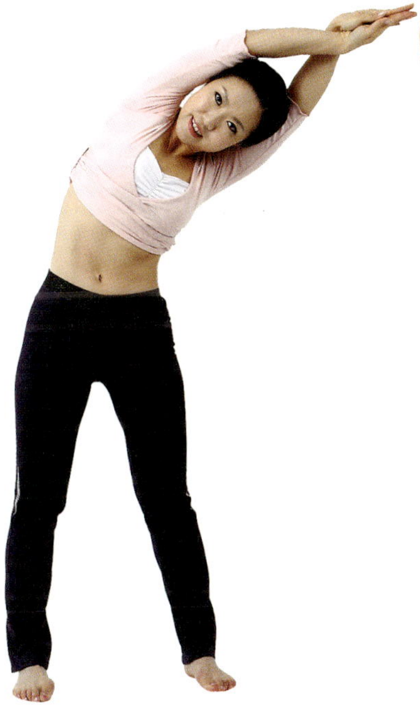

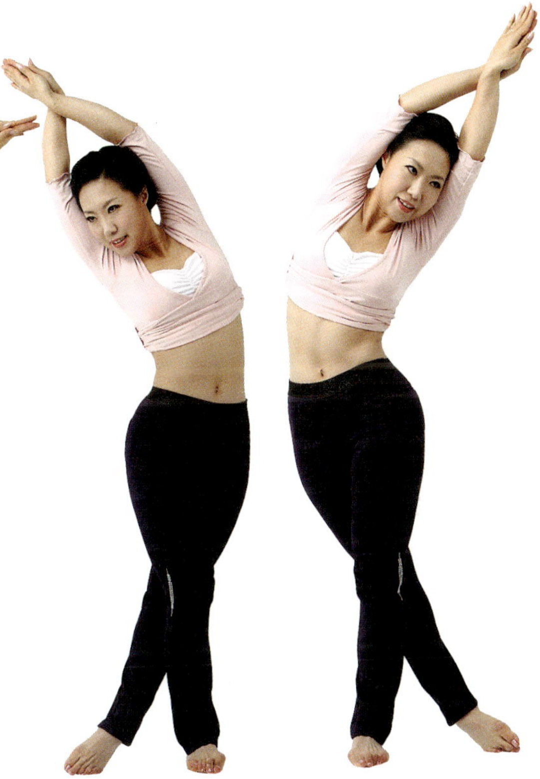

4 숨을 들이마시며 제자리로 돌아온다.

5 다시 숨을 내쉬며 상체를 왼쪽으로 기울인다. 이 자세에서 마음속으로 다섯을 센다. 좌우 번갈아 5회씩 반복한다.

6 숨을 들이마신 상태에서 양발과 양팔 모두 교차시켜 숨을 내쉬며 상체를 오른쪽으로 기울인다. 이 자세에서 마음속으로 다섯을 센다. 좌우 번갈아 5회씩 반복한다.

양팔 동시에 들어 올리기와 팔로 원 그리기

균형 감각을 높이는 자세. 리드미컬하게 팔을 움직임으로써 어깨의 운동 범위를 넓히고 경직된 근육을 부드럽게 해준다. 또한 오십견을 예방하고 신체의 좌우 균형을 잡아준다.

생각 모으기

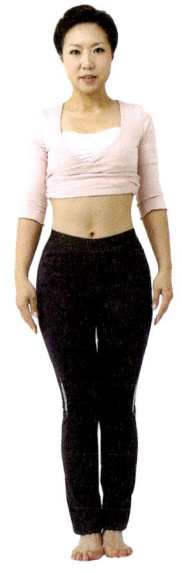

1 똑바로 선다.

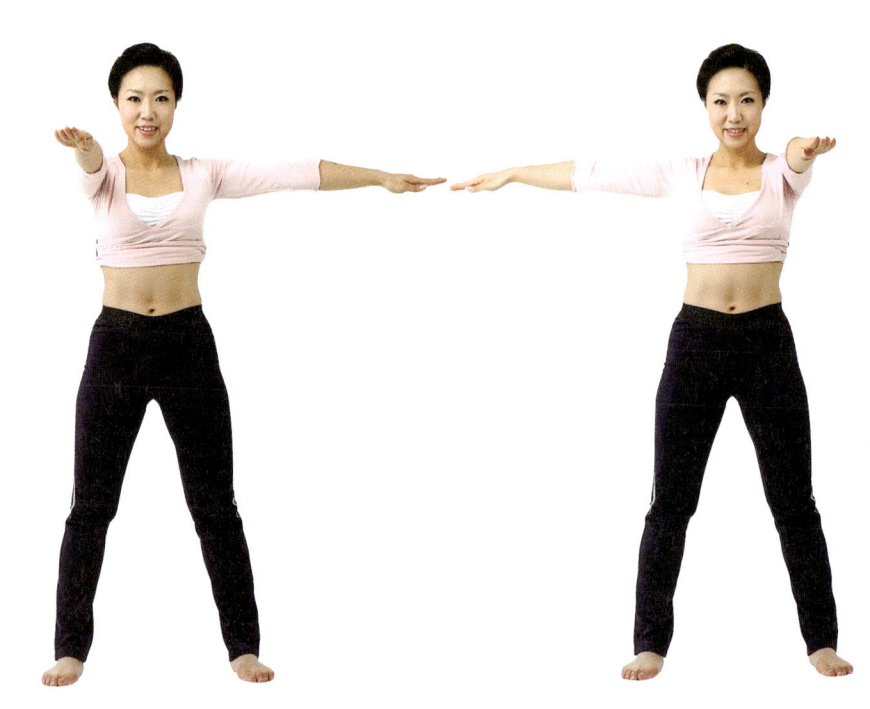

2 양발을 어깨너비로 벌린 채 왼팔은 옆으로, 오른팔은 앞으로 들어 올린다.

3 차려 자세로 양팔을 내리는 동시에 왼팔은 앞으로, 오른팔은 옆으로 들어 올린다.

동작 순서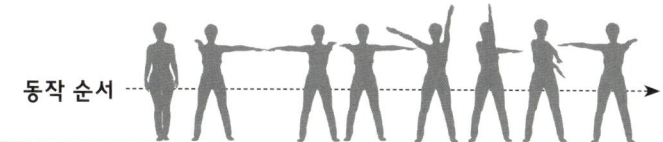

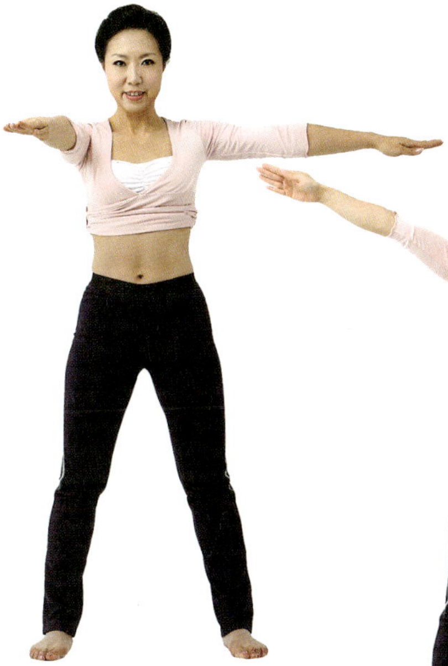

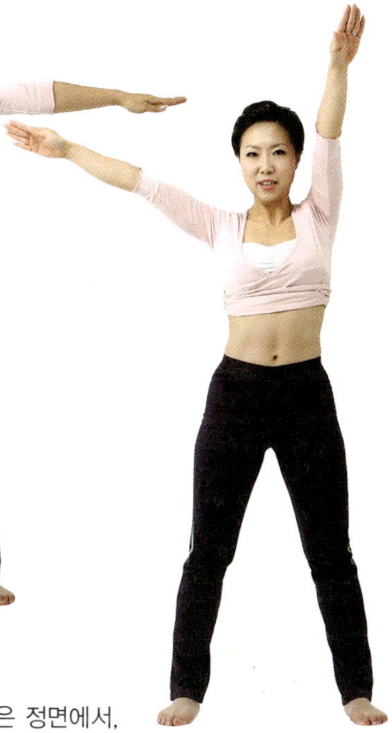

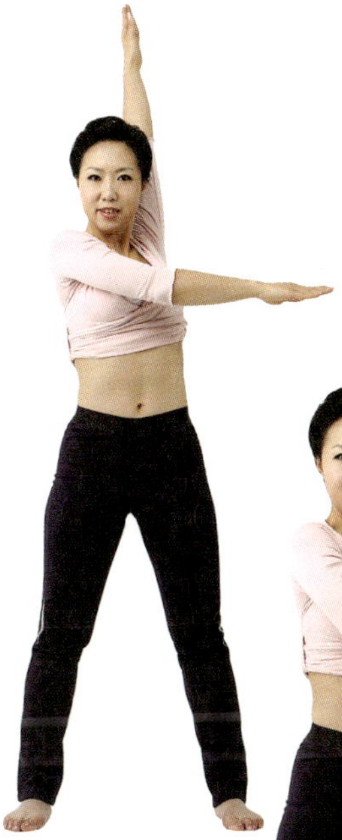

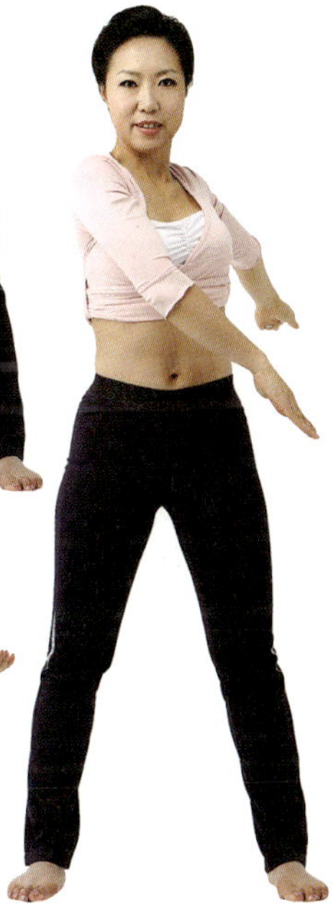

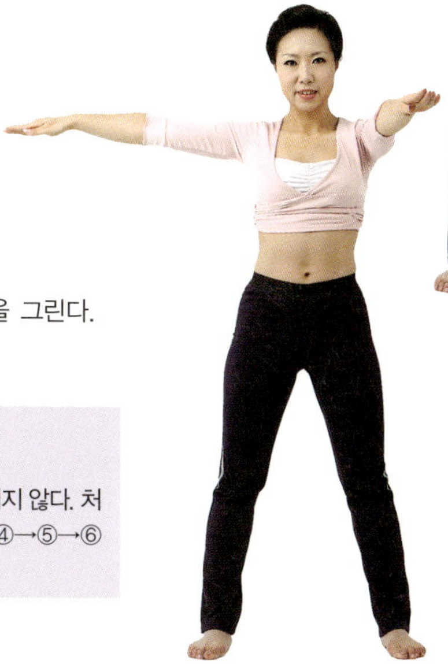

4 다시 차려 자세를 하며
양팔을 내리는 동시에 왼팔은 정면에서,
오른팔은 측면에서 크게 원을 그린다.
처음 팔의 위치대로 왼팔은 옆을,
오른팔은 앞을 향하게 한다.
(①~④를 한 세트로 원 그리기를 마치면
⑤부터 새로운 원 그리기를 한다.)

5 양팔을 내리며 왼팔은 앞으로,
오른팔은 옆으로 들어 올린다.

6 양팔을 내리는 동시에 왼팔은 옆으로,
오른팔은 앞으로 들어 올린 뒤
왼팔은 측면에서, 오른팔은 정면에서 크게 원을 그린다.
좌우 번갈아 10회 반복한다.

> **tip 너무 어려워요**
> 양팔로 각각 정면과 측면에서 동시에 원을 그리는 것이 쉽지 않다. 처음에는 원 그리기 동작을 충분히 연습한 다음 ②→③→④→⑤→⑥의 동작이 자연스럽게 연결되도록 한다.

50 DAY
생각 모으기

전사 자세 응용

팔다리를 튼튼하게 해주는 동작으로 전신 스트레칭을 통해 하체의 경직이 해소된다.
직장이나 학교에서 스트레스로 머리가 아플 때 잠시 짬을 내어 이 자세를 하면
피로가 풀리면서 다시 정신이 맑아질 것이다.

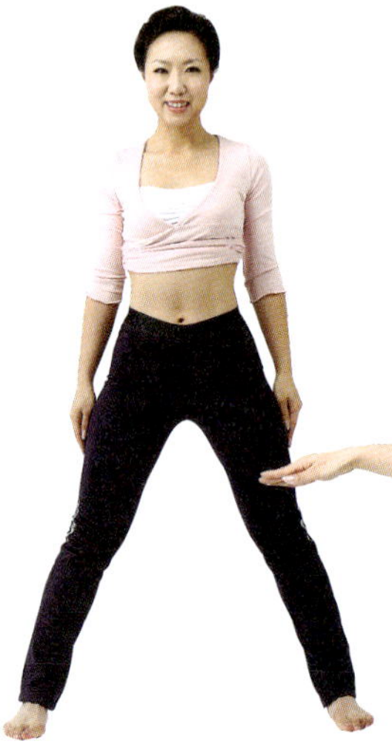

1 두 다리를 넓게 벌리고 선다.

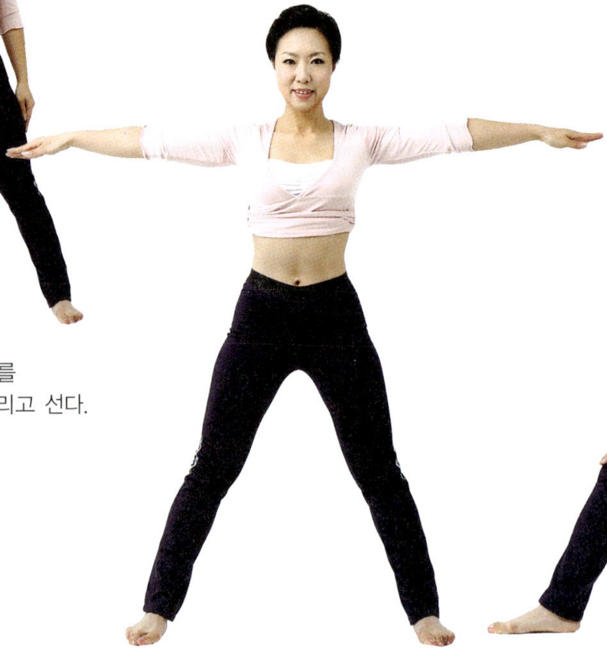

2 숨을 들이마시며 양팔을 옆으로 들어 올린다.

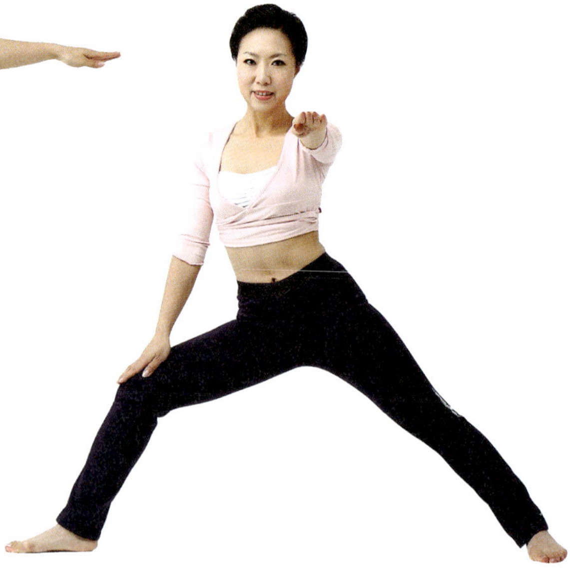

3 오른발을 오른쪽으로 향하게 하고, 숨을 내쉬며 중심을 낮추어 오른쪽 무릎을 구부린다. 이때 왼팔은 정면을 향하게 하고 왼쪽 다리는 쭉 편다.

동작 순서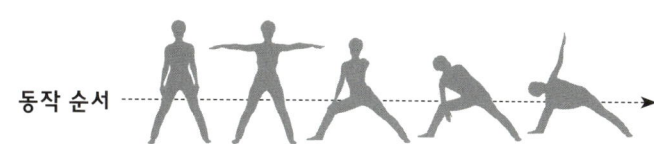

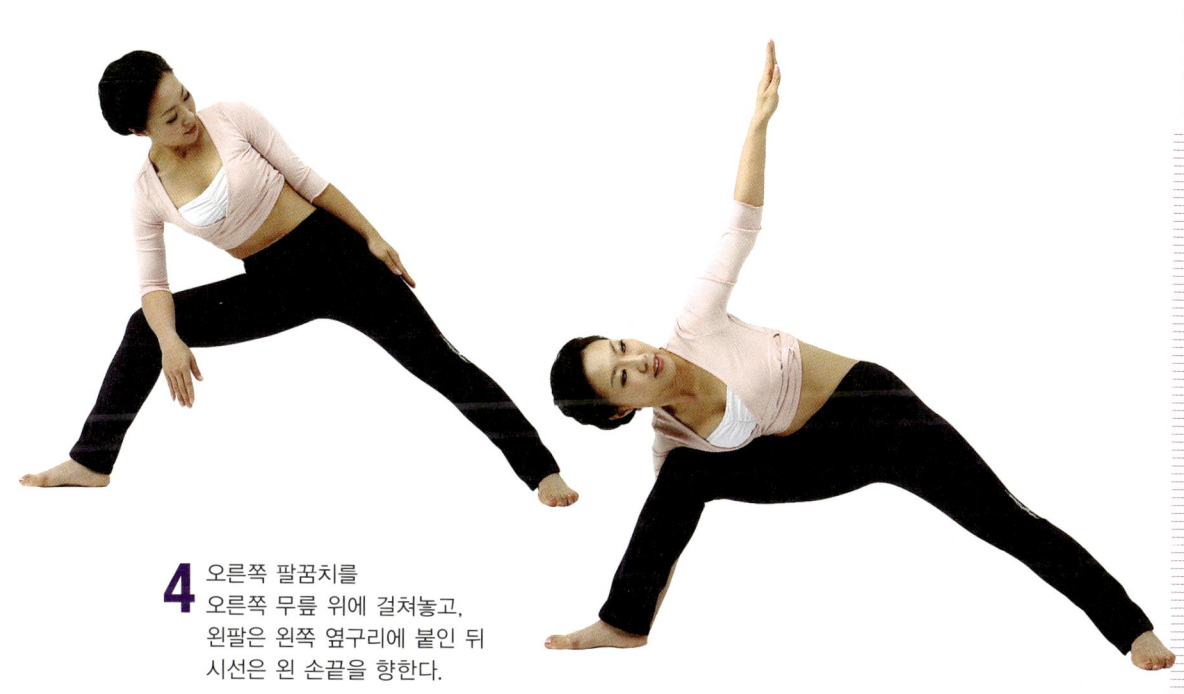

4 오른쪽 팔꿈치를 오른쪽 무릎 위에 걸쳐놓고, 왼팔은 왼쪽 옆구리에 붙인 뒤 시선은 왼 손끝을 향한다.

5 상체를 오른쪽으로 더 기울이며 오른손으로 바닥을 짚고 왼팔은 높이 들어 올린다. 이때 시선은 왼 손끝을 향한다. 이 자세에서 마음속으로 열을 센다. 좌우 번갈아 5회씩 반복한다.

51 DAY 생각 모으기

다리 벌리고 서서 상체 숙이기

상체의 유연성을 증대시키는 동작으로 소화가 잘 안 돼 속이 더부룩할 때 큰 도움이 된다. 가스를 제거해주는 것은 물론 위하수 증상(명치 부근의 압박감과 무언가 차 있는 듯한 불쾌감, 손발 저림, 속 쓰림 등)을 완화시킨다.

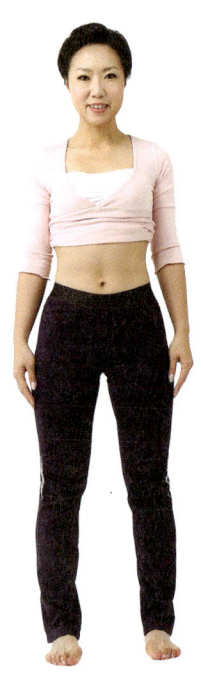

1 똑바로 선다.

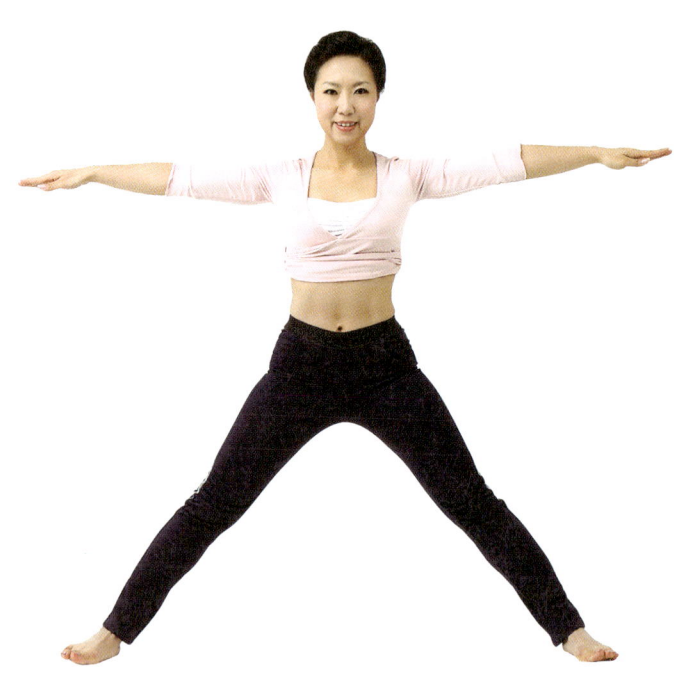

2 양발을 어깨너비의 세 배 정도로 넓게 벌리고 양팔은 옆으로 들어 올린다.

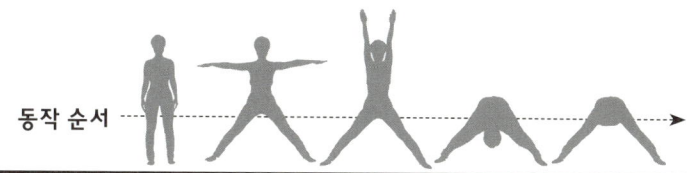

동작 순서

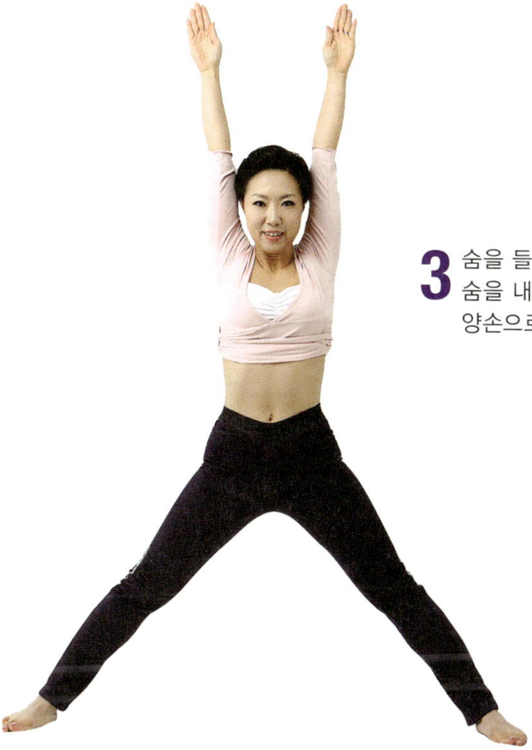

3 숨을 들이마시며 양팔을 위로 들어 올리고, 숨을 내쉬며 상체를 깊이 숙여 양손으로 발목을 잡는다.

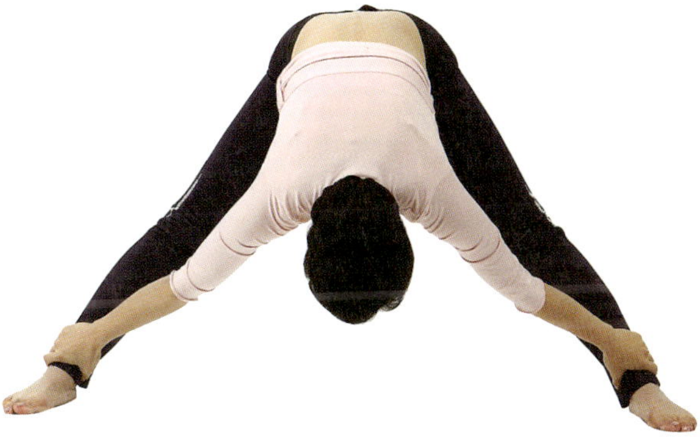

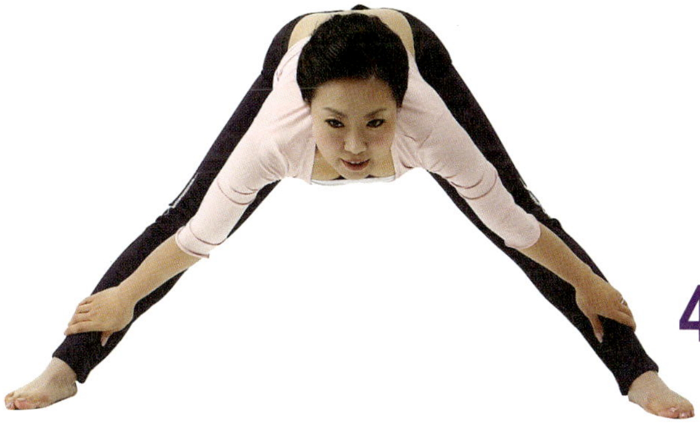

4 고개를 들어 바닥의 먼 곳을 응시한다. 이 자세에서 마음속으로 열을 센다. 3회 반복한다.

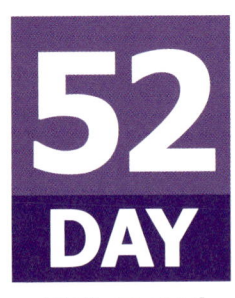

독수리 자세

하체 근력 강화와 더불어 집중력과 균형 감각을 높여준다. 허벅지와 종아리의 탄력을 좋게 하고 사지의 관절을 부드럽게 한다.

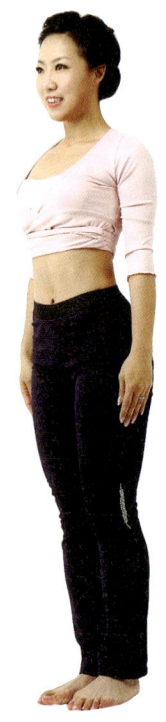
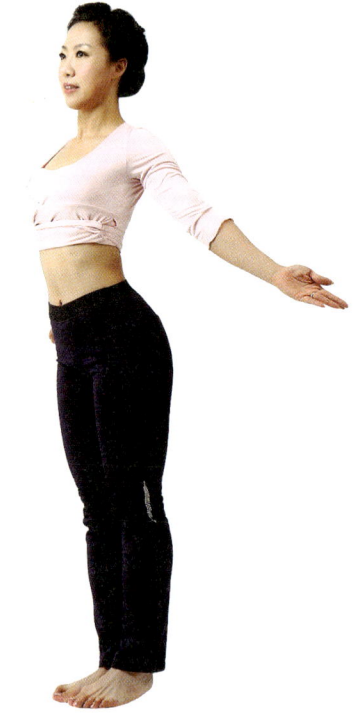
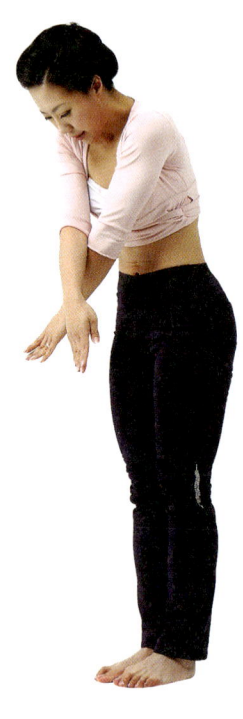

1 양발을 붙이고 똑바로 선다.

2 숨을 들이마시며 양팔을 뒤쪽으로 벌린다.

3 숨을 내쉬며 상체를 앞으로 숙이면서 양팔을 앞으로 내려 교차시킨다.

동작 순서

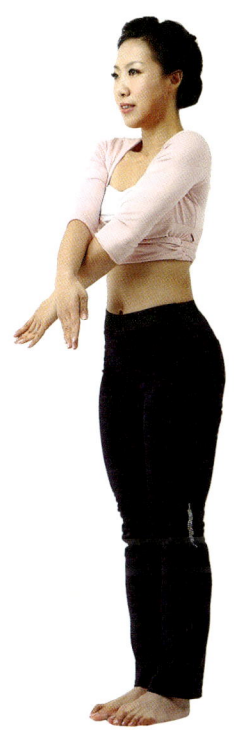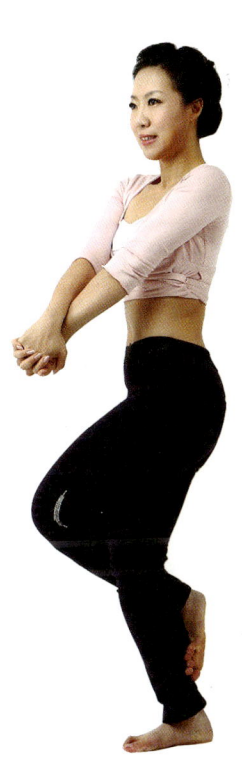

4 다시 상체를 바로 한 상태에서 그대로 손바닥을 마주 대어 깍지 끼고 왼발로 오른쪽 무릎을 감싸며 발등을 오른쪽 종아리에 건다.

5 오른쪽 무릎과 허리를 펴 중심을 잡는다. 이 자세에서 마음속으로 열을 센다. 5회 반복한다.

6 다리를 바꿔서 똑같이 한다. 좌우 번갈아 3회씩 반복한다.

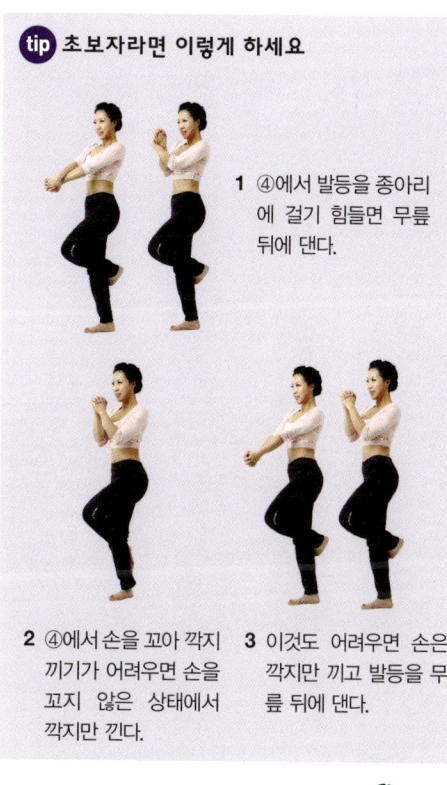

tip 초보자라면 이렇게 하세요

1 ④에서 발등을 종아리에 걸기 힘들면 무릎 뒤에 댄다.

2 ④에서 손을 꼬아 깍지 끼기가 어려우면 손을 꼬지 않은 상태에서 깍지만 낀다.

3 이것도 어려우면 손은 깍지만 끼고 발등을 무릎 뒤에 댄다.

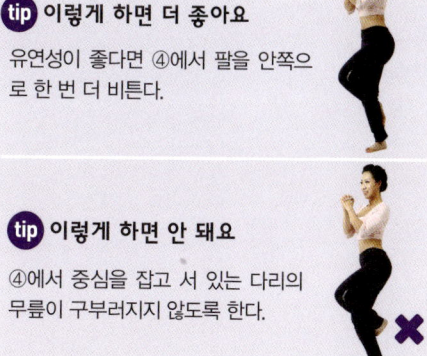

tip 이렇게 하면 더 좋아요

유연성이 좋다면 ④에서 팔을 안쪽으로 한 번 더 비튼다.

tip 이렇게 하면 안 돼요

④에서 중심을 잡고 서 있는 다리의 무릎이 구부러지지 않도록 한다.

21-60 DAYS

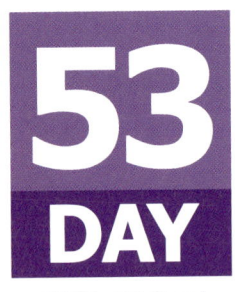

팔다리 배합 운동 I

생각 모으기

자주 사용하지 않는 근육을 움직이고, 팔다리 대각선 배합 운동을 통해 전신의 피로 해소를 도와준다. 지속적으로 하면 찌뿌드드했던 몸에 생기와 활력이 생긴다.

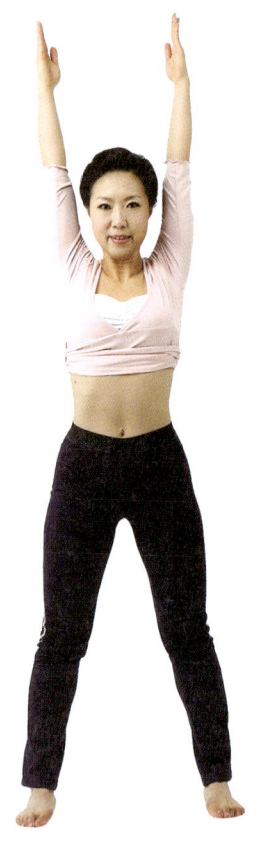 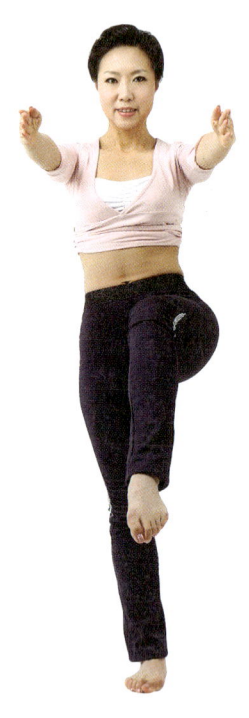 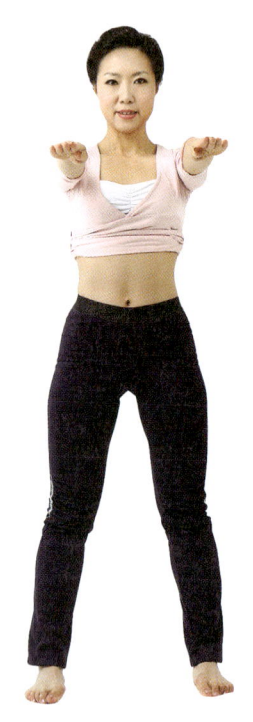

1 똑바로 서서 양다리를 어깨너비로 벌리고 양팔은 높이 들어 올린다.

2 양팔을 90도로 내리면서 무릎을 구부려 왼쪽 다리를 들어 올린다.

3 왼쪽 다리를 내려 똑바로 서고 손등이 위를 향하게 한다.

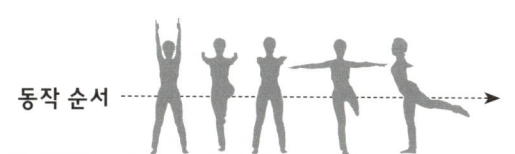

동작 순서

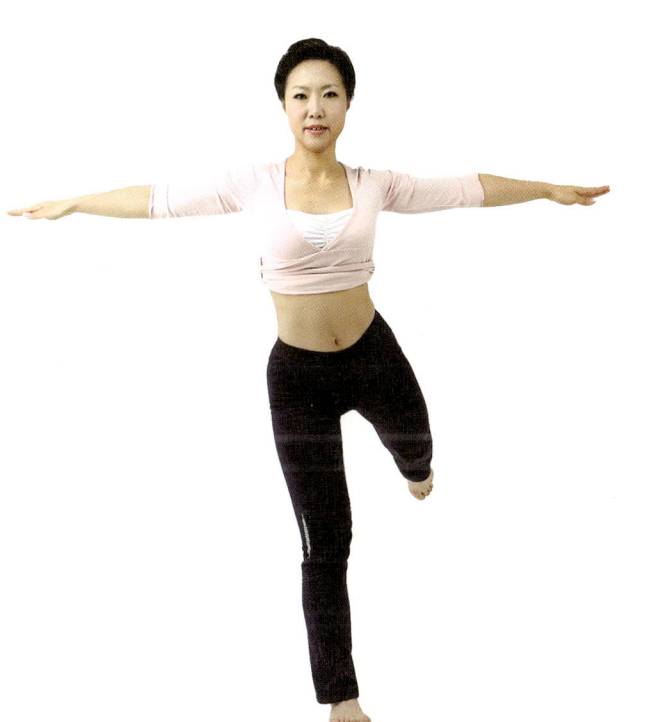

4 양팔을 옆으로 벌리며 왼쪽 다리를 뒤로 들어 올린다.

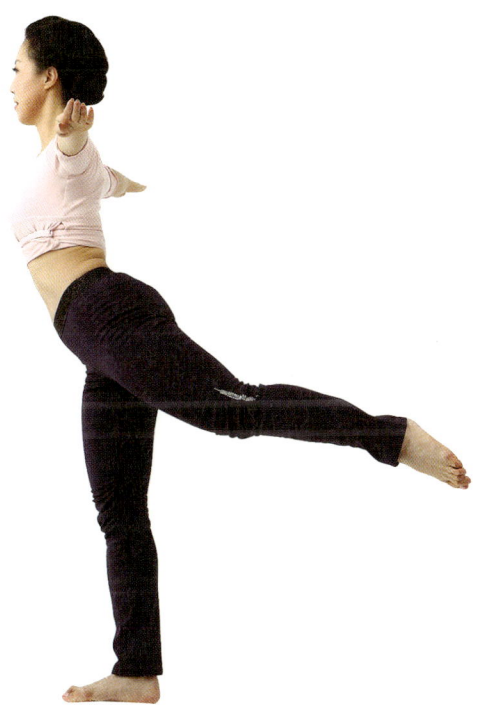

5 반대 방향으로도 똑같이 한다. 각각 10회씩 좌우 번갈아 3회씩 반복한다.

나무 자세

머리를 맑고 개운하게 하는 자세로 몸이 무거울 때나 두통이 있을 때 하면 좋다. 불안하고 자신감이 떨어졌을 때 마음을 평안하게 해주며 집중력을 높여주고 신체의 균형 감각을 강화시킨다.

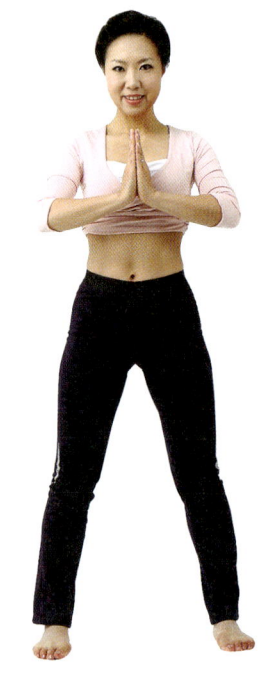

1 다리를 어깨너비로 벌리고 똑바로 서서 가슴 앞에서 손을 합장한다.

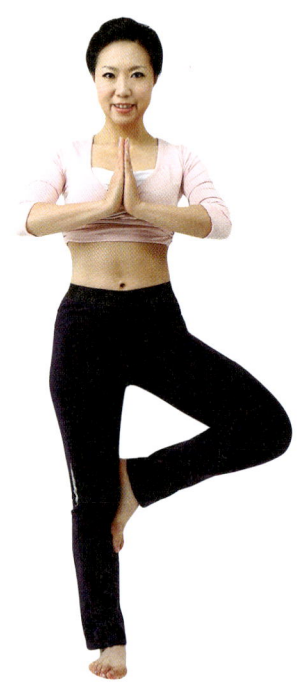

2 왼쪽 무릎을 구부려 왼발이 오른쪽 무릎 안쪽에 닿도록 한다.

> **tip 이렇게 해야 좋아요**
> 한쪽 발로 똑바로 서는 게 쉽지 않지만 균형을 잃지 않도록 집중한다.

동작 순서

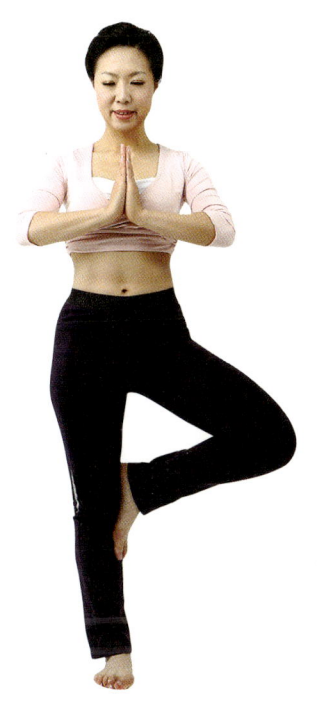

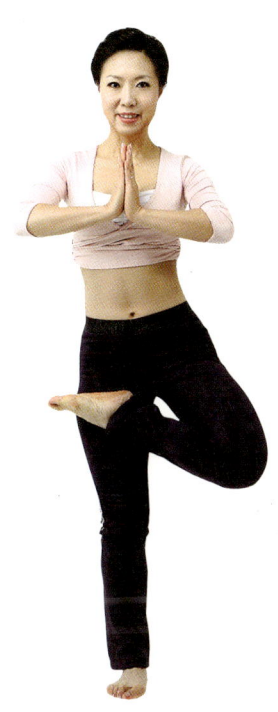

3 눈을 감고 집중하며 중심을 잡은 뒤 마음속으로 열을 센다.
반대 방향도 똑같이 한다.
좌우 번갈아 10회씩 반복한다.

4 다시 ①의 자세에서
왼쪽 다리를 오른쪽 허벅지까지 올린 뒤 다섯을 센다.
반대 방향도 똑같이 한다.
좌우 번갈아 3회씩 반복한다.

tip 초보자라면 이렇게 하세요

1 ③에서 열을 세기 힘들면 처음에는 다섯을 센다. 차츰 익숙해지면 스물까지 세도록 한다.
2 한쪽 발로 균형을 잡기 어려우면 두 손으로 왼쪽 다리를 잡아 닭싸움하듯 오른쪽 무릎이나 허벅지에 올린다. 이 자세를 꾸준히 연습한 뒤 두 손으로 왼쪽 발목과 발을 잡되 무릎이 바닥을 향하도록 발을 허벅지에 올린다. 이 자세를 꾸준히 연습한 뒤 발에서 손을 놓고 합장한다.

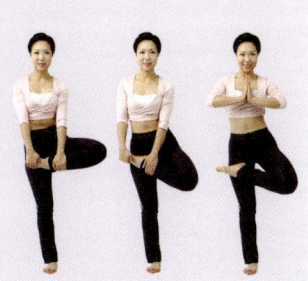

백조 자세

몸의 중심이 반듯하게 잡히면 집중력이 높아진다. 서서 하는 백조 자세를 꾸준히 하면 다리와 허벅지에 긴장감을 주고 옆구리를 자극하여 몸의 피로가 풀리면서 균형 감각이 높아진다.

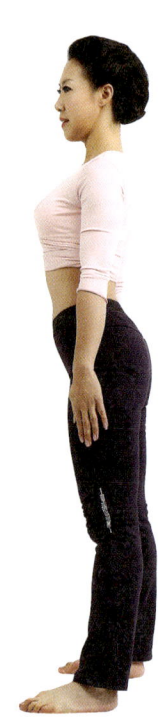

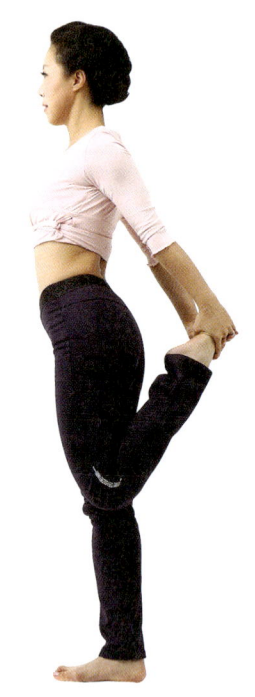

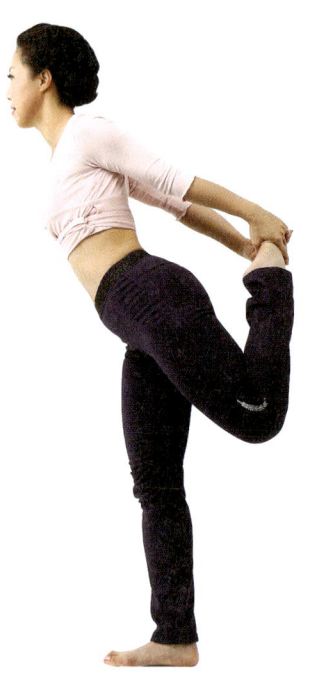

1 양발을 어깨너비로 벌리고 똑바로 선다.

2 숨을 들이마시며 왼쪽 무릎을 구부려 발을 뒤로 보내고 양손으로 왼쪽 발등을 잡는다.

3 숨을 내쉬며 상체를 앞으로 숙이고 왼발을 높이 들어 올린다. 이때 시선을 한곳에 두며 중심을 잡는다. 이 자세에서 열을 센다. 좌우 번갈아 3회씩 반복한다.

동작 순서

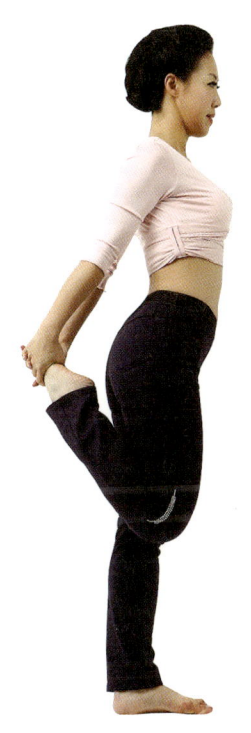
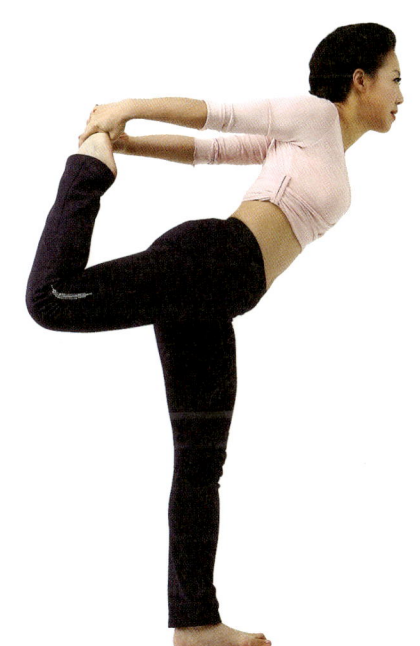

4 반대 방향으로도 똑같이 한다.

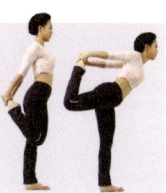

tip 이렇게 하면 더 좋아요

꾸준히 연습한 뒤 다리를 더욱 높이 들어 올리고 중심을 잡는다. 스물까지 세고 좌우 번갈아 5회씩 반복한다.

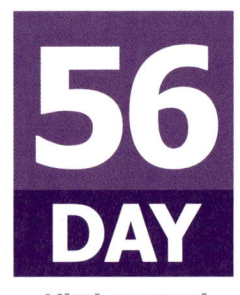

외다리 자세

생각 모으기

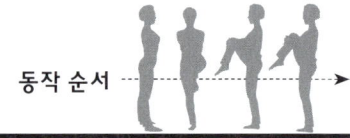
동작 순서

외다리 서기로 중심 잡는 능력을 강화해 균형 감각을 유지해주고 집중력을 높인다. 목과 어깨는 물론 무릎 관절을 강하게 만든다.

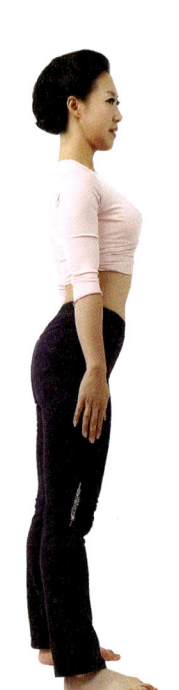
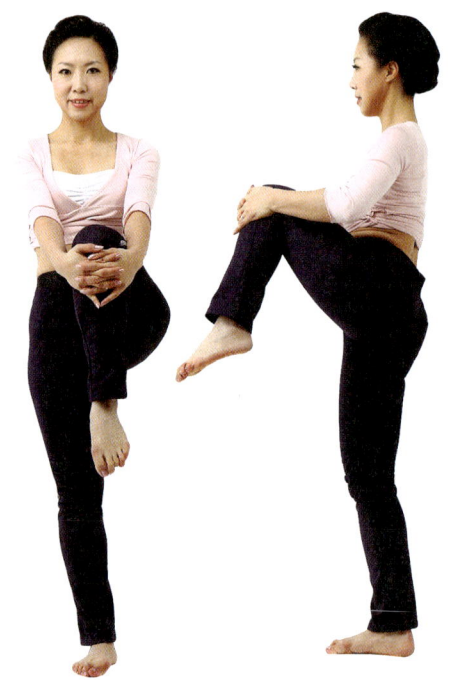
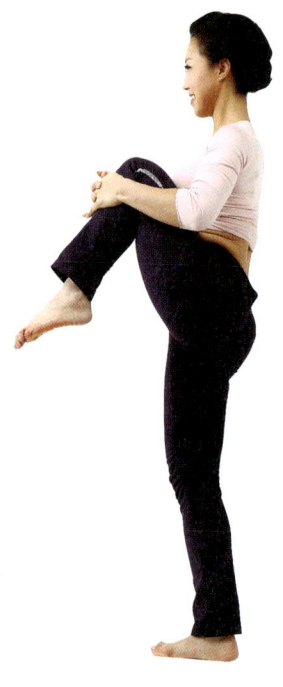

1 양발을 어깨너비로 벌리고 똑바로 선다.

2 왼쪽 무릎을 구부려 깍지 낀 손으로 잡고 가슴 쪽으로 당긴다.

3 왼쪽 무릎이 가슴에 닿도록 손으로 지그시 누른다. 반대 방향으로도 똑같이 한다. 마음속으로 열을 세고 좌우 번갈아 5회씩 반복한다.

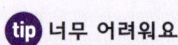

tip 너무 어려워요

②~③의 자세가 어려우면 깍지 낀 손으로 무릎을 잡고 그대로 서서 중심만 잘 잡는다. 처음에는 가슴 쪽으로 당기지 않아도 된다.

57 DAY
생각 모으기

앞뒤로 손뼉 치기

동작 순서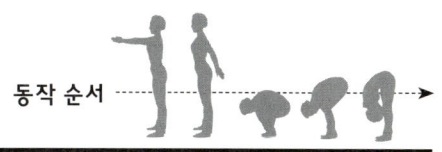

우리 몸의 양 가슴 사이에는 중요한 기운의 길이 흐르는데 스트레스를 받으면 이곳이 딱딱하게 굳고 막혀버린다. 이 동작은 답답한 가슴을 시원하게 해 깊은 호흡을 할 수 있도록 돕고 상체와 팔의 탄력을 높여준다.

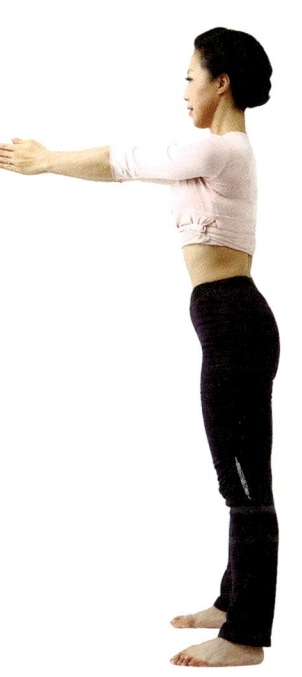

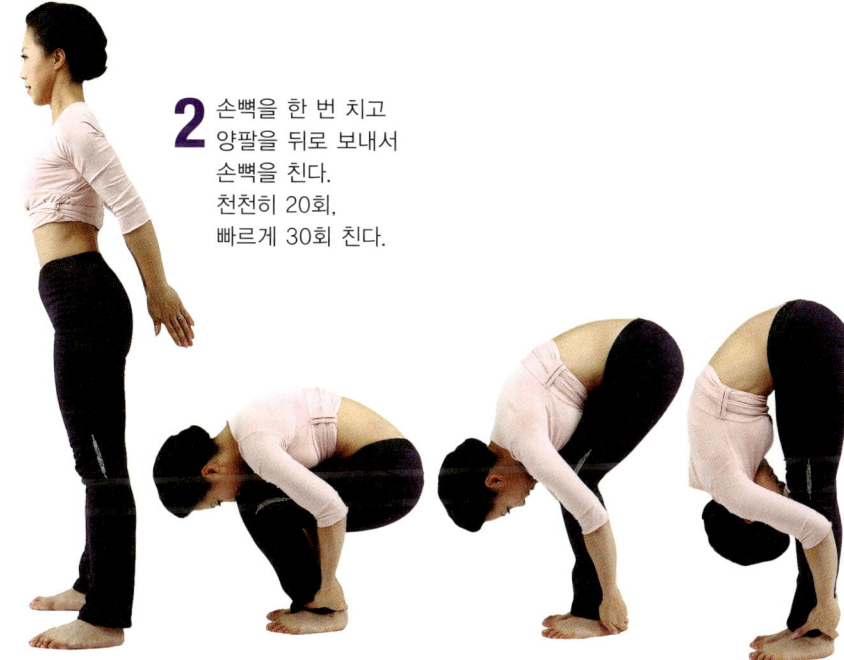

1 양발을 어깨너비로 벌리고 똑바로 서서 양팔을 앞으로 쭉 뻗는다.

2 손뼉을 한 번 치고 양팔을 뒤로 보내서 손뼉을 친다. 천천히 20회, 빠르게 30회 친다.

3 다시 똑바로 선 뒤 무릎을 구부리고 상체를 숙여 양손으로 발목을 잡는다.

4 천천히 엉덩이를 들어 올린다.

5 무릎을 쭉 펴고 상체를 최대한 숙여 얼굴이 무릎에 닿게 한다.

tip 초보자라면 이렇게 하세요
⑤에서 양발을 어깨너비로 벌리면 좀 더 쉽게 할 수 있다.

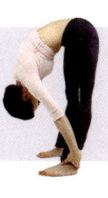

tip 이렇게 하면 안 돼요
⑤에서 무릎이 굽히지 않도록 주의한다.

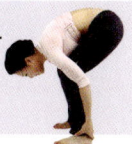

골반 이완과 상체 숙이기

상체를 앞으로 숙이는 자세를 통해 배와 허리의 군살을 없애면서 탄탄하게 하고, 골반의 좌우 불균형을 해소하며 골반을 부드럽게 한다.
꾸준히 반복하면 전신의 피로가 풀리고 몸의 중심 잡는 능력이 좋아진다.

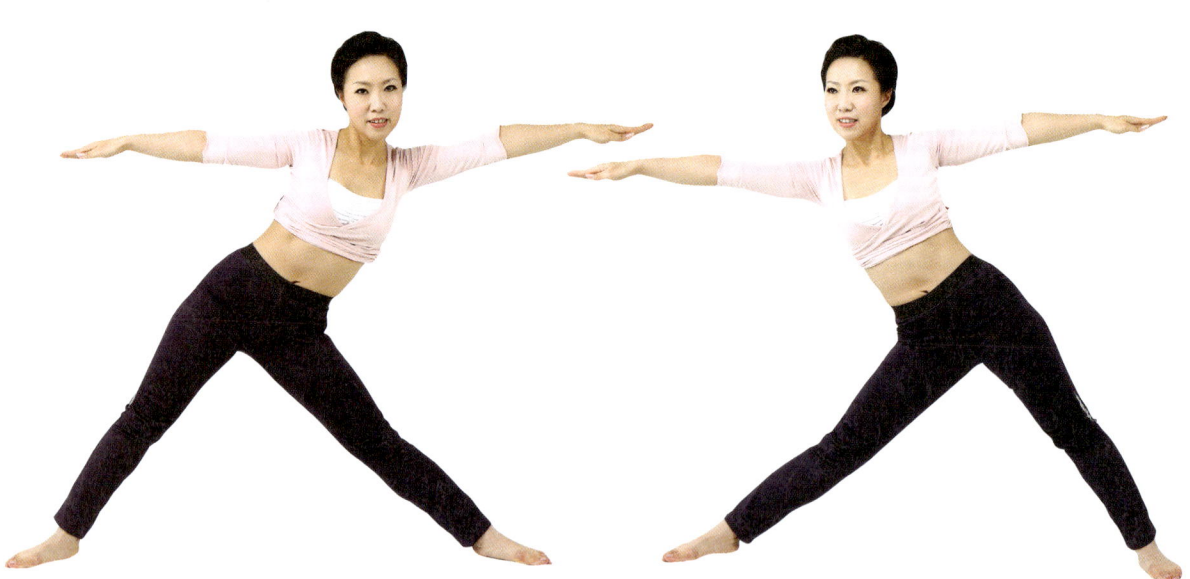

1 양발을 어깨너비보다 3~4배가량 넓게 벌리고 서서 양팔을 옆으로 들어 올린다. 골반을 오른쪽으로 밀면서 상체를 왼쪽 방향으로 최대한 민다. 이 상태에서 마음속으로 열을 센다.

2 골반을 왼쪽으로 밀면서 상체를 오른쪽 방향으로 최대한 민다. 이 상태에서 마음속으로 열을 센다. ①~②를 이어서 10회 반복한다.

동작 순서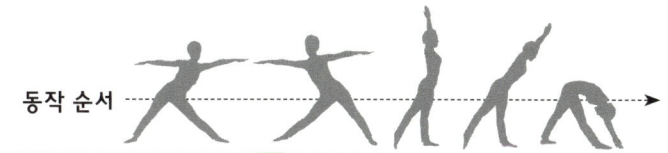

> **tip 이렇게 하면 안 돼요**
> 1. ④에서 상체를 앞으로 숙일 때 너무 무리하면 넘어질 수 있으니 주의한다.
> 2. 초보자라면 ⑤의 자세에서 양 손가락이 바닥에 닿기 어려우므로 개인의 유연성에 맞추어 연습하되, 상체를 숙인 상태에서 오른 다리와 양팔이 평행이 되도록 한다.

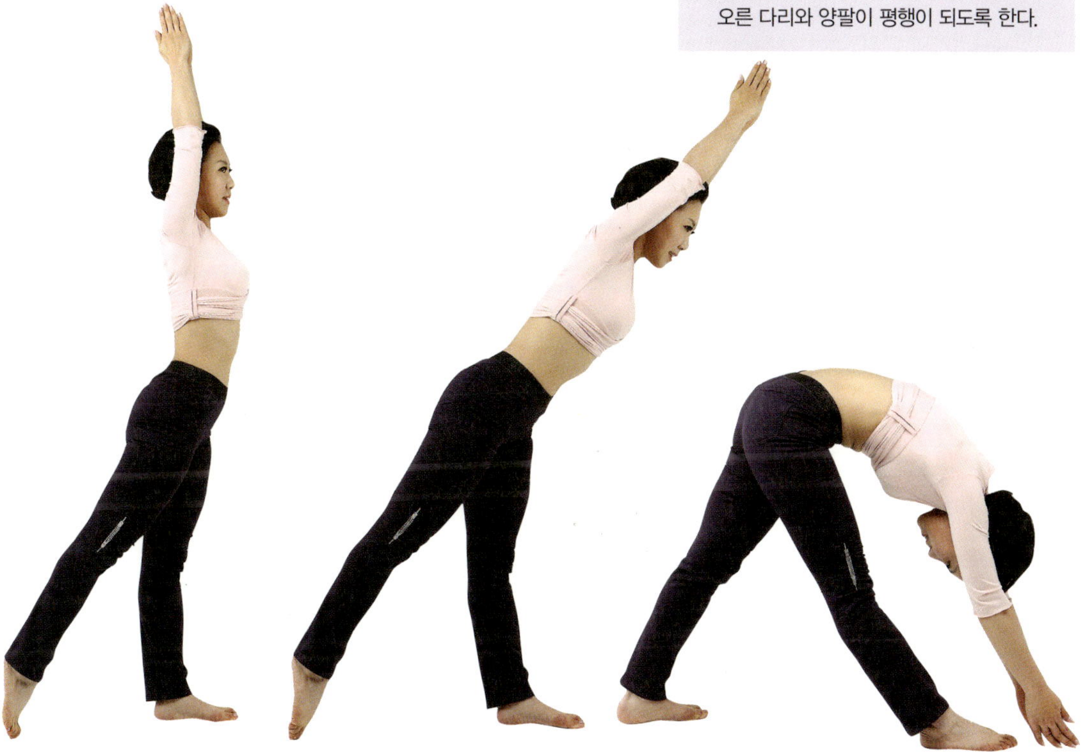

3 똑바로 서서 오른발을 뒤로 멀리 보내 발끝이 바닥에 닿게 하고 양손은 높이 올려 합장을 한다. 숨을 들이마시며 척추를 바로 세운다.

4 숨을 내쉬며 상체를 앞으로 숙이고 중심을 잡는다.

5 다시 숨을 들이마시며 원위치하고 오른 다리를 앞으로 쭉 뻗는다. 숨을 내쉬며 상체를 앞으로 숙여 양 손가락이 바닥에 닿도록 한다. 이 상태에서 마음속으로 열을 센다. 좌우 번갈아 5회씩 반복한다.

양팔 스트레칭하기

팔과 다리를 서로 반대 방향으로 쭉 펴면서 척추를 강하게 자극하여 몸의 피로를 풀어준다. 꾸준히 하면 심장이 강해지고 균형 감각이 되살아나며 다이어트 효과를 볼 수 있다.

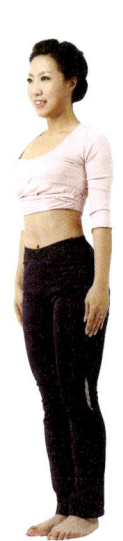

1 똑바로 선다.

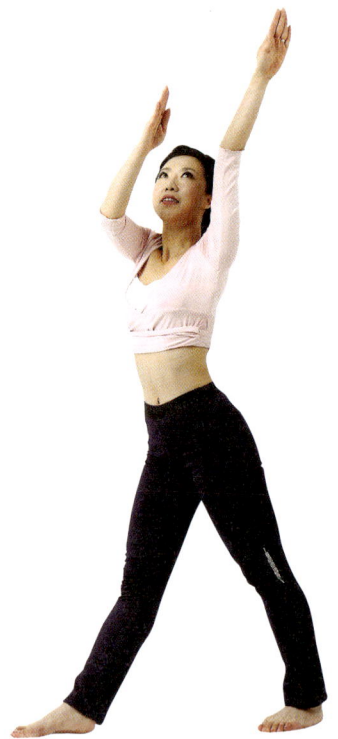

2 오른쪽 다리는 앞으로, 왼쪽 다리는 뒤로 보내고 양팔을 왼쪽 위로 들어 올린다.

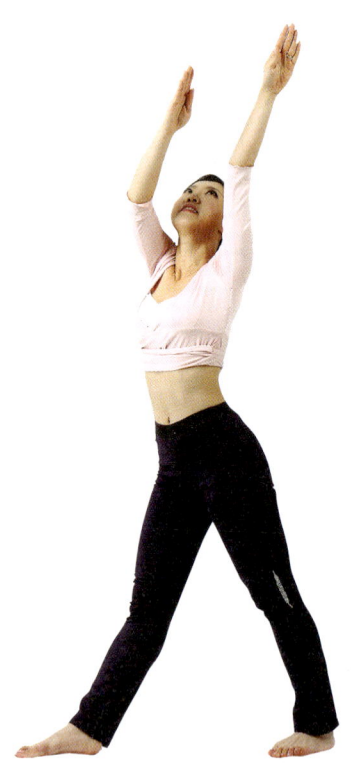

3 고개는 왼쪽 위로 들어 왼 손끝을 바라본다. 이 자세에서 마음속으로 열을 센다.

동작 순서

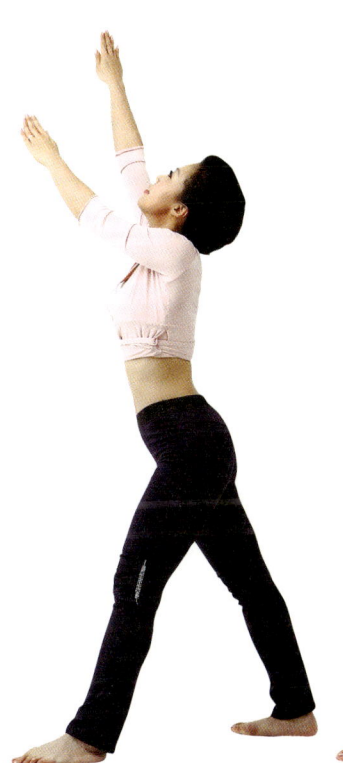
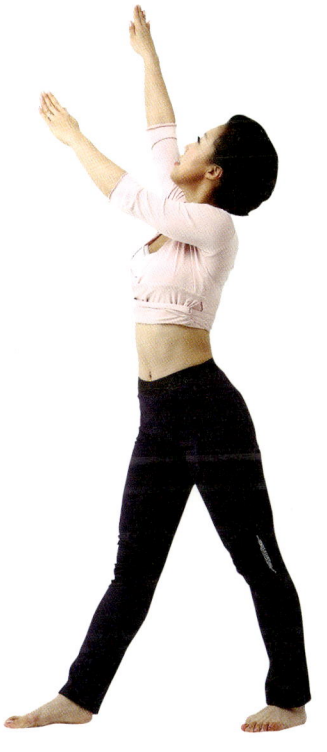
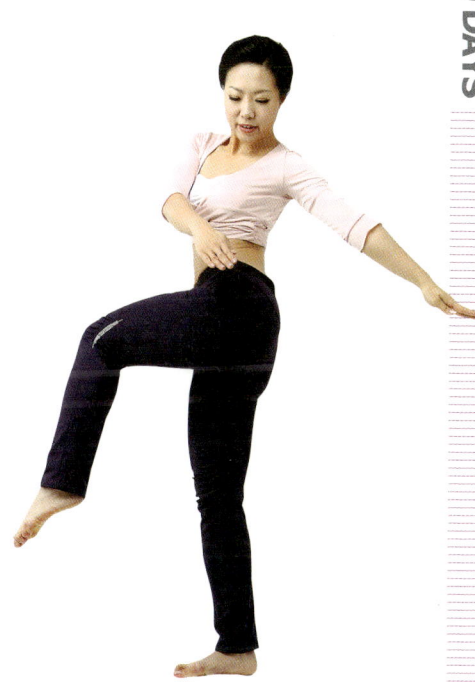

4 왼쪽 다리는 앞으로, 오른쪽 다리는 뒤로 보내고 양팔을 오른쪽 위로 들어 올린다.

5 고개는 오른쪽 위로 들어 오른 손끝을 바라본다. 이 자세에서 마음속으로 열을 센다. ②~⑤를 5회 반복한다.

6 다시 왼쪽 다리를 들어올리고 양팔을 왼쪽 아래로 내린 다음 고개를 돌려 왼 손끝을 바라본다. 이 자세에서 마음속으로 열을 센다. 반대 방향으로도 똑같이 한다. 좌우 번갈아 5회씩 반복한다.

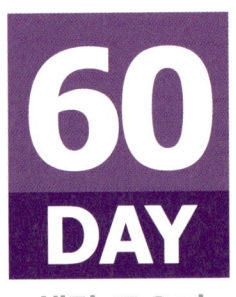

두 손 모으고 한쪽 다리 뒤로 들어 올리기

한쪽 다리로 버티는 동안 몸의 균형 감각이 높아지고 척추가 튼튼해진다.
엉덩이 근육을 자극하여 탄력 있는 엉덩이 라인을 만드는 데도 효과적이다.

생각 모으기

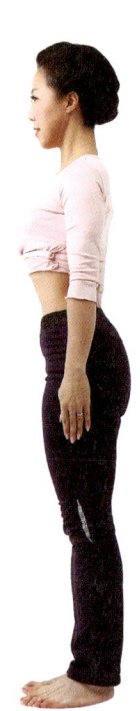
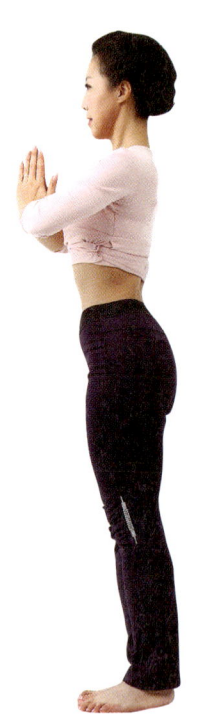
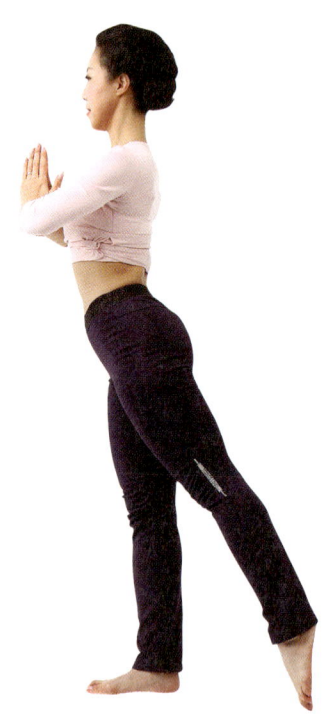

1 똑바로 선다.

2 양팔을 올려 가슴 앞에서 합장한다.

3 왼쪽 다리를 뒤로 빼고 중심을 잡는다.

동작 순서

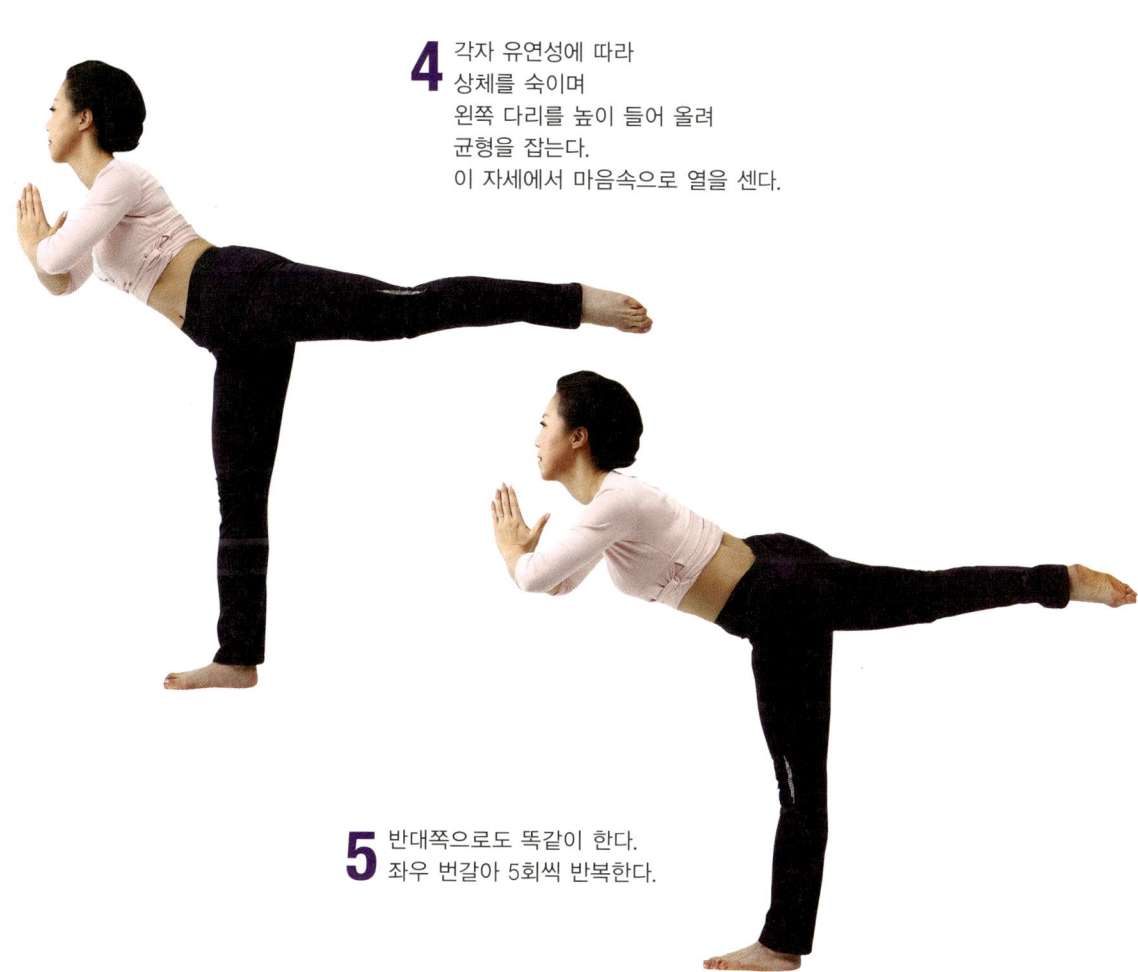

4 각자 유연성에 따라 상체를 숙이며 왼쪽 다리를 높이 들어 올려 균형을 잡는다. 이 자세에서 마음속으로 열을 센다.

5 반대쪽으로도 똑같이 한다. 좌우 번갈아 5회씩 반복한다.

tip 이렇게 하면 안 돼요
다리를 너무 많이 들어 올리려다 중심이 앞으로 쏠려 넘어지지 않도록 주의한다.

마음근육 만들기

61–100일

온전한 몸 만들기

'온전한 몸'이란
몸과 마음 모두가 건강한
몸입니다.

많은 젊은이들이
추구하는 날씬하고
완벽한 몸매도,
나이 든 사람들이 꿈꾸는
곱게 늙은 자태도
결국은 온전한 몸에서
이루어집니다.

지난 60일 동안
마음을 비우고 채우고
다스렸다면,
이제부터는
편안하면서 아름다운 몸을
만들 차례입니다.

마음을

다스린 사람은

몸을 디자인하는 것도

어렵지 않습니다.

당신의 삶이

행복해질 수 있습니다.

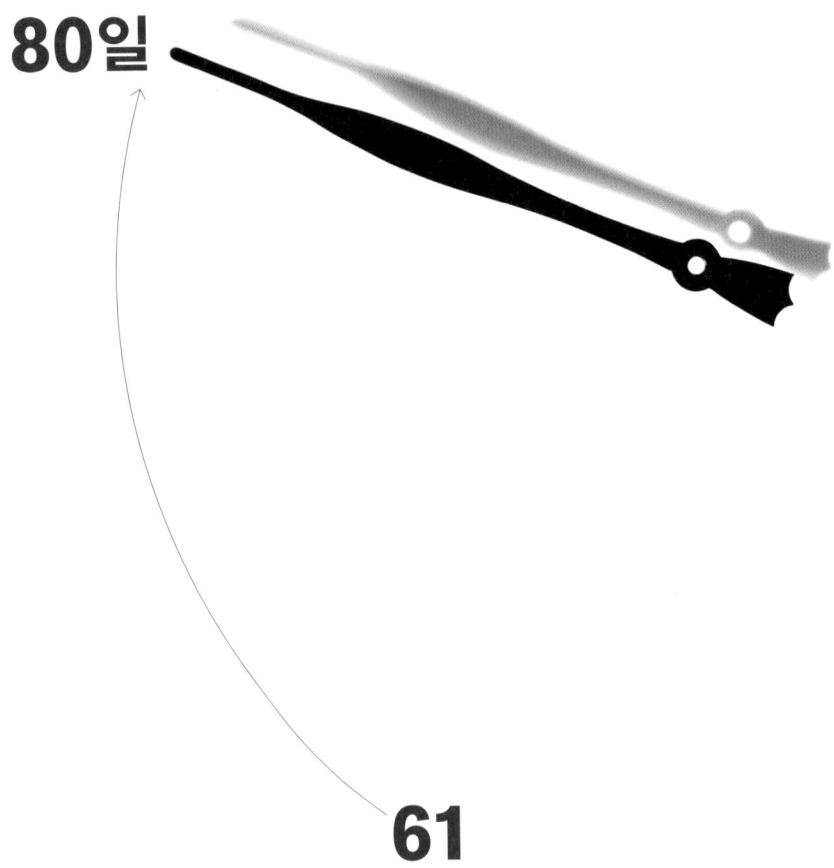

온전한 몸에서 건강한 몸 나온다!
탄탄한 몸 만들기

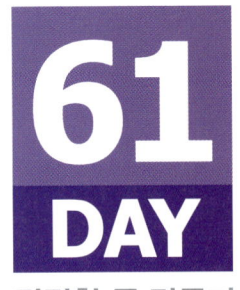
골반 돌리기와 옆으로 8자 그리기

탄탄한 몸 만들기

골반 주위의 혈액순환과 신진대사를 원활하게 하여 옆구리와 허리의 군살을 없애준다. 반복하면 척추가 유연해지고 틀어진 골반이 바로잡힌다.

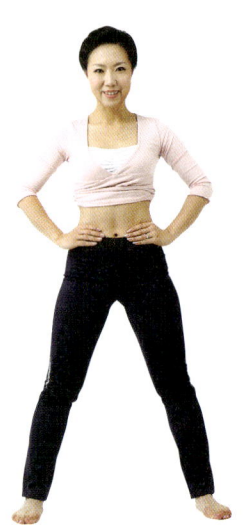
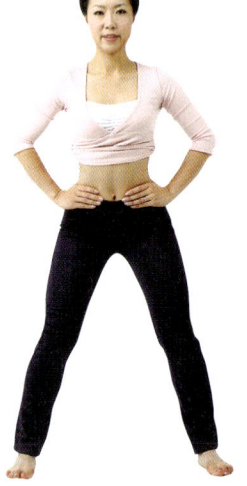
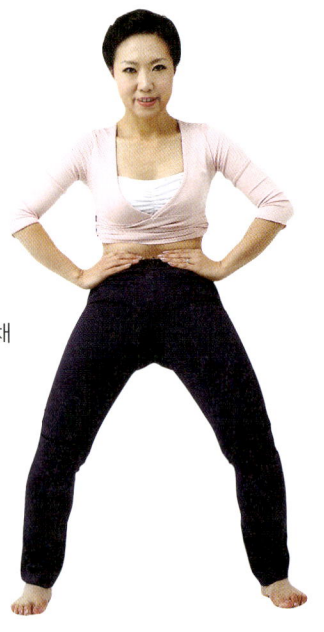
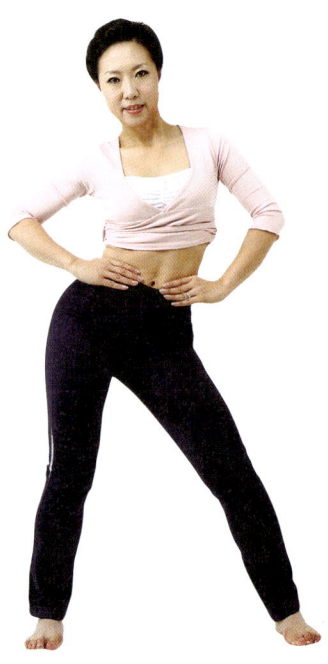

1 양발을 어깨너비로 벌리고 똑바로 선다.

2 양손은 허리에 올린 채 골반을 뒤로 민다.

3 무릎을 구부리며 골반을 앞으로 내민다.

4 골반을 오른쪽으로 밀며 옆구리를 수축시킨다.

tip 이렇게 하면 쉬워요

두 다리를 넓게 벌리고 무릎을 살짝 굽히면 한결 쉽게 할 수 있다.

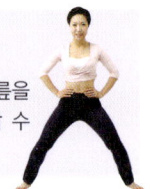

3p 연속 동작 ▶

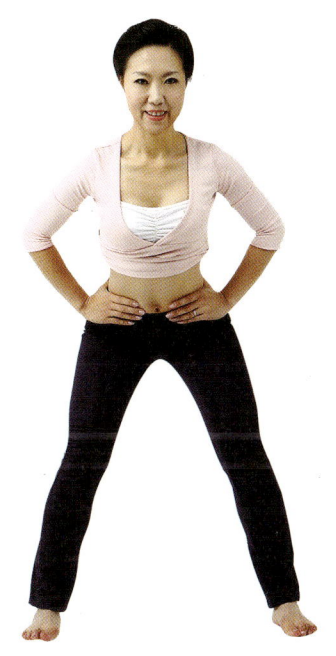
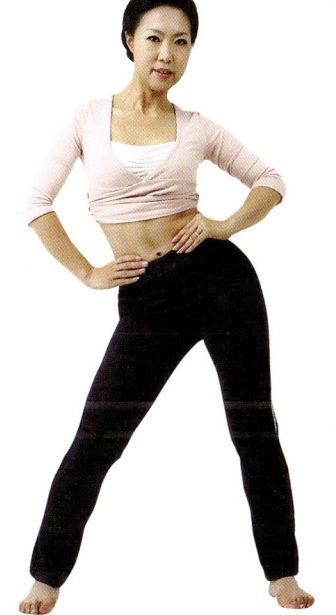

5 엉덩이를 뒤로 빼고 상체를 숙여서 엉덩이와 허벅지 뒷부분이 시원하게 땅기는 느낌으로 하체를 늘인다. 이때 고개를 든다. 이 자세에서 마음속으로 열을 센다.

6 옆으로 8자 돌리기를 한다. 왼쪽으로 골반을 앞에서 뒤로 반원을 그리듯 돌리고, 오른쪽으로 골반을 앞에서 뒤로 반원을 그리듯 돌린다. 20회 반복한다.

> **tip 이렇게 하면 좋아요**
> 옆으로 8자 그리기를 할 때 가능하면 상체를 고정하고 허리만 돌리는 것이 좋다.

3p 연속 동작 ▶

동작 순서

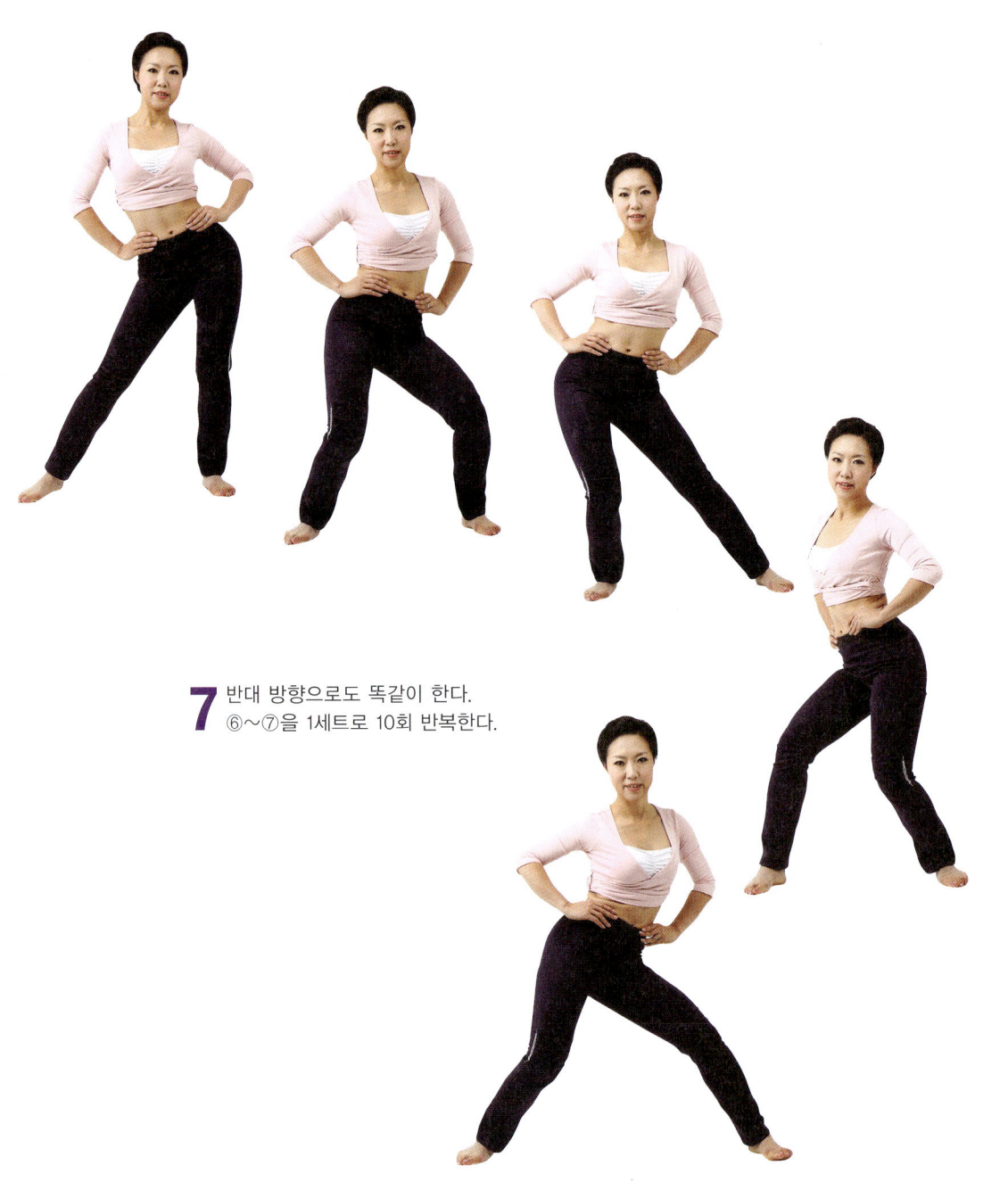

7 반대 방향으로도 똑같이 한다.
⑥~⑦을 1세트로 10회 반복한다.

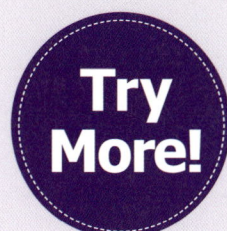

팔다리 배합 운동 II

동작 순서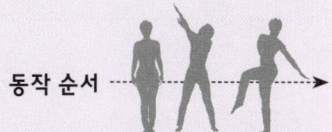

함께 하면 더 좋은 자세

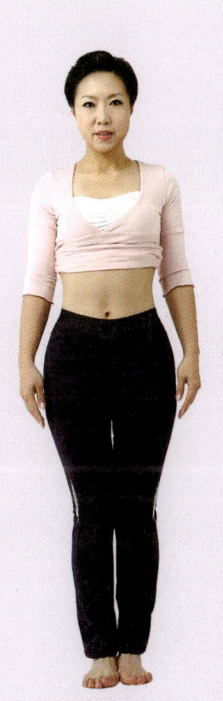

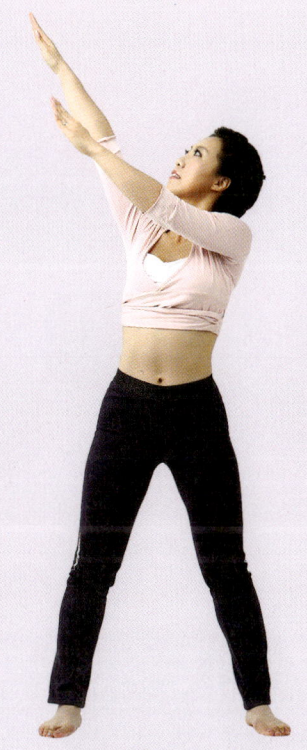

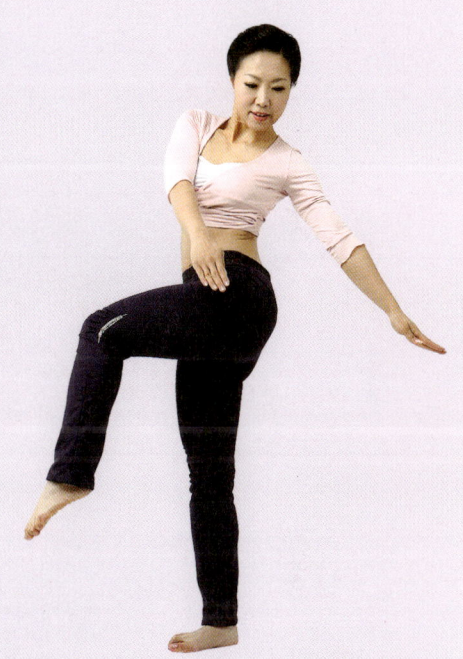

1 똑바로 선다.

2 양다리는 어깨너비로 벌리고, 양팔을 오른쪽 대각선 방향으로 나란히 들어 올린다. 시선은 오른 손끝을 향한다.

3 양팔을 왼쪽 대각선 방향으로 내리면서 왼쪽 무릎을 오른쪽으로 들어 올린다. 고개는 왼쪽으로 돌려 왼 손끝을 바라본다. 이 자세에서 마음속으로 열을 센다. 좌우 번갈아 3회씩 반복한다.

> **tip** 이렇게 하면 좋아요
> ③에서 중심을 잃지 않도록 지탱하고 있는 하체에 힘을 주고 버틴다.

61-100 DAYS

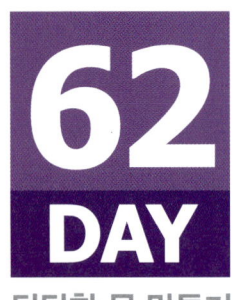

누워서 옆구리 수축하기

탄탄한 몸 만들기

틀어진 골반을 바로잡는 자세다. 신장과 방광 기능을 향상시켜 수분 대사를 원활히 하고 요통에 도움을 준다. 허리를 날씬하게 하고 몸의 옆선을 아름답게 만들 뿐 아니라 장 기능에 활력을 주고 변비를 없애준다.

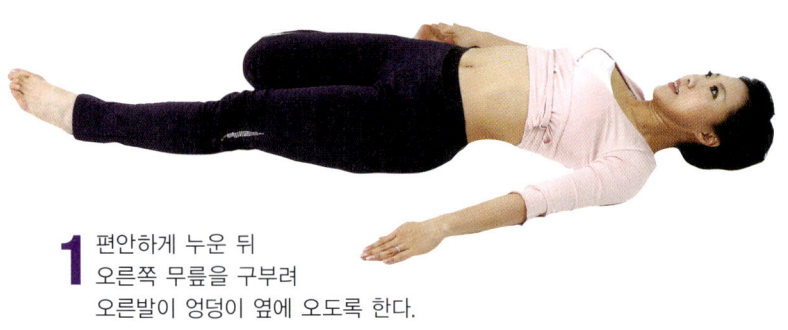

1 편안하게 누운 뒤 오른쪽 무릎을 구부려 오른발이 엉덩이 옆에 오도록 한다.

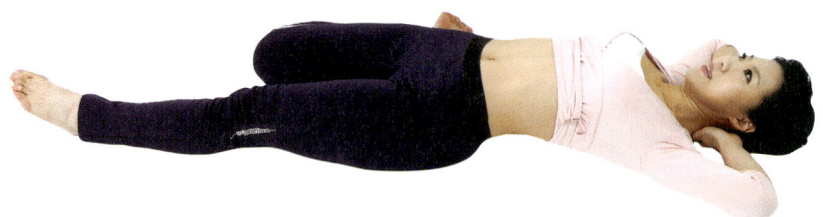

2 양손을 깍지 껴서 목 밑에 둔다. 숨을 들이마시며 위아래에서 내 몸을 잡아당기는 느낌으로 쭉 이완시킨다.

동작 순서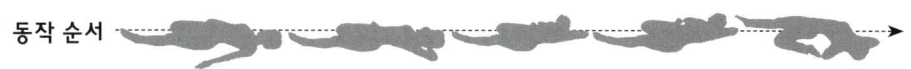

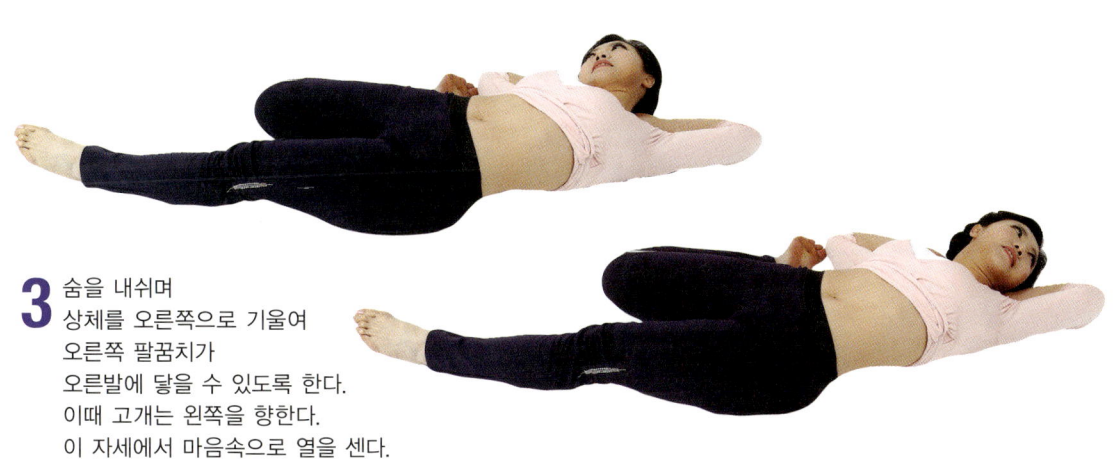

3 숨을 내쉬며 상체를 오른쪽으로 기울여 오른쪽 팔꿈치가 오른발에 닿을 수 있도록 한다. 이때 고개는 왼쪽을 향한다. 이 자세에서 마음속으로 열을 센다.

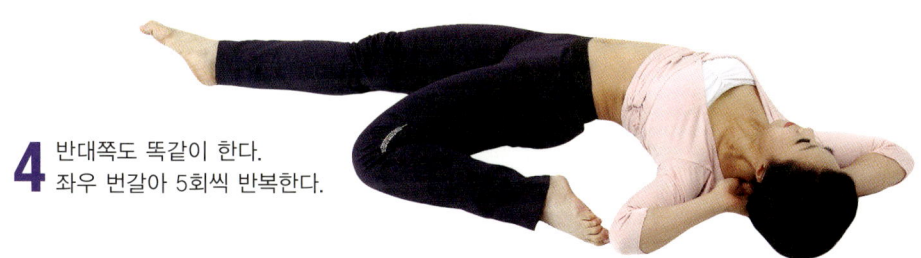

4 반대쪽도 똑같이 한다. 좌우 번갈아 5회씩 반복한다.

> **tip 너무 어려워요**
> ③에서 팔꿈치가 발에 닿기 어려우면 상체를 옆으로 기울이는 것까지만 한다.

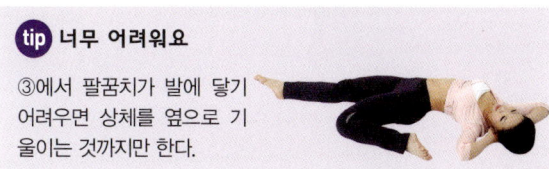

누워서 대각선으로 윗몸 일으키기

탄탄한 몸 만들기

대각선 방향으로 상체를 일으키면서 복근 전체를 자극하여 뱃살과 옆구리 살을 없애준다. 반복하면 평소 사용하지 않던 근육의 움직임을 느낄 수 있다. 허리를 유연하게 하고 장 기능을 활발히 해 소화불량에 도움이 된다.

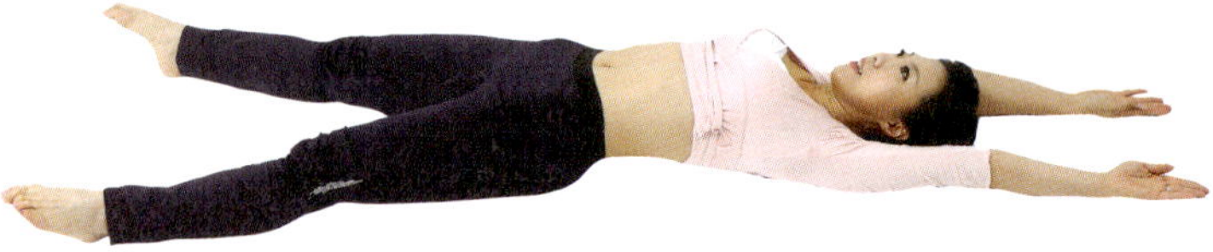

1 편안하게 누워 양발을 어깨너비로 벌리고 양팔은 머리 위로 높이 들어 올린다.

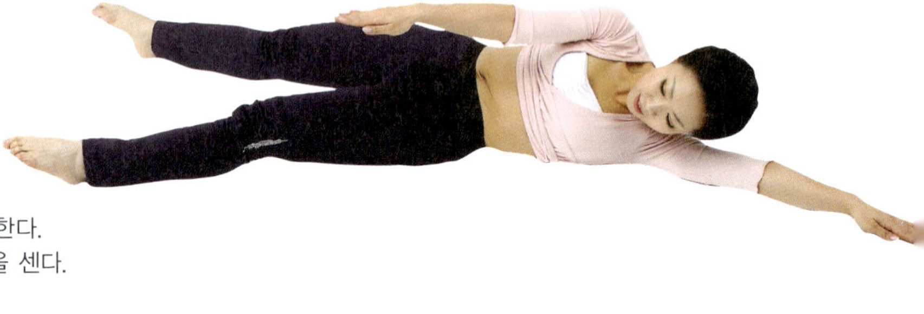

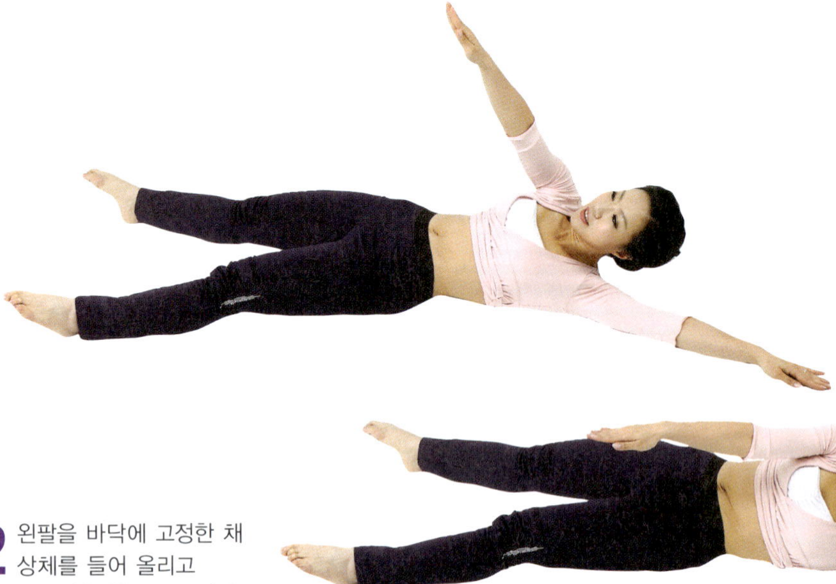

2 왼팔을 바닥에 고정한 채 상체를 들어 올리고 오른팔은 왼쪽으로 뻗어 왼쪽 다리와 평행이 되도록 한다. 이 자세에서 마음속으로 열을 센다.

동작 순서 ·······

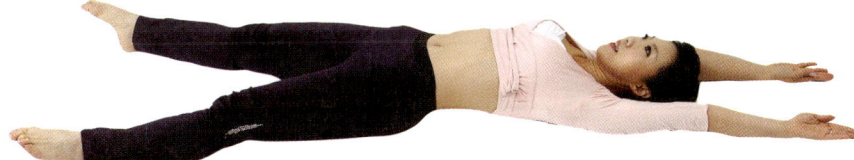

3 천천히 상체를 내리며 제자리로 돌아온다.

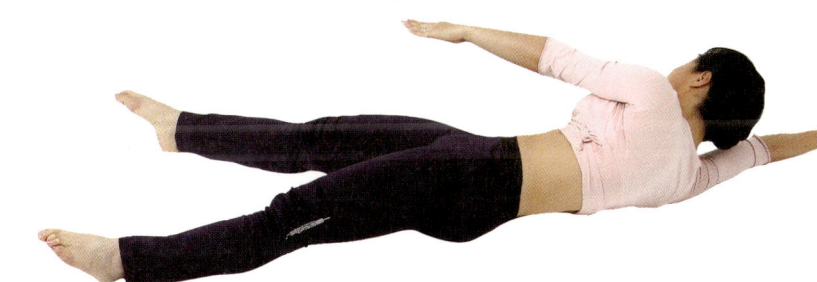

4 반대 방향으로도 똑같이 한다. 좌우 번갈아 5회씩 반복한다.

tip 이렇게 하면 좋아요
초보자나 요통 환자의 경우 누운 상태에서 무릎을 90도로 구부리고 상체를 일으킨다.

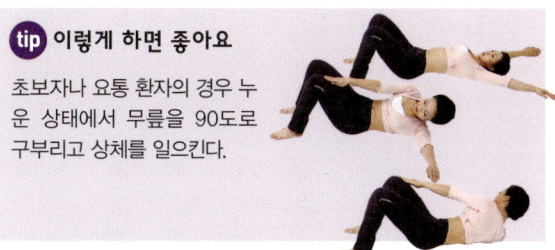

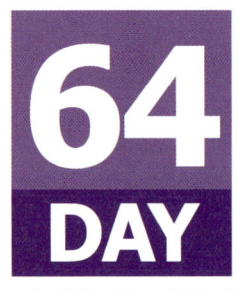

64
DAY
탄탄한 몸 만들기

고양이 자세 응용 I

다리와 엉덩이, 팔 전체에 긴장감을 주어 건강하고 탄탄한 몸을 만드는 자세.
척추가 유연해지면서 자율신경이 균형을 이루어 흥분되었던 심리 상태를 온화하게 만든다.

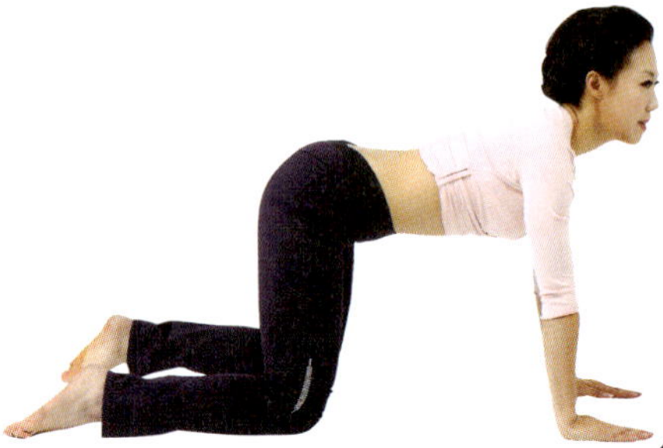

1 무릎을 꿇고 기는 자세에서
양팔과 양 무릎을
어깨너비로 벌린다.

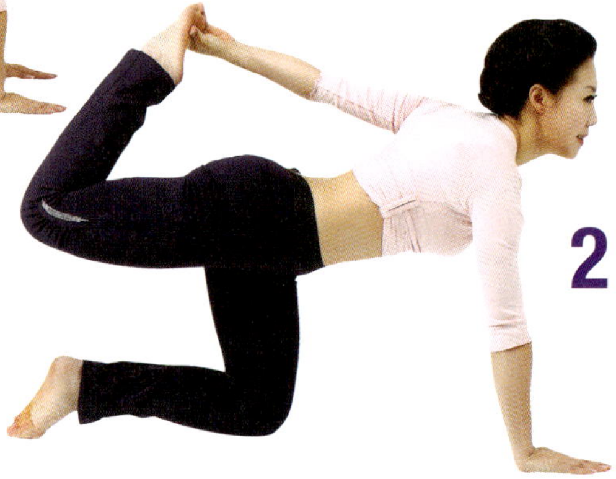

2 무릎을 구부려
오른쪽 다리를 들어 올리고
왼팔로 오른발을 잡는다.

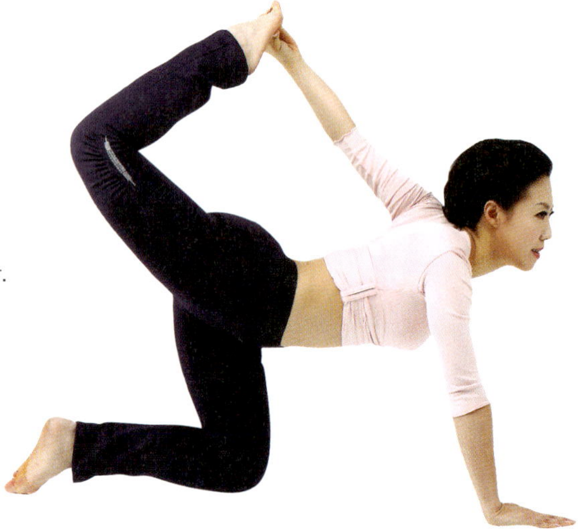

3 숨을 들이마시며 오른쪽 다리를
더욱 높이 들어 올린다.
이 자세에서 마음속으로 열을 센다.
숨을 내쉬며 다시 기는 자세를 한다.

4 반대 방향으로도 똑같이 한다.
좌우 번갈아 3회씩 반복한다.

동작 순서

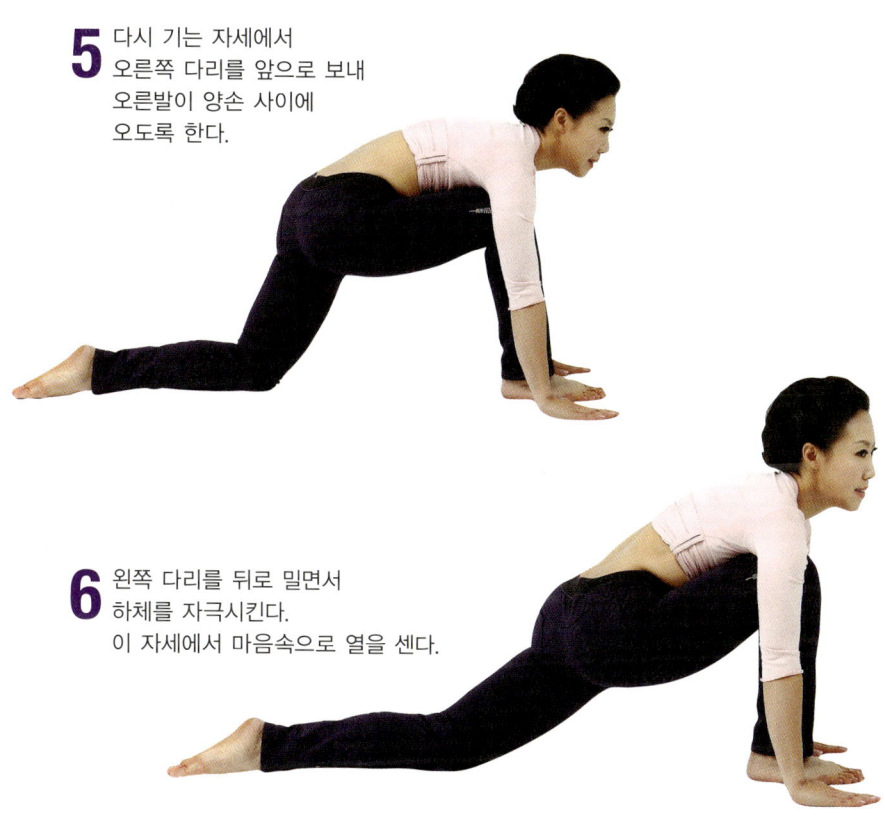

5 다시 기는 자세에서 오른쪽 다리를 앞으로 보내 오른발이 양손 사이에 오도록 한다.

6 왼쪽 다리를 뒤로 밀면서 하체를 자극시킨다. 이 자세에서 마음속으로 열을 센다.

7 다리를 바꿔 똑같이 한다. 좌우 번갈아 3회씩 반복한다.

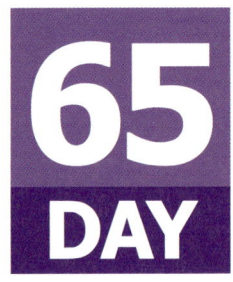

고양이 자세 응용 II

탄탄한 몸 만들기

어깨와 척추 피로를 해소하고 요통을 완화하며 특히 옆구리 군살 제거에 탁월하다. 양쪽 팔 길이가 다르거나 어깨의 유연성이 부족한 경우, 혹은 팔을 잘 펴기 힘들 때 큰 효과를 볼 수 있다. 생리통을 완화시키기도 한다.

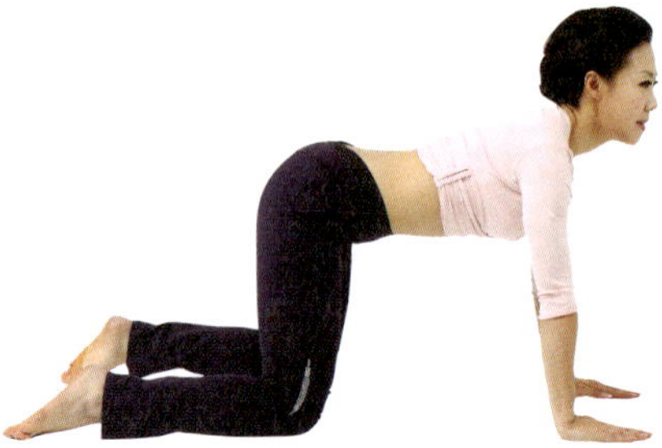

1 무릎을 골반 너비로 벌려 기는 자세를 한다.
양손은 어깨너비로 벌린다.

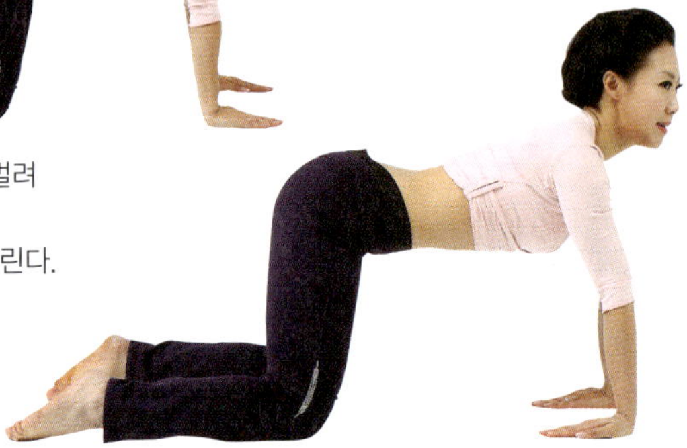

2 손가락이 몸 쪽을 향하게 하여 손바닥을 바닥에 댄다.

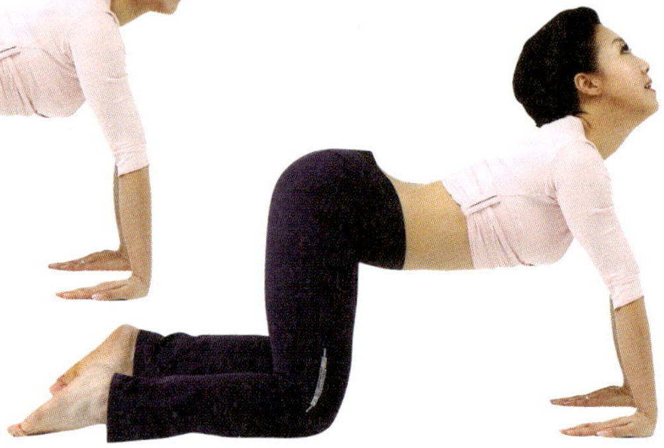

3 숨을 들이마시며
고개를 들어 뒤로 젖히고 배를 낮춘다.
이 자세에서 마음 속으로 다섯을 센다.

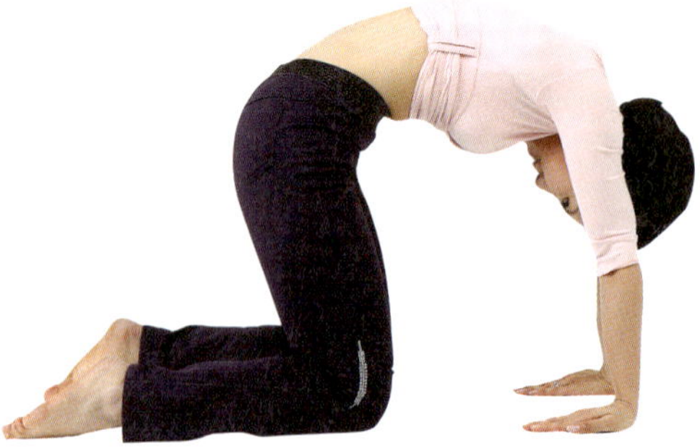

4 숨을 내쉬며 등을 동그랗게 말아 올리면서 고개를 숙여 단전을 바라본다.
이 자세에서 마음속으로 다섯을 센다.
3회 반복한다.

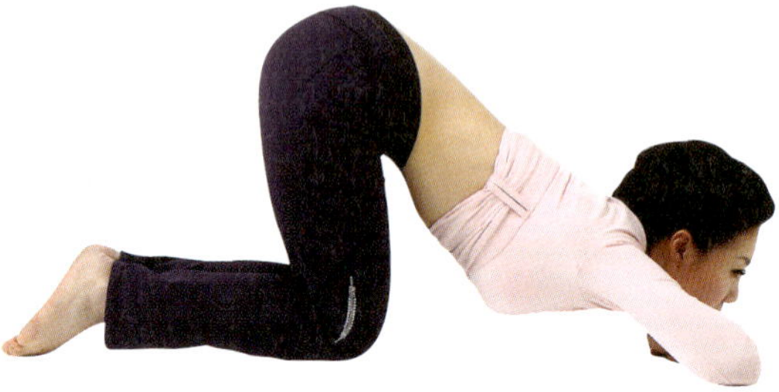

5 다시 기는 자세를 한 다음 양 무릎을 붙이고 양손을 턱밑에 둔다.

동작 순서

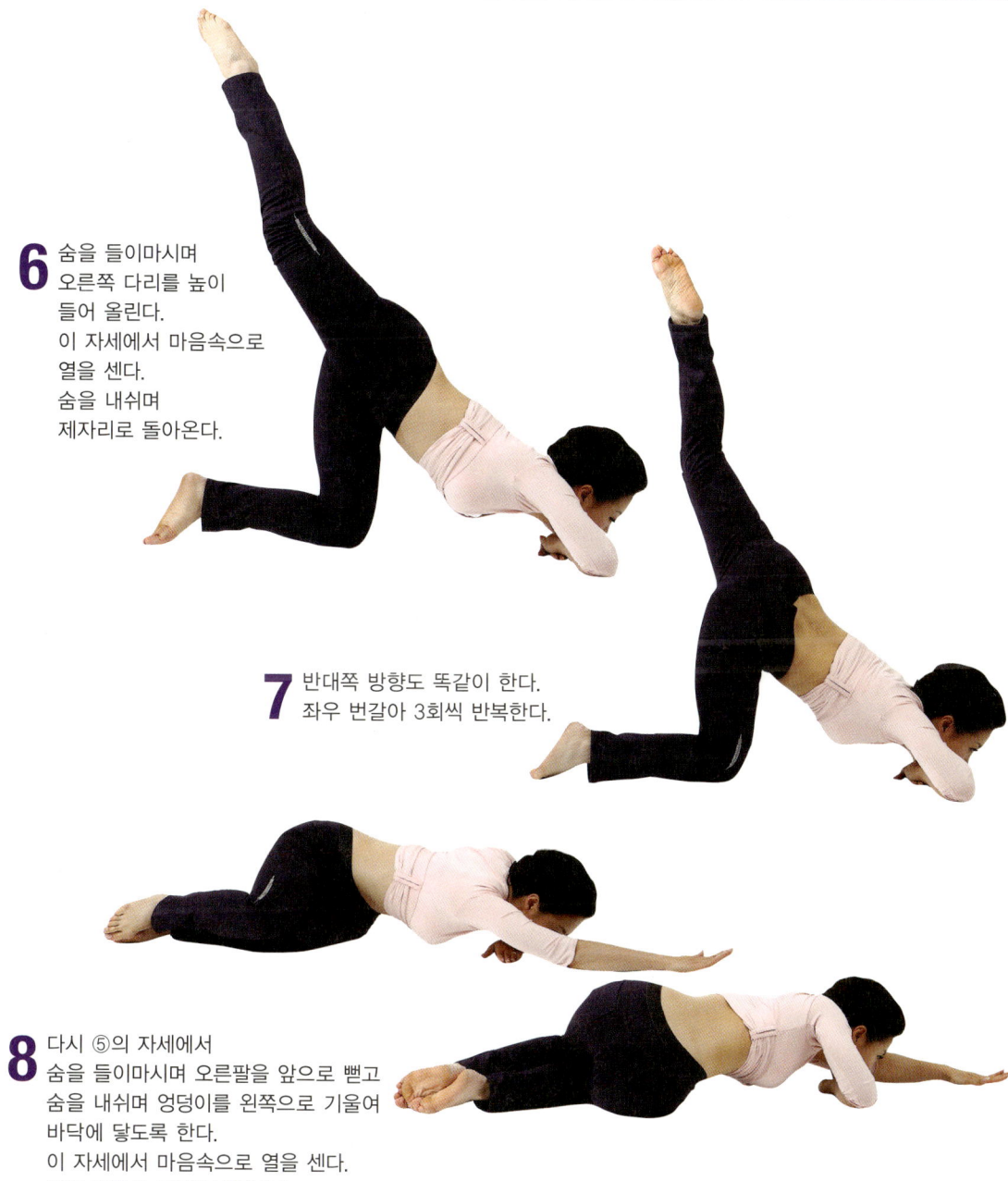

6 숨을 들이마시며
오른쪽 다리를 높이
들어 올린다.
이 자세에서 마음속으로
열을 센다.
숨을 내쉬며
제자리로 돌아온다.

7 반대쪽 방향도 똑같이 한다.
좌우 번갈아 3회씩 반복한다.

8 다시 ⑤의 자세에서
숨을 들이마시며 오른팔을 앞으로 뻗고
숨을 내쉬며 엉덩이를 왼쪽으로 기울여
바닥에 닿도록 한다.
이 자세에서 마음속으로 열을 센다.
좌우 번갈아 5회씩 반복한다.

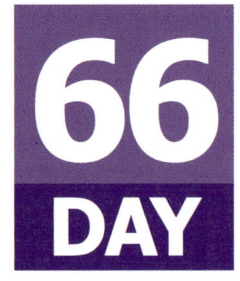

코브라 자세와 발끝 바라보기

탄탄한 몸 만들기

복근을 강화하고 변비를 예방해준다. 두통, 어지러움을 호소하는 사람에게 효과적이며 스트레스를 풀어주고 불안과 긴장을 해소해 마음을 차분하게 해준다.

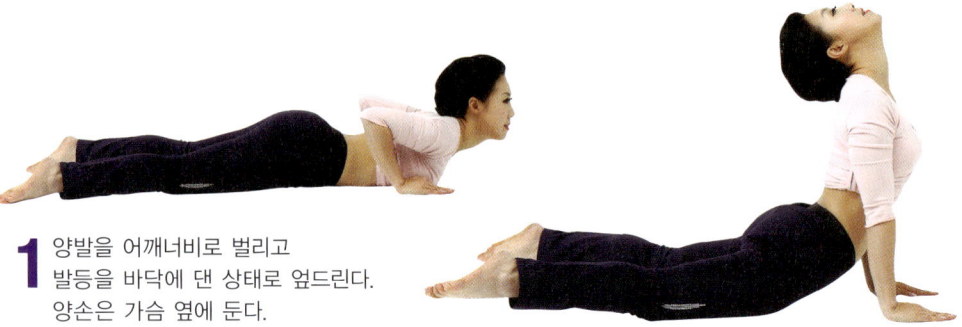

1 양발을 어깨너비로 벌리고 발등을 바닥에 댄 상태로 엎드린다. 양손은 가슴 옆에 둔다.

2 숨을 들이마시며 상체를 들어 올리고 고개를 들어 천장을 바라본다. 이 자세에서 마음속으로 열을 센다.

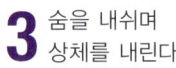

3 숨을 내쉬며 상체를 내린다.

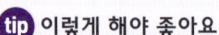

tip 이렇게 해야 좋아요

1 요가를 꾸준히 한 사람이라면 양다리를 동시에 들어 올린다. 유연성이 좋을 경우 고개를 오른쪽으로 돌릴 때 왼 발꿈치를 바라보면 더 효과적이다.

2 엎드린 상태에서 상체를 일으킬 때 손바닥으로 바닥을 미는 듯한 느낌을 갖되 허리 힘으로 세운다.

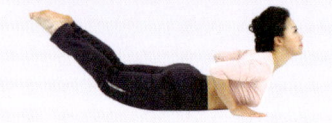

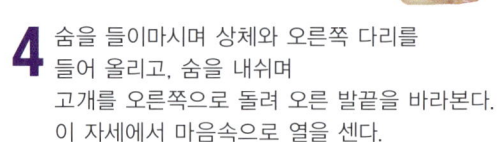

4 숨을 들이마시며 상체와 오른쪽 다리를 들어 올리고, 숨을 내쉬며 고개를 오른쪽으로 돌려 오른 발끝을 바라본다. 이 자세에서 마음속으로 열을 센다.

동작 순서

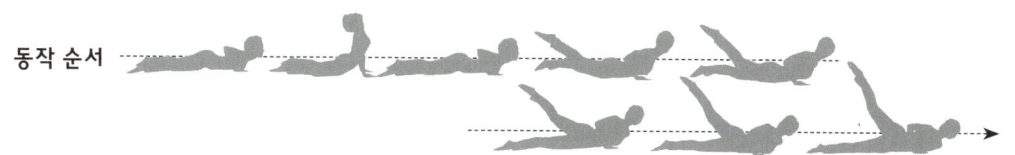

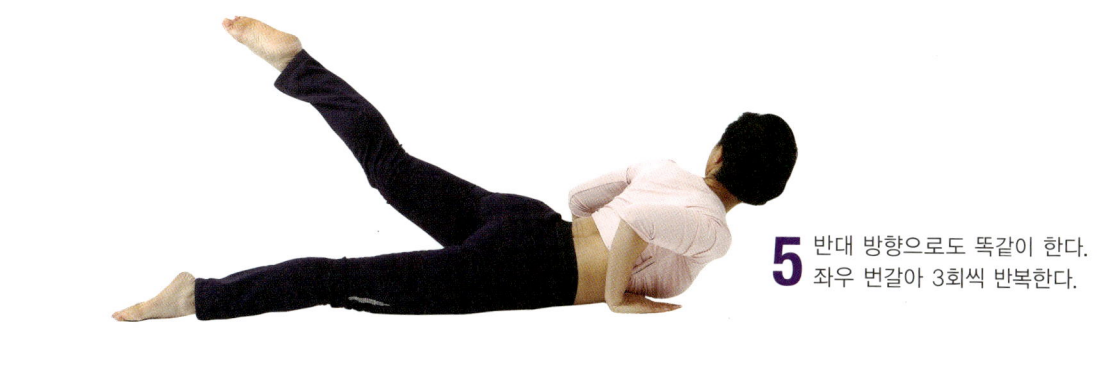

5 반대 방향으로도 똑같이 한다.
좌우 번갈아 3회씩 반복한다.

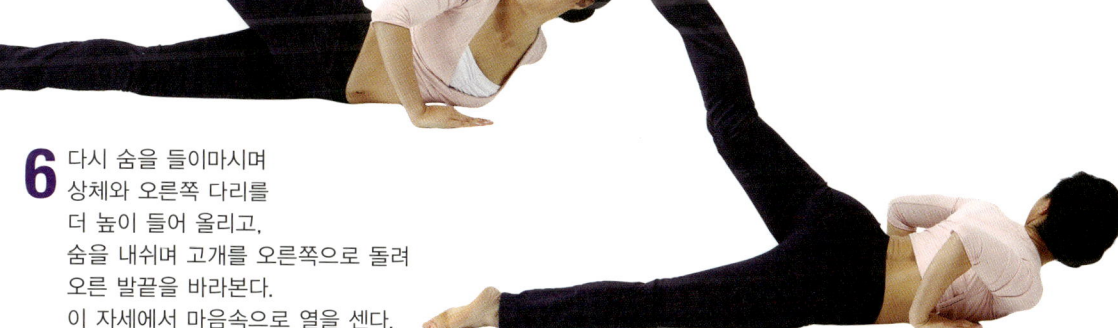

6 다시 숨을 들이마시며
상체와 오른쪽 다리를
더 높이 들어 올리고,
숨을 내쉬며 고개를 오른쪽으로 돌려
오른 발끝을 바라본다.
이 자세에서 마음속으로 열을 센다.

7 반대 방향으로도 똑같이 한다.
좌우 번갈아 3회씩 반복한다.

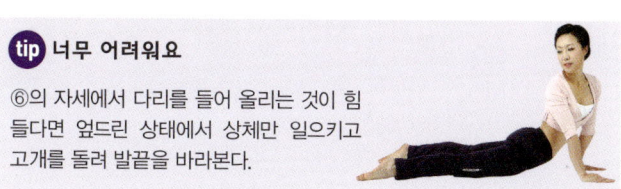

tip 너무 어려워요
⑥의 자세에서 다리를 들어 올리는 것이 힘
들다면 엎드린 상태에서 상체만 일으키고
고개를 돌려 발끝을 바라본다.

67 DAY

탄탄한 몸 만들기

개 자세

몸 전체를 축 늘어뜨릴 때 피로가 해소될 뿐 아니라 관절이 강화되어 관절염을 예방하고 어깨 통증을 완화시킨다. 호흡기 질환이나 폐 질환을 앓는 사람, 각종 스트레스를 받는 직장인에게 추천하는 자세다.

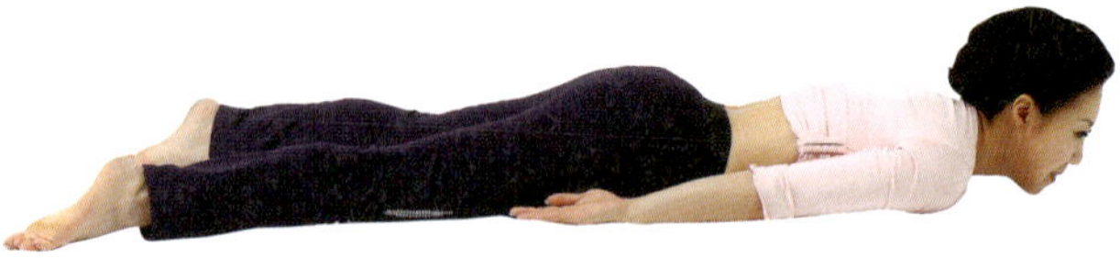

1 바닥에 엎드려 양다리를 어깨너비로 벌린다.

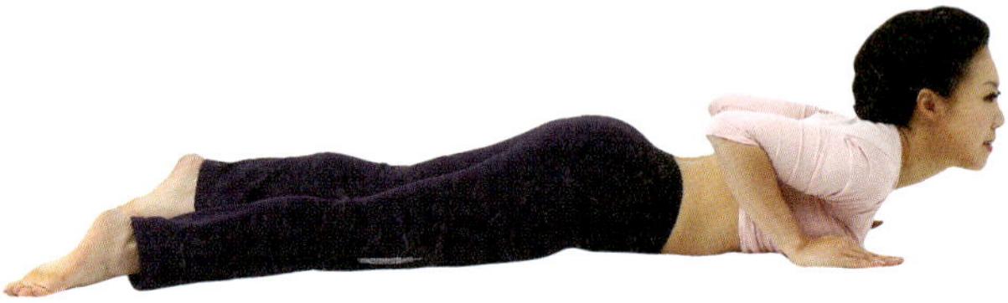

2 양손은 가슴 옆에 둔다.

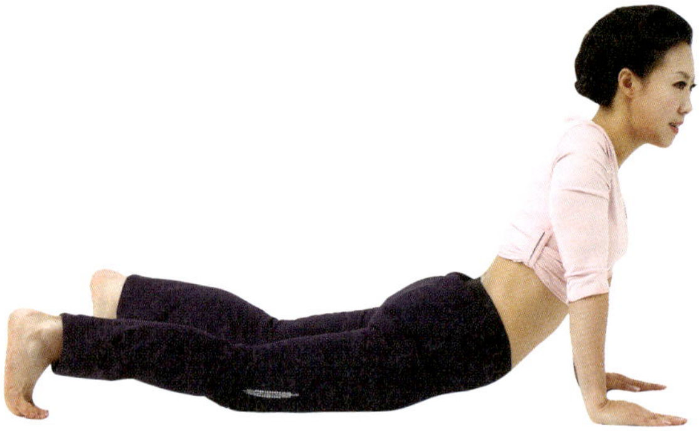

3 양 발끝을 바닥에 댄다. 양손으로 바닥을 밀면서 양팔을 펴고 상체를 들어 올린다.

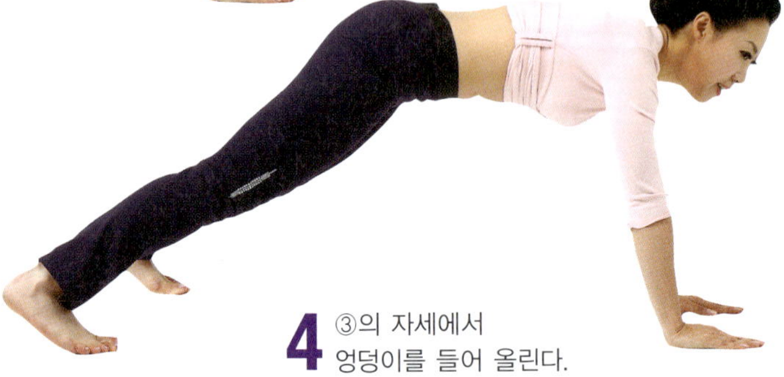

4 ③의 자세에서 엉덩이를 들어 올린다.

동작 순서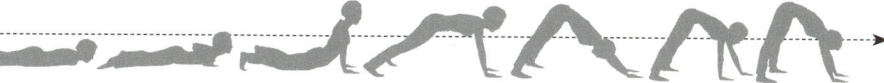

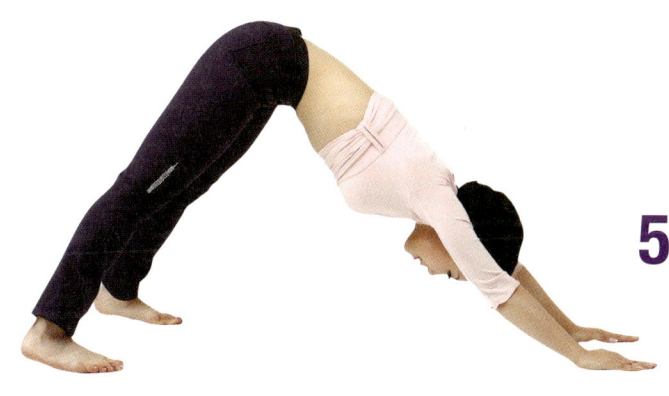

5 고개를 숙이고
상체와 하체를 모두 쭉 편 상태에서
발뒤꿈치가 바닥에 닿도록
양팔을 아래쪽으로 쓸어내린다.
이 자세에서 마음속으로 열을 센다.
①~⑤를 3회 반복한다.

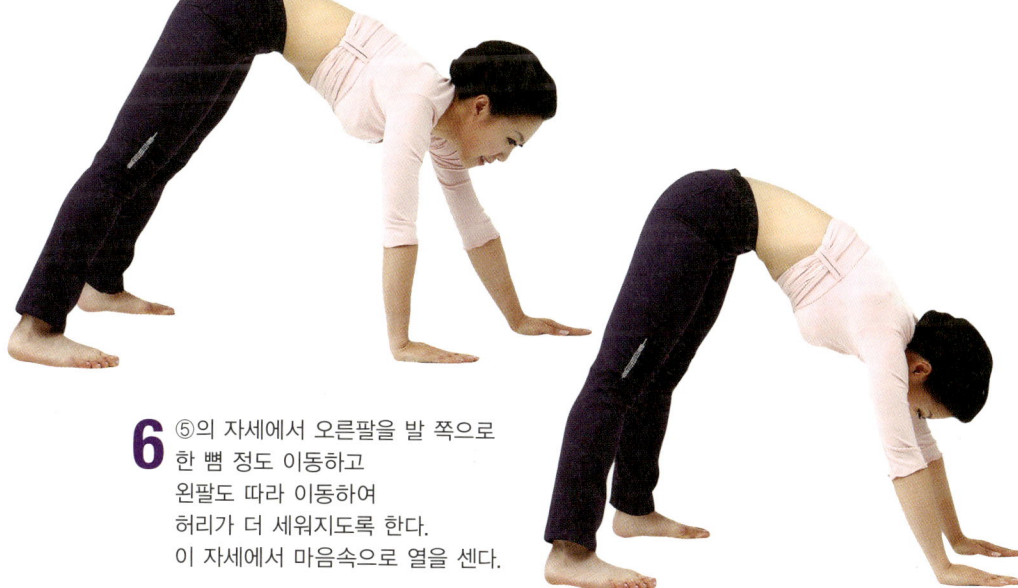

6 ⑤의 자세에서 오른팔을 발 쪽으로
한 뼘 정도 이동하고
왼팔도 따라 이동하여
허리가 더 세워지도록 한다.
이 자세에서 마음속으로 열을 센다.

외다리 자세 응용

탄탄한 몸 만들기

다리를 곧게 뻗으며 들어 올릴 때 하체 전체의 근육이 부드러워지며 엉덩이가 업되는 효과가 있다. 또 복부를 탄탄하게 하며 팔다리의 근력을 향상시킨다. 균형 감각과 집중력을 높이는 데도 도움이 된다.

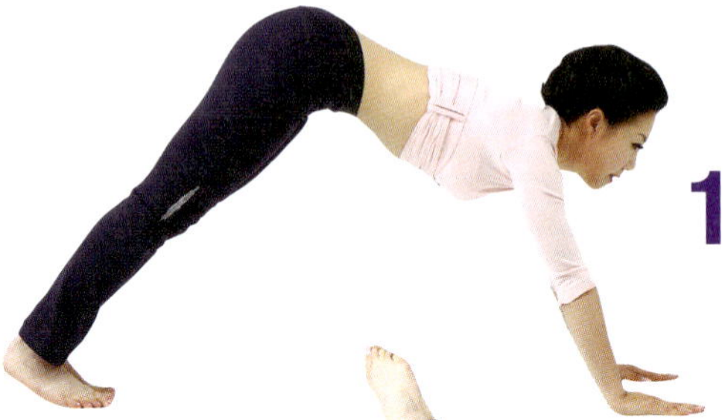

1 팔굽혀펴기를 하듯 엎드린 다음 양팔과 다리를 쭉 펴고 엉덩이를 들어 올린다.

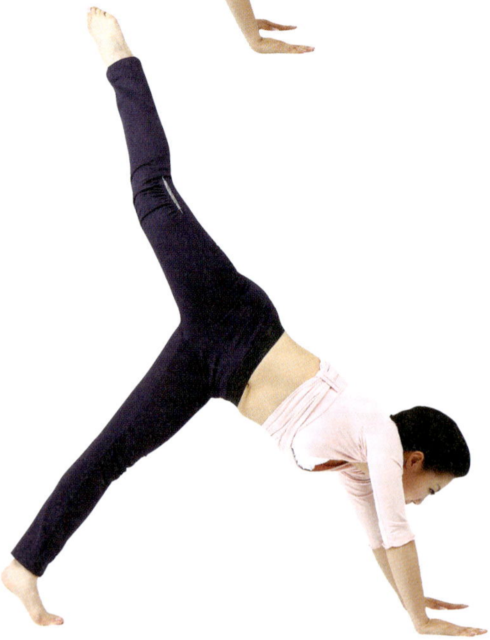

2 숨을 들이마시며 오른쪽 다리를 높이 들어 올린다. 이 자세에서 마음속으로 열을 센다. 숨을 내쉬며 다리를 내린다.

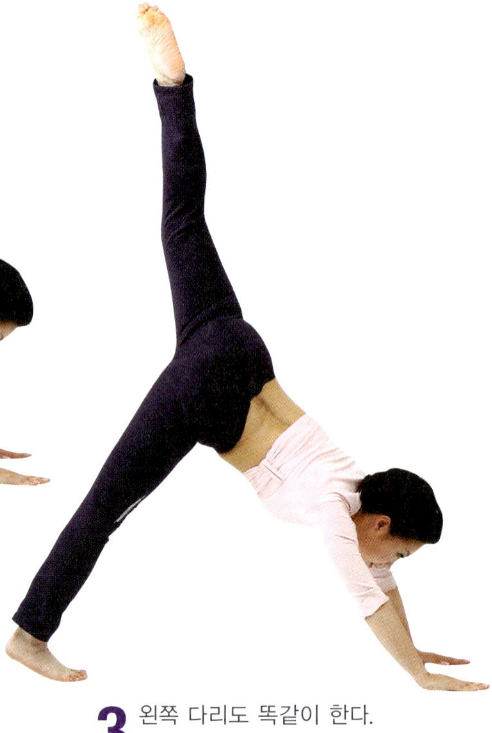

3 왼쪽 다리도 똑같이 한다. 좌우 번갈아 5회씩 반복한다.

동작 순서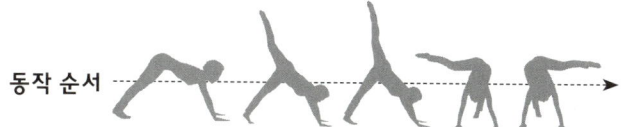

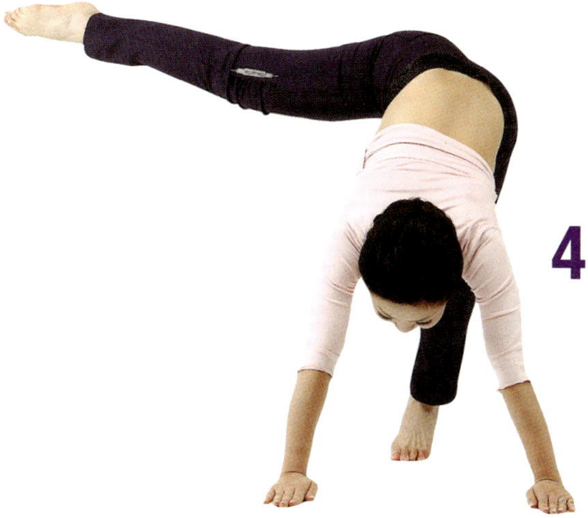

4 숨을 들이마시며
오른쪽 다리를 옆으로 들어 올린다.
이 자세에서 마음속으로 열을 센다.
숨을 내쉬며 다리를 내린다.

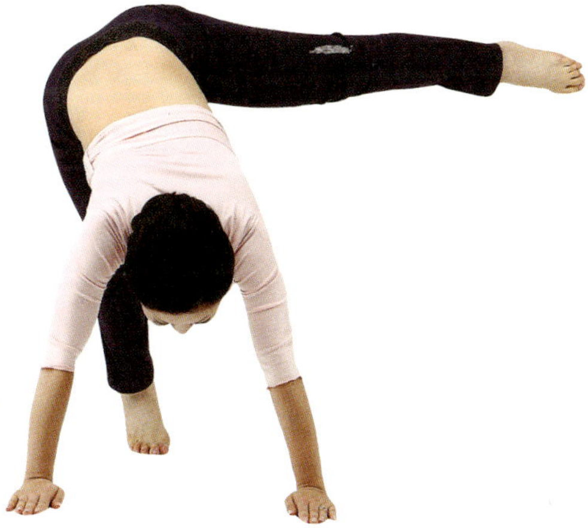

5 왼쪽 다리도 똑같이 한다.
좌우 번갈아 5회씩 반복한다.

69 DAY 쟁기 자세

탄탄한 몸 만들기

등 근육을 바로 펴고 복부 근육을 수축시키며 요통, 습관적 변비, 위장하수를 예방한다. 무기력증을 완화하고 식욕을 억제하여 비만을 방지하는 데도 효과적이다. 또한 둔부의 군살을 제거하고 하체의 혈액순환을 돕는다.

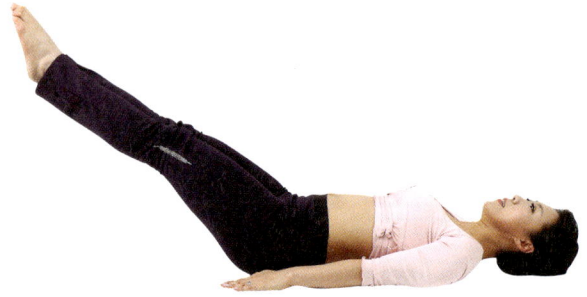

1 편안하게 눕는다.

2 양손을 엉덩이 옆에 두고 양다리를 들어 올린다.

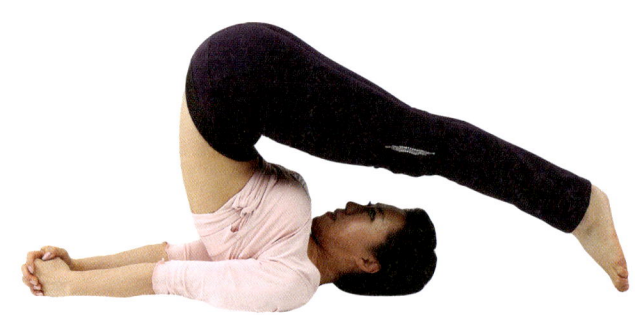

3 양다리를 머리 위로 넘겨 발끝이 바닥에 닿도록 하고, 양손을 쭉 펴서 깍지 낀다.
이 자세에서 복식호흡(들이마시는 숨 5초, 내쉬는 숨 8초)을 3회 반복한다.

tip 초보자라면 이렇게 하세요
②의 자세부터 양손으로 허리를 받쳐서 안정감을 유지한다.

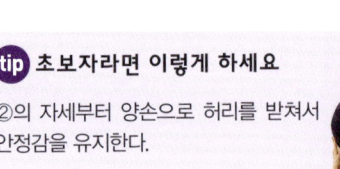

동작 순서

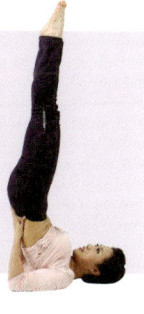

tip 이렇게 하면 더 좋아요

1 양손으로 허리를 받치고 다리를 들어 올릴 때 발과 엉덩이, 상체 부분이 거의 일자가 되도록 쭉 편다.
2 다리를 머리 뒤로 보낼 때 어깨 위로 똑바로 뻗어야 골반의 틀어짐을 막을 수 있다.

61-100 DAYS

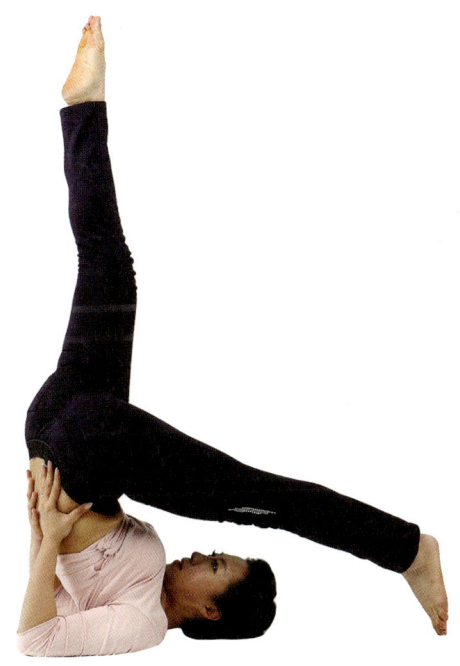

4 양손으로 허리를 받치고 오른쪽 다리를 높이 들어 올린다. 이 자세에서 마음속으로 열을 센다.

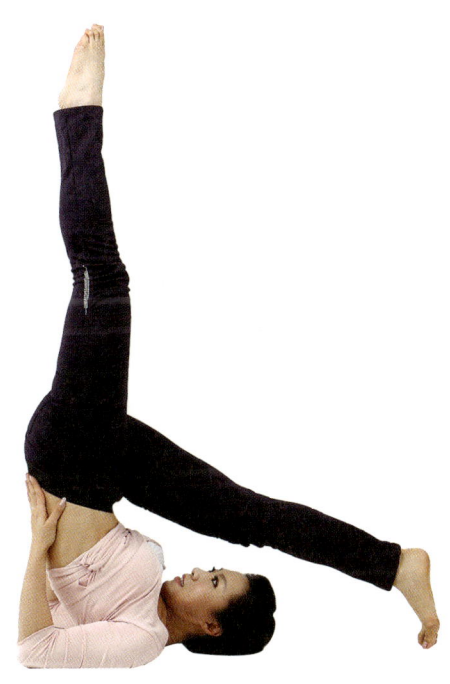

5 오른쪽 다리를 제자리로 보내고 왼쪽 다리도 똑같이 한다. 좌우 번갈아 3회씩 반복한다.

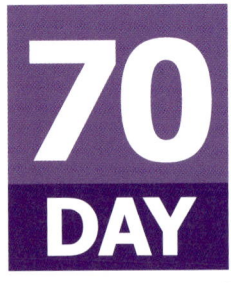

쟁기 자세 응용

탄탄한 몸 만들기

척추 전체를 자극하여 딱딱하게 굳은 등 근육을 부드럽게 하고 몸 뒷부분(목, 어깨, 등, 엉덩이, 종아리)의 군살을 없애준다. 소화 기능을 좋게 하고 변비도 해결해준다.
또한 쟁기 자세에서 좌우 이동을 꾸준히 반복하면 중심 잡는 능력이 크게 향상된다.

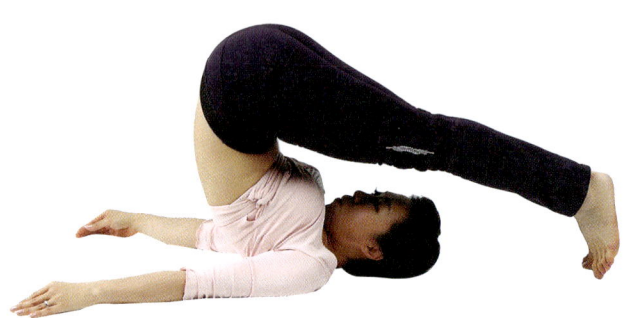

1 편안하게 누워 양손을 엉덩이 옆에 두고 양다리를 머리 뒤로 넘겨 쟁기 자세를 한다.

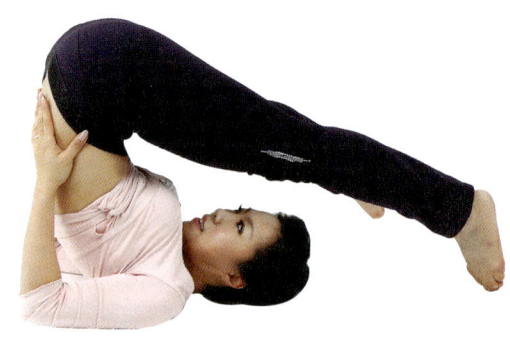

2 양손으로 허리를 받치고 오른발을 오른쪽으로 한 보 정도 이동시킨 뒤 왼발을 오른발 옆에 붙인다. 2보, 3보 단계적으로 이동한다.

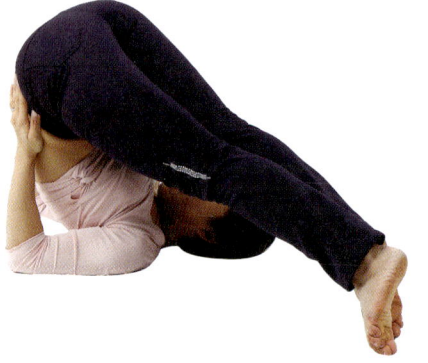

3 갔던 길로 3보 되돌아온다. 이번에는 왼쪽으로 3보 이동한 뒤 제자리로 돌아온다.

동작 순서

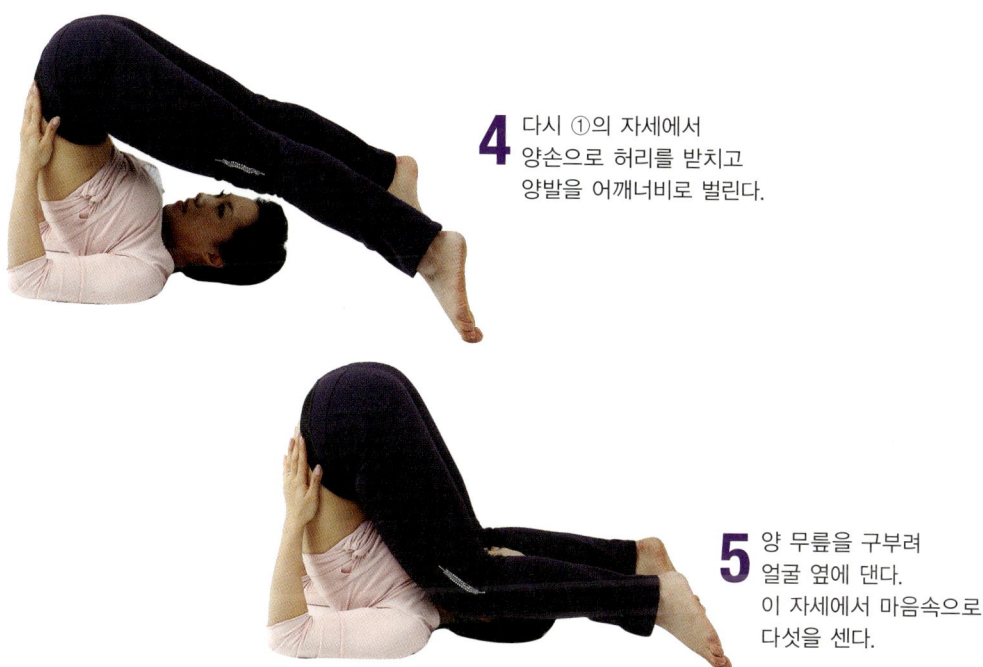

4 다시 ①의 자세에서 양손으로 허리를 받치고 양발을 어깨너비로 벌린다.

5 양 무릎을 구부려 얼굴 옆에 댄다. 이 자세에서 마음속으로 다섯을 센다.

tip 초보자라면 이렇게 하세요

⑤의 자세가 힘들면 한쪽 다리씩 한다. 먼저 오른쪽 다리를 쭉 편 상태에서 왼쪽 무릎만 구부려 얼굴 옆에 댄다. 반대쪽도 똑같이 한다.

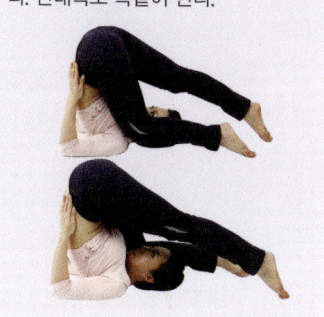

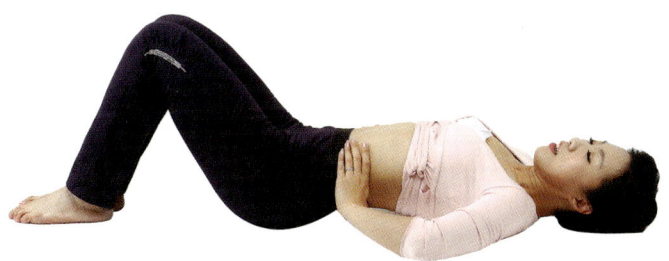

6 엉덩이를 천천히 바닥에 내리고 편안하게 누워 양손으로 허리를 주무른다.

61-100 DAYS

189

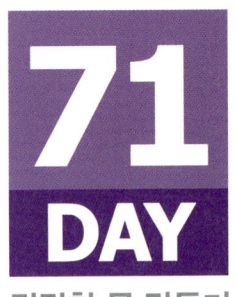

척추 마사지하기

탄탄한 몸 만들기

척추와 등 근육을 마사지하는 효과가 있다. 굳어 있는 근육을 부드럽게 하여 복부와 허리 힘을 키워준다.

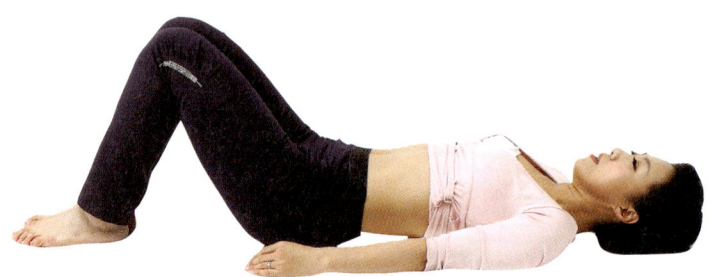

1 무릎을 구부리고 편안하게 눕는다.

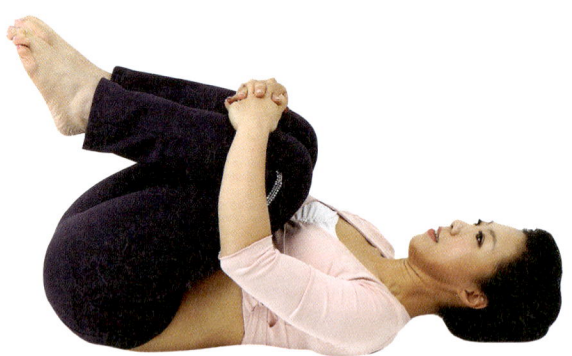

2 양 무릎을 가슴에 대고 손을 깍지 껴 양팔로 다리를 감싸 안는다.

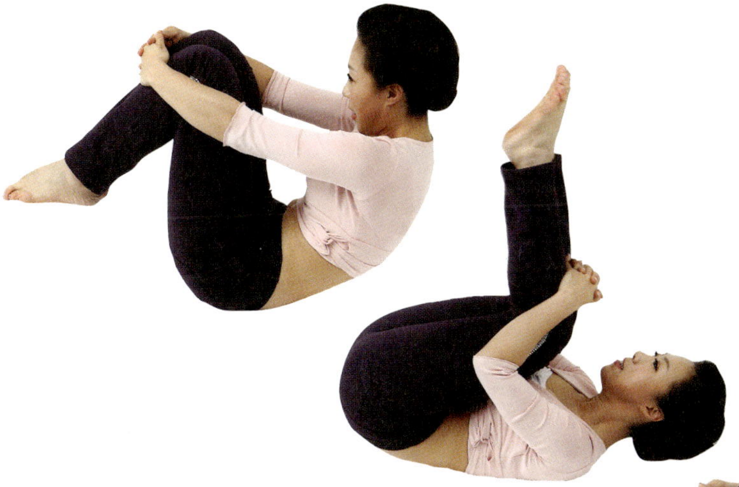

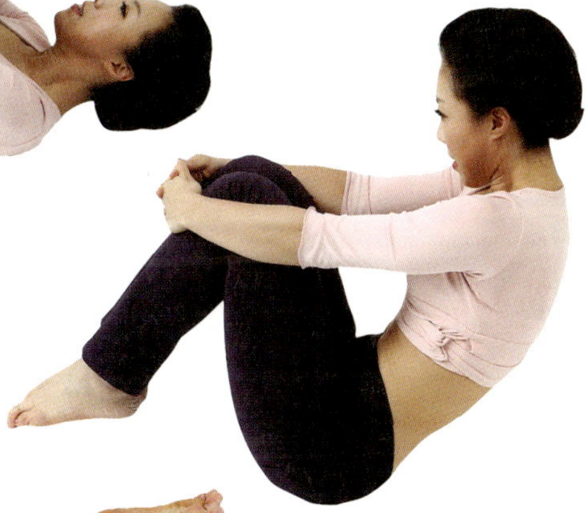

동작 순서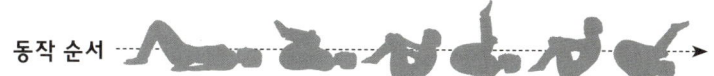

3 척추를 롤링하며 마사지하듯 전체를 자극한다. 30회 반복한다.

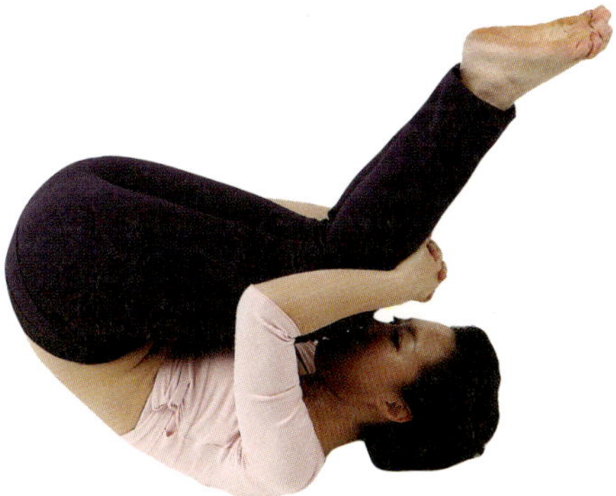

72 DAY

탄탄한 몸 만들기

어깨서기 자세

하체의 부기를 없애고 신체의 균형과 마음의 안정을 도와주는 자세. 몸에 생기가 넘치고 힘을 갖게 해주는 전신 운동으로 두통과 피로감, 불면증도 없애준다.

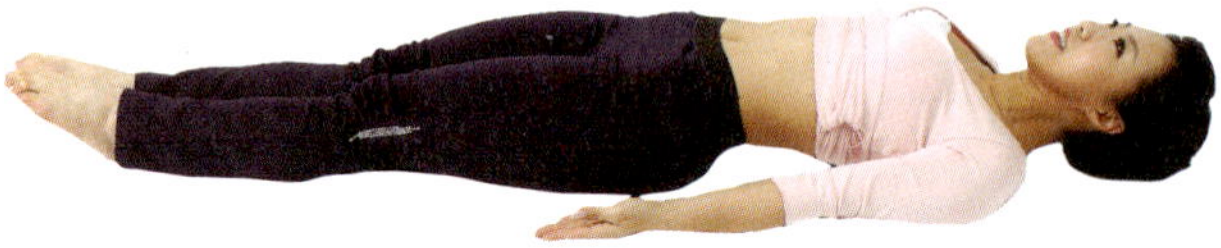

1 편안하게 눕는다.

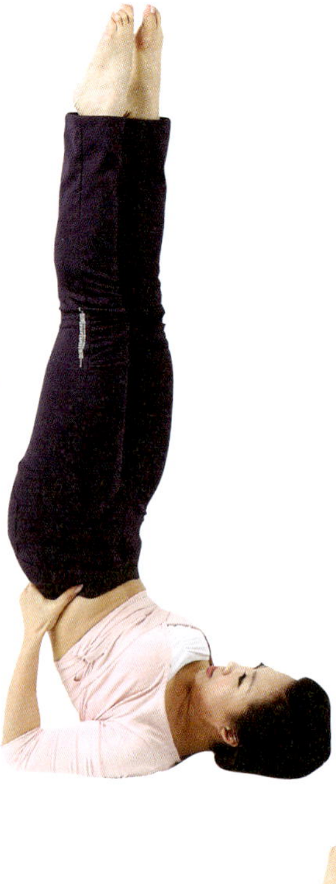

2 양다리를 높이 들어 올리고 양손으로 허리를 받친다.

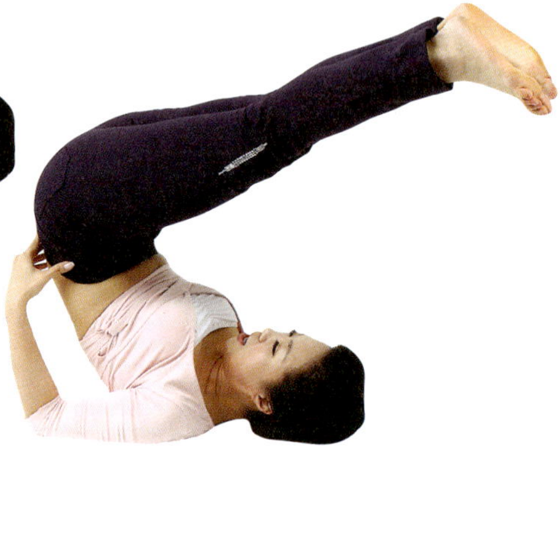

3 배에 힘을 주고 양다리를 머리 쪽으로 최대한 넘긴다.

동작 순서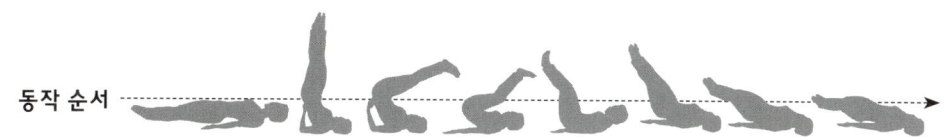

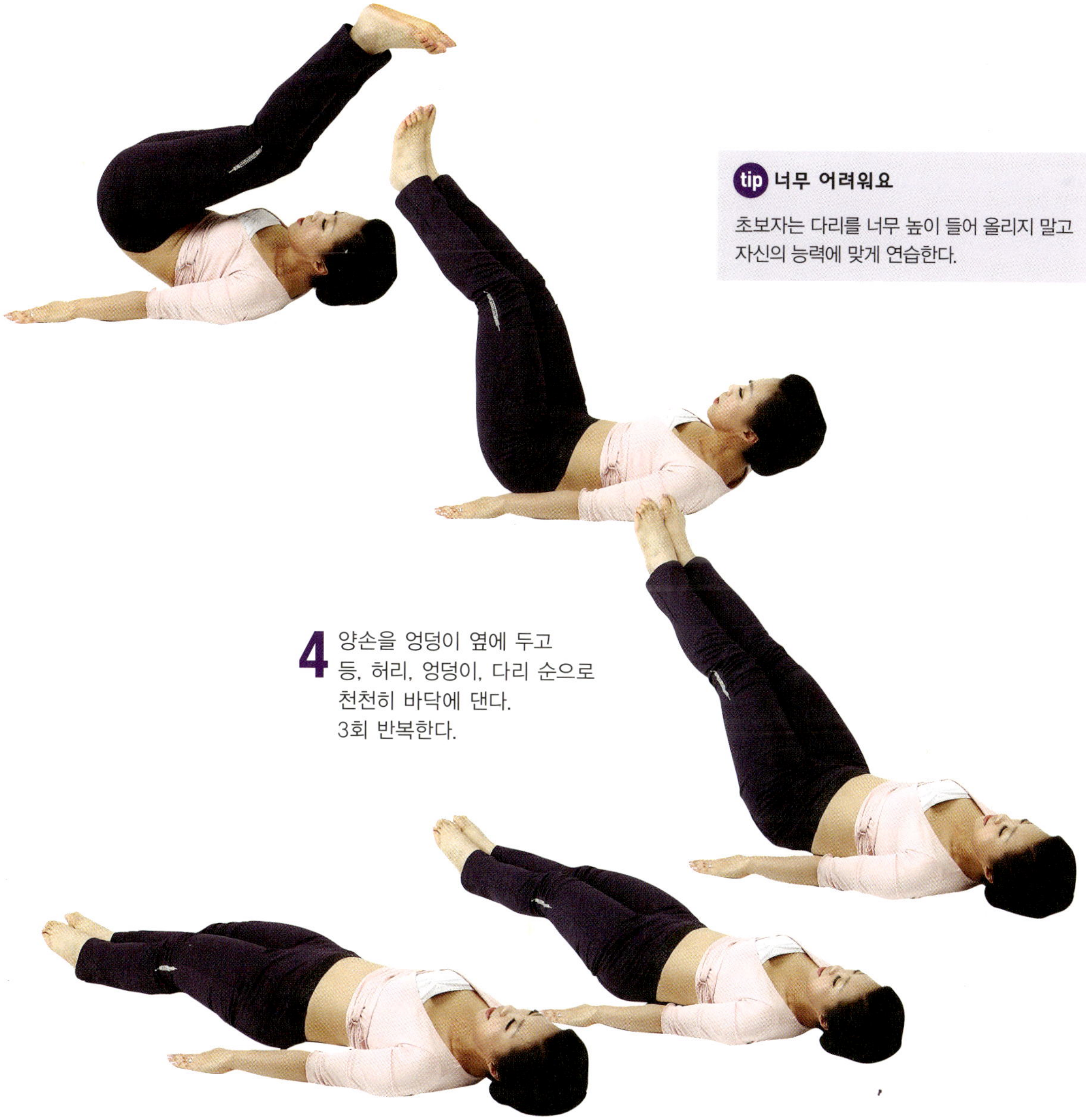

> **tip 너무 어려워요**
> 초보자는 다리를 너무 높이 들어 올리지 말고 자신의 능력에 맞게 연습한다.

4 양손을 엉덩이 옆에 두고 등, 허리, 엉덩이, 다리 순으로 천천히 바닥에 댄다. 3회 반복한다.

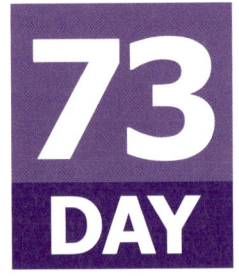

반활 자세와 활 자세

탄탄한 몸 만들기

굽은 등 근육을 자극하여 내장 활동을 도와주고, 딱딱해진 어깨와 가슴을 확장하며, 편안한 마음을 갖게 한다. 대둔근을 강화시켜 탄력 있는 엉덩이를 만들어주며 히프업 효과도 볼 수 있다.

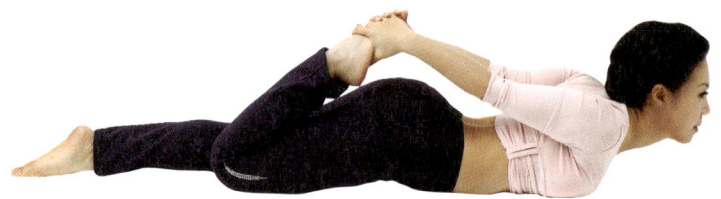

1 편안하게 엎드린다.

2 오른쪽 무릎을 구부려 양손으로 오른발을 잡는다.

3 숨을 들이마시며 상체와 오른발을 동시에 들어 올린다. 이 자세에서 마음속으로 열을 세고, 숨을 내쉬며 상체와 오른발을 내린다.

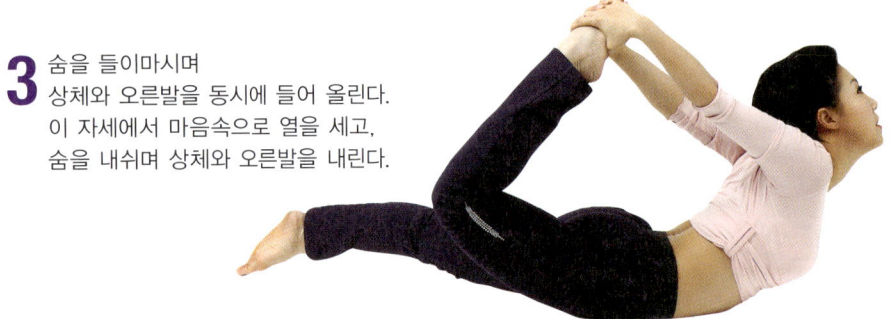

4 반대 방향으로도 똑같이 한다. 좌우 번갈아 5회씩 반복한다.

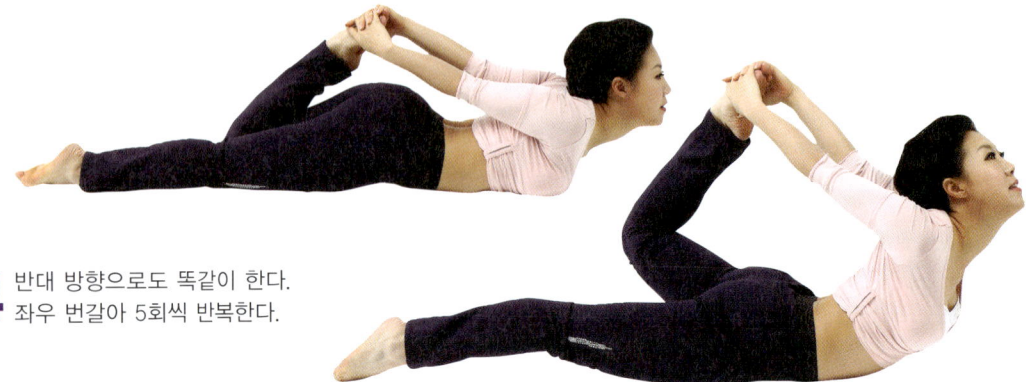

동작 순서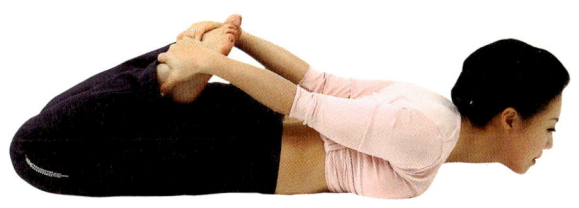

5 ①의 자세에서 양손으로 양 발목을 잡는다.

6 숨을 들이마시며 상체와 하체를 동시에 쭉 끌어 올리고 고개를 들어 천장을 바라본다. 이 자세에서 마음속으로 다섯을 세고, 숨을 내쉬며 상체와 하체를 내린다. 5회 반복한다.

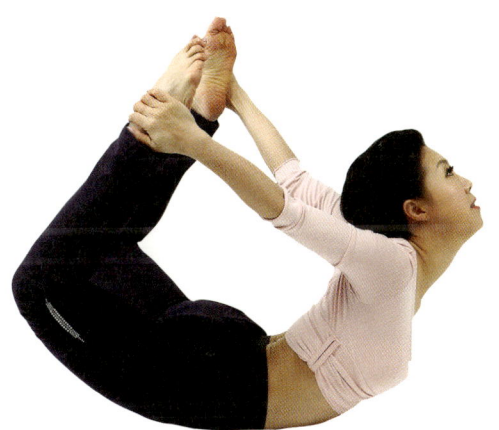

61-100 DAYS

> **tip 초보자라면 이렇게 하세요**
>
> 엎드려서 양손은 엉덩이 옆에 두고 오른쪽 다리를 높이 들어 올린다. 반대 방향도 똑같이 한 뒤 숨을 들이마시며 양팔, 양다리, 고개를 동시에 들어 올린다.
>
>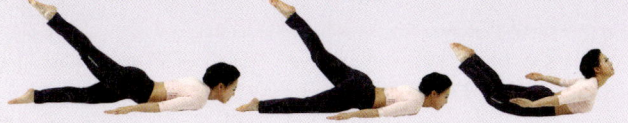

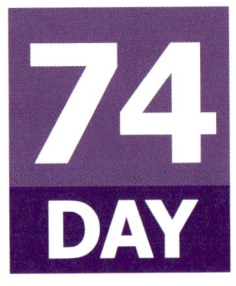

74 DAY
탄탄한 몸 만들기

낙타 자세 응용

평소 앉아서 일하는 직장인들의 허리 피로를 해소시키며 복부, 골반, 어깨 전체를 자극하여 내분비 기능을 돕는다. 바른 자세를 갖게 하는 동시에 몸과 마음을 부드럽게 하고 자신감이 생기게 도와준다.

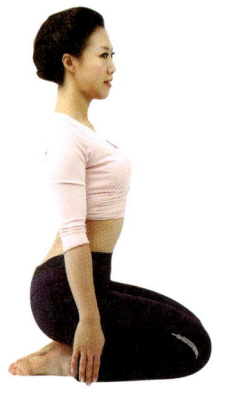

1 무릎을 꿇고 앉는다.

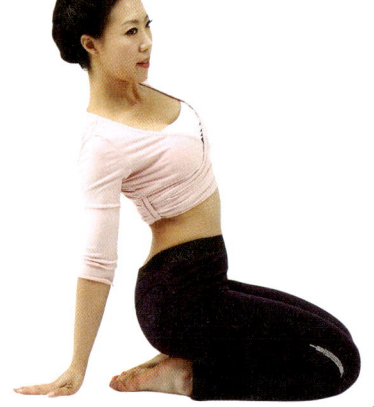

2 오른손을 오른발 뒤에 둔다.

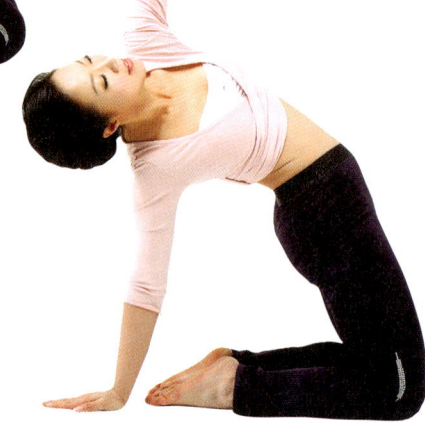

3 숨을 들이마시며 왼팔과 엉덩이를 높이 들어 올린다.
시선은 왼 손끝을 바라본다.
이 자세에서 마음속으로 열을 센다.
반대 방향으로도 똑같이 한다.
좌우 번갈아 3회씩 반복한다.

tip 이렇게 하면 안 돼요
유연성이 부족하거나 운동이 익숙하지 않은 남성의 경우 절대 무리하지 말고 몸을 조금만 들어 올린다.

동작 순서

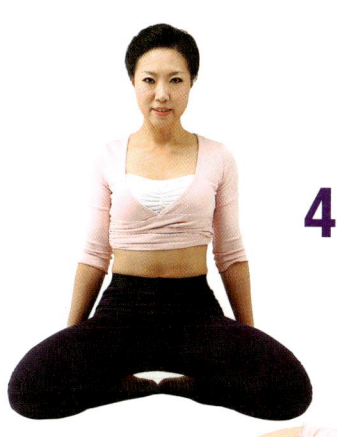

4 무릎을 꿇고 앉은 상태에서 무릎을 넓게 벌리고 양 발가락을 붙인다.

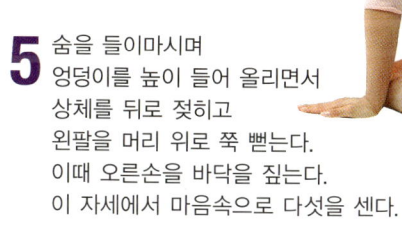

5 숨을 들이마시며 엉덩이를 높이 들어 올리면서 상체를 뒤로 젖히고 왼팔을 머리 위로 쭉 뻗는다. 이때 오른손을 바닥을 짚는다. 이 자세에서 마음속으로 다섯을 센다.

6 반대 방향으로도 똑같이 한다. 좌우 번갈아 3회씩 반복한다.

---

tip 낙타 자세 좀 더 쉽게 하는 노하우

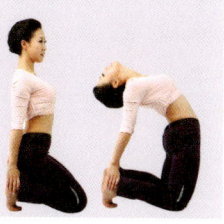

1 발목을 꺾어 발끝을 바닥에 대고 엉덩이를 발뒤꿈치 위에 둔다.
2 양손으로 발목을 잡고 숨을 들이마시며 엉덩이를 높이 들어 올린다. 고개는 뒤로 젖혀 천장을 바라본다.

61-100 DAYS

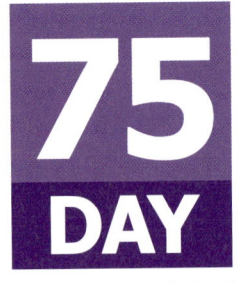

골반저 근육 강화 자세

탄탄한 몸 만들기

골반저 근육이란 요도, 항문, 질 아랫부분을 감싸고 있는 근육을 말한다. 이 자세는 골반저 근육의 수축과 이완 운동을 통해 요실금과 과민성 방광염을 예방하고 약해진 골반을 튼튼하게 하는 효과가 있다.

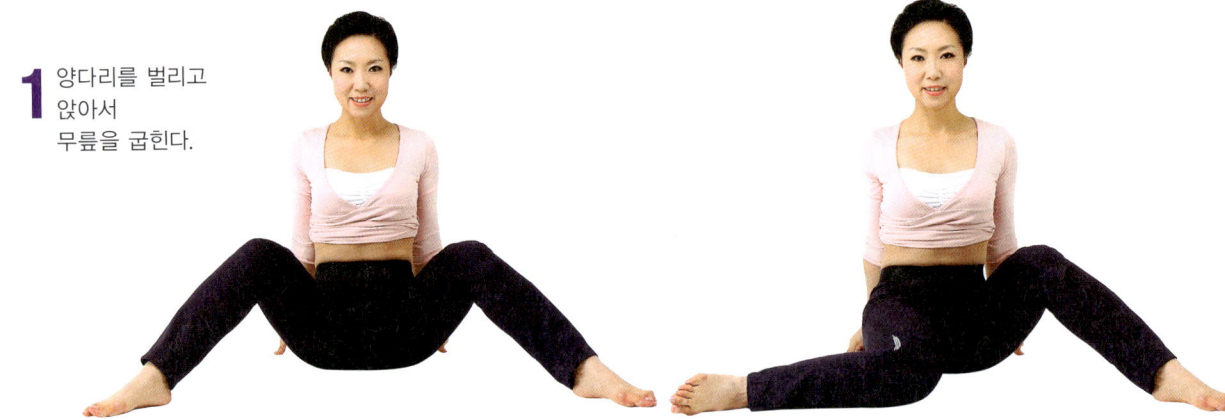

1 양다리를 벌리고 앉아서 무릎을 굽힌다.

2 양손으로 엉덩이 뒤쪽 바닥을 짚고 숨을 들이마시며 척추를 바로 세운다.

3 숨을 내쉬며 오른쪽 다리를 안쪽으로 구부리면서 무릎이 바닥에 닿도록 노력한다. 이때 괄약근을 조인다.

동작 순서

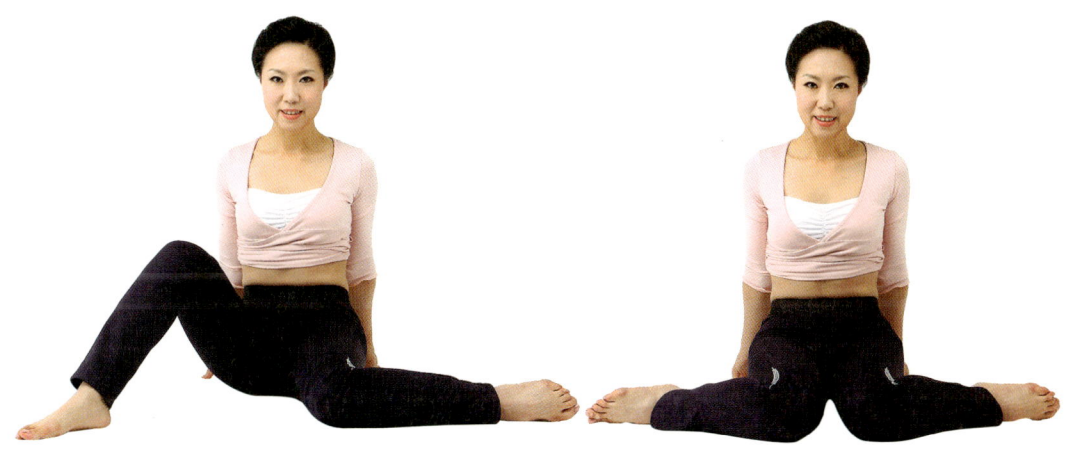

4 숨을 들이마시며 처음 자세로 돌아오면서 괄약근을 푼다.

5 다시 숨을 내쉬며 왼쪽 다리를 안쪽으로 구부린다. 이때 괄약근을 조인다.

6 양다리를 동시에 안쪽으로 모으면서 괄약근을 강하게 조인다.
이 자세에서 마음속으로 열을 센다.
10회 반복한다.

*괄약근을 조이는 게 이해되지 않는다면 소변을 보다 잠시 멈추는 느낌을 떠올려보자.

76 DAY 박쥐 자세

탄탄한 몸 만들기

하체의 피로를 풀어주어 유연성을 높이고 허벅지와 종아리 라인을 예쁘게 만들어준다.
고관절을 이완시켜 근육통은 물론 전립선염, 배뇨 장애를 예방한다.

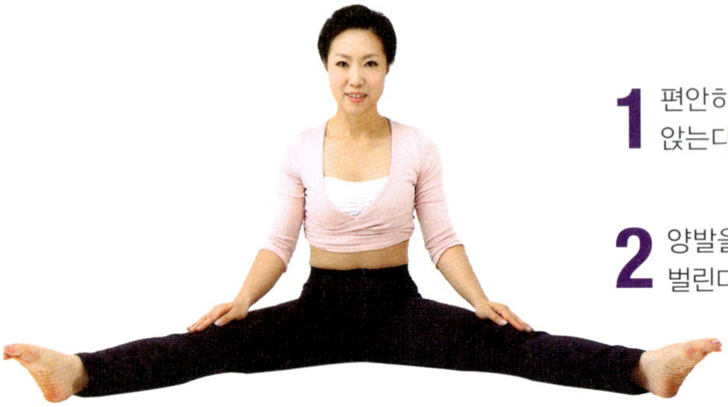

1 편안하게 앉는다.

2 양발을 120도 정도로 벌린다.

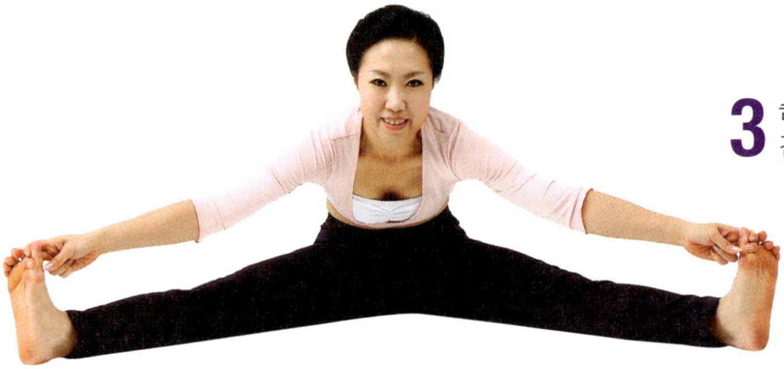

3 숨을 들이마시며 양손의 검지와 중지를 엄지발가락에 건다.

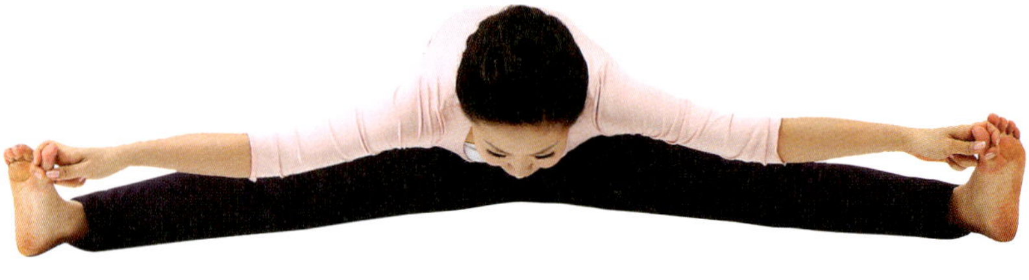

4 숨을 내쉬며 상체를 앞으로 숙인다.
이 자세에서 마음속으로 열을 센다.
3회 반복한다.
숨을 들이마시며 ③의 자세로 돌아온다.

tip 이렇게 하면 안 돼요
처음부터 무리하게 다리를 많이 벌리려고 하지 말고 차츰 늘려나가도록 한다.

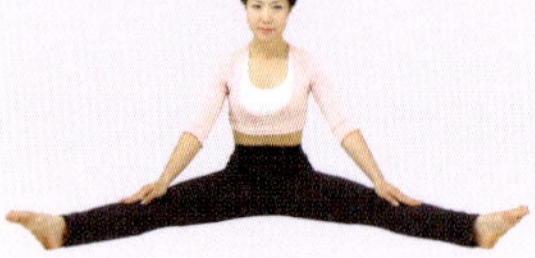

동작 순서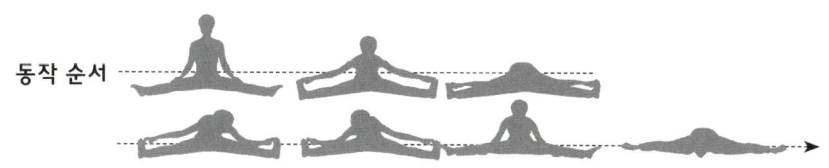

> **tip** 이렇게 하면 더 좋아요
>
> 하체가 전체적으로 자주 붓거나 딱딱한 사람은 발끝을 쭉 펴고, 하체의 뒷부분 경직이 심하면 발끝을 몸 쪽으로 꺾어야 근육이 부드러워진다.

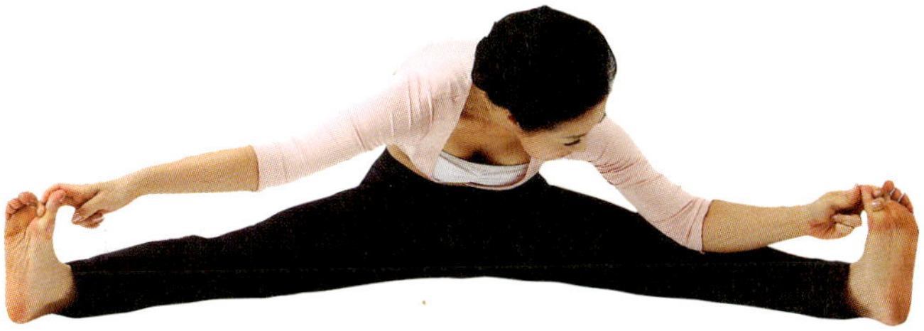

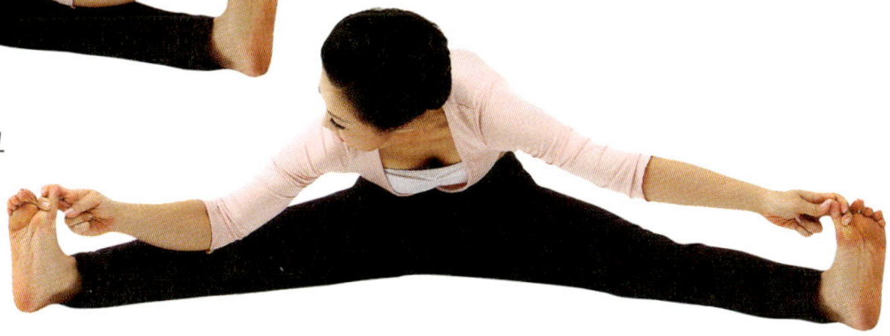

5 숨을 내쉬며 상체를 왼쪽으로 숙이고 이 자세에서 마음속으로 열을 센다. 3회 반복한다. 숨을 들이마시며 ③의 자세로 돌아온다. 반대 방향으로도 똑같이 한다. 잘 안 되는 쪽을 더 많이 한다.

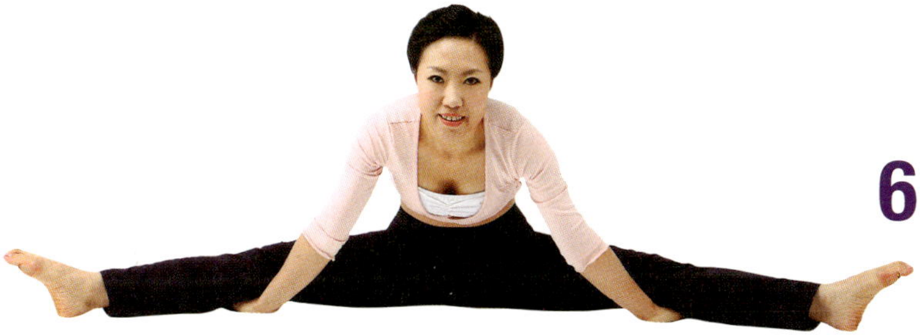

6 숨을 내쉬며 상체를 앞으로 숙여 양팔을 무릎 밑에 두고 가슴이 바닥에 닿도록 노력한다. 이 자세에서 마음속으로 다섯을 센다. 5회 반복한다.

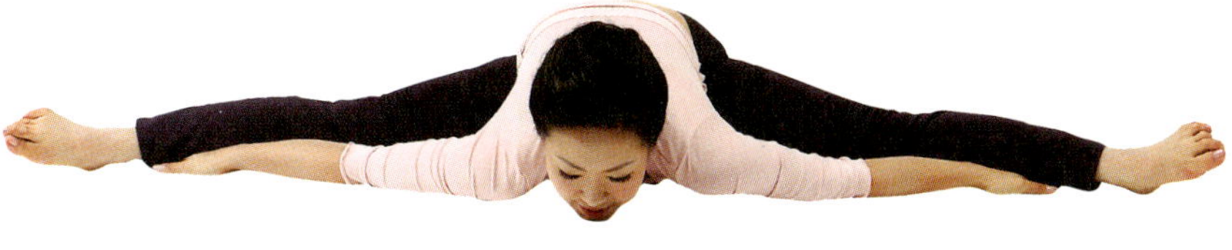

77 DAY

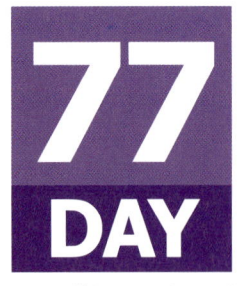

탄탄한 몸 만들기

소머리 자세

동작 순서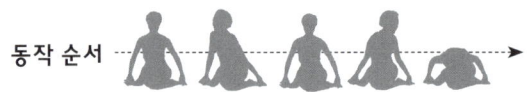

우울한 기분을 날리고 골반 수축력이 좋아지게 하는 활력 자세. 여성의 경우 요실금을 막아주고 허벅지 다이어트에 효과적이다.

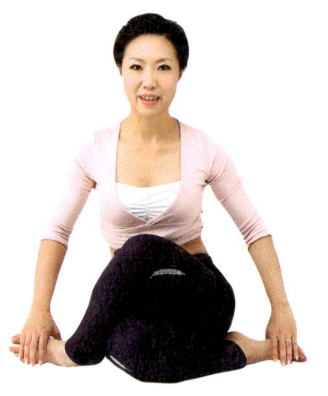

1 무릎을 포개고 앉아 양손으로 양발을 잡은 뒤 숨을 들이마시면서 척추를 바로 세운다.

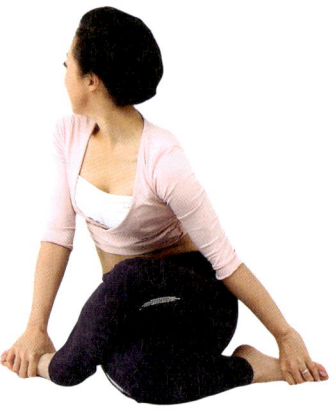

2 숨을 내쉬며 상체를 오른쪽으로 비틀고 괄약근을 꽉 조인다. 이 자세에서 마음속으로 열을 센다.

3 숨을 들이마시며 처음 자세로 돌아온다.

4 숨을 내쉬며 상체를 왼쪽으로 비틀며 괄약근을 꽉 조인다. 이 자세에서 마음속으로 열을 센다. 좌우 번갈아 5회씩 반복한다.

tip 초보자라면 이렇게 하세요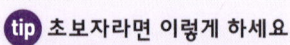

①의 자세로 앉기 힘들 때는 먼저 기는 자세를 한 뒤 왼쪽 무릎을 앞으로 교차시켜 포갠다. 이 상태에서 그대로 엉덩이를 내리고 앉아 양손으로 발을 잡는다.

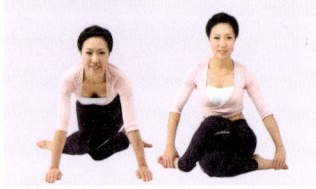

5 숨을 들이마시며 다시 처음 자세로 돌아온 뒤 숨을 내쉬며 상체를 앞으로 숙인다. 이 상태로 가슴으로 허벅지를 누른다는 느낌으로 체중을 싣고, 괄약근을 강하게 조인다. 어깨는 힘을 빼고 마음속으로 열을 센 뒤 상체를 일으킨다. 5회 반복한다. 같은 방법으로 다리를 바꾸어서 한다.

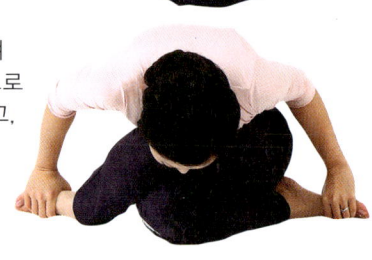

78 DAY

탄탄한 몸 만들기

무릎 꼬고 척추 비틀기

배, 허리, 척추에 자극이 가해지면서 시원하고 개운한 느낌이 든다. 더부룩한 속을 달래고 가스를 제거해 불쾌한 기분을 해소시키며 변비를 예방한다.

동작 순서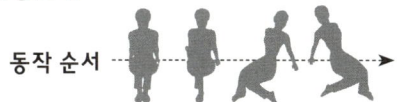

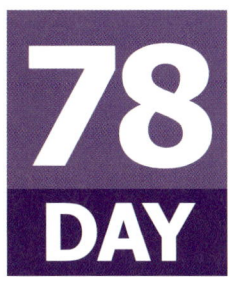

1 양 무릎을 세우고 앉아 양손을 엉덩이 뒤에 둔다.

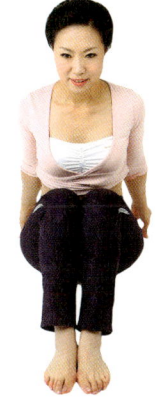

2 왼발을 오른발 위에 올리고 숨을 들이마신다.

3 숨을 내쉬면서 아랫배에 힘을 주고 양 무릎을 오른쪽으로 바닥 가까이 가져간다. 고개는 왼쪽으로 돌린다. 최대한 허리가 수축되며 트위스트되는 느낌이 들도록 한다. 이 자세에서 마음속으로 열을 센다.

> **tip 초보자라면 이렇게 하세요**
> 양 무릎을 포갠 상태에서 기울일 때 바닥에 닿지 않아도 좋으며, 양 무릎을 세우고 앉은 상태에서 똑같이 한다.
>
>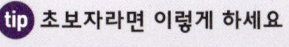

4 반대 방향으로도 똑같이 한다. 좌우 번갈아 5회씩 반복한다.

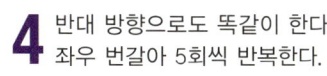

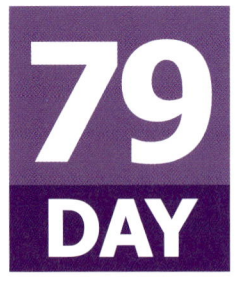

깍지 끼고 양팔 들어 올리기

어깨 통증과 오십견을 해소하고 목과 어깨의 뭉친 근육을 부드럽게 하는 동시에 굽은 등을 펴주는 효과가 있다.

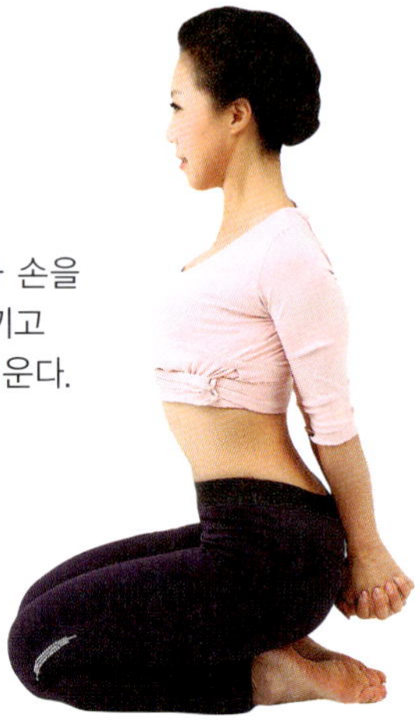

탄탄한 몸 만들기

1 무릎을 꿇고 앉아 손을 등 뒤에서 깍지 끼고 상체를 똑바로 세운다.

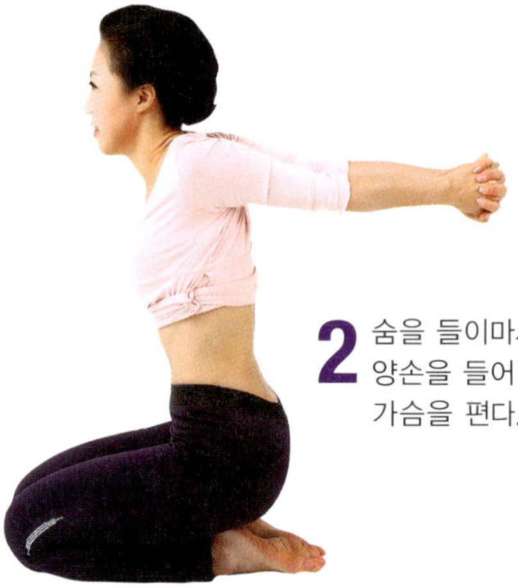

2 숨을 들이마시며 양손을 들어 올리고 가슴을 편다.

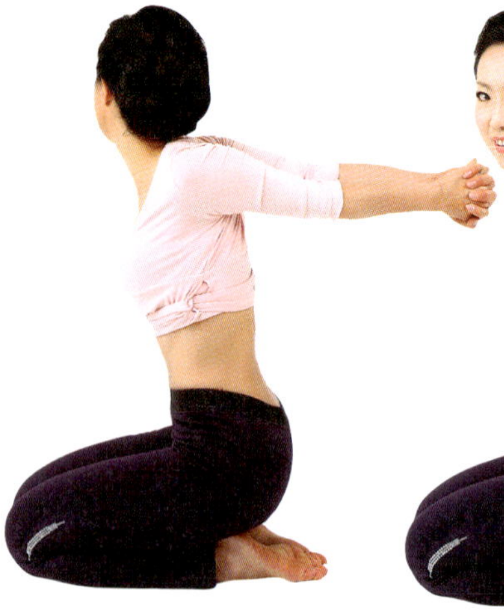

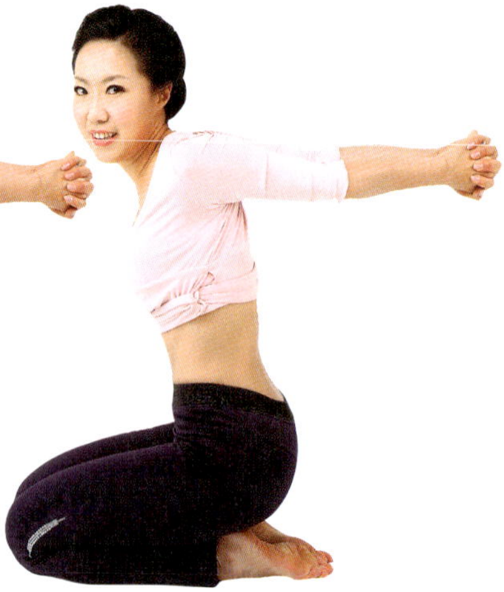

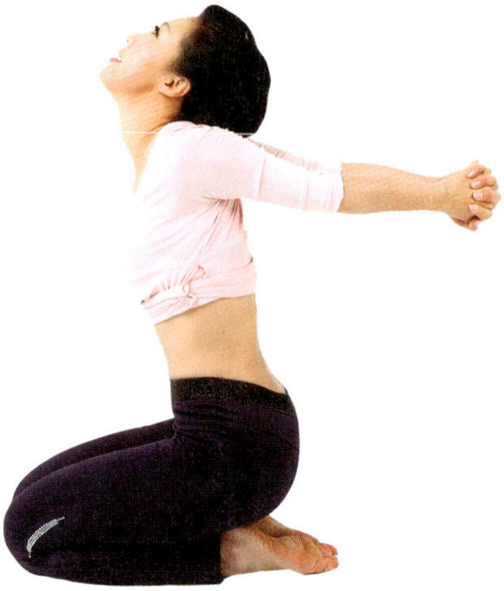

3 숨을 내쉬며 고개를 오른쪽으로 돌리고, 숨을 들이마시며 정면을 바라본 뒤 다시 숨을 내쉬며 고개를 왼쪽으로 돌려 목 운동을 함께 한다.

4 숨을 들이마시며 고개를 뒤로 젖혀 목과 어깨를 시원하게 푼 뒤 숨을 내쉬며 제자리로 돌아온다.

동작 순서

5 숨을 들이마시며
깍지 낀 손을 45도로 들어올리고
숨을 내쉬며
엉덩이를 오른쪽으로 보내고
양손을 왼쪽으로 비튼다.
고개도 왼쪽으로 비튼다.
목, 어깨, 등, 허리, 골반을
모두 자극하는 기분을 느낀다.
이 자세에서 마음속으로 열을 센다.

6 숨을 들이마시며 처음 자세로 돌아오고,
숨을 내쉬며 엉덩이를 왼쪽으로 보내고
양손을 오른쪽으로 비튼다.
고개도 오른쪽으로 비튼다.
이 자세에서 마음속으로 열을 센다.
좌우 번갈아 3회씩 반복한다.

7 무릎 꿇고
앉은 상태에서
양손을 뒤로 보내
손끝이 몸쪽으로
향하게 하고
바닥을 짚는다.

61-100 DAYS

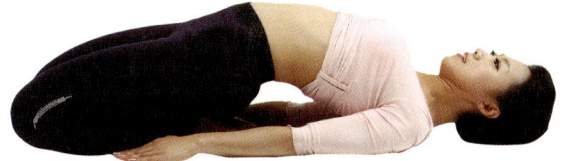

tip 초보자라면 이렇게 하세요
⑧에서 무릎 꿇고 눕는 동작이 힘들다면
양발을 허벅지 옆에 두고 눕는다.

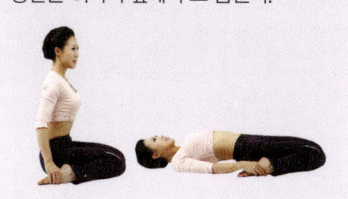

8 천천히 팔꿈치부터
바닥에 닿게 하여 눕는다.
팔꿈치가 일자가 되도록 한다.

80 DAY
탄탄한 몸 만들기

연꽃 자세

하체의 피로를 풀어주는 자세로 유연성을 회복시키고 마음을 안정시킨다. 무리하지 말고 몸의 중심이 앞으로 쏠려 넘어지지 않도록 주의한다.

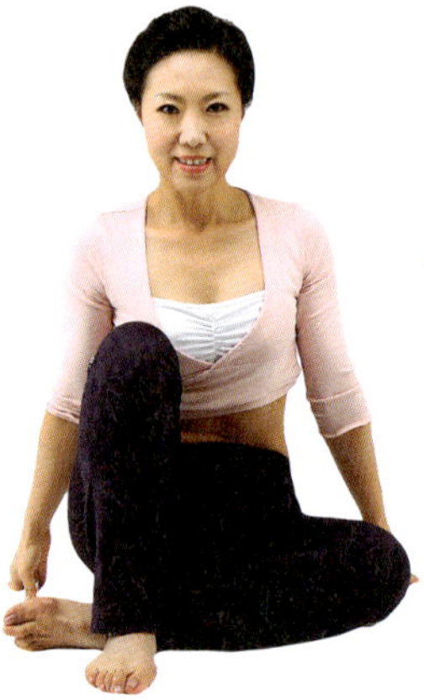

1 편안하게 앉아 오른쪽 무릎을 세운다.

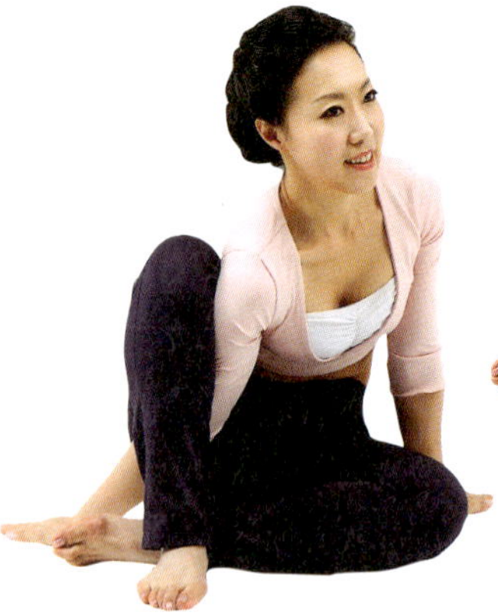

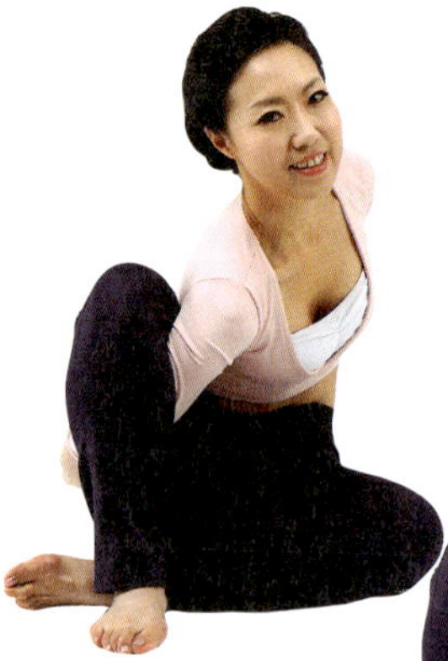

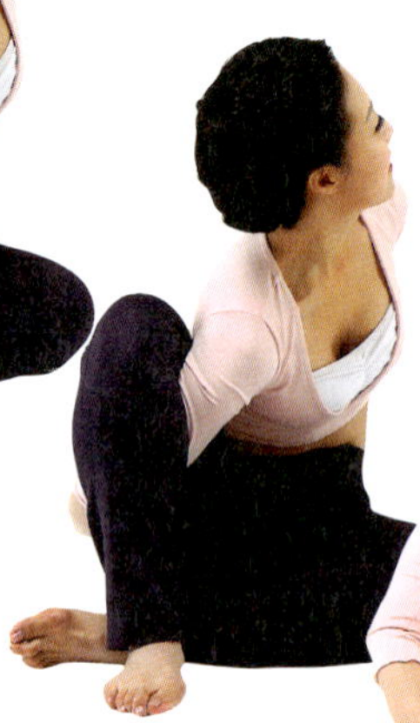

2 오른팔을 오른쪽 무릎 밑으로 밀어 넣고 왼팔은 허리 뒤로 보내 양손을 맞잡는다.
고개는 왼쪽으로 돌린다.
이 자세에서 마음속으로 열을 센다.

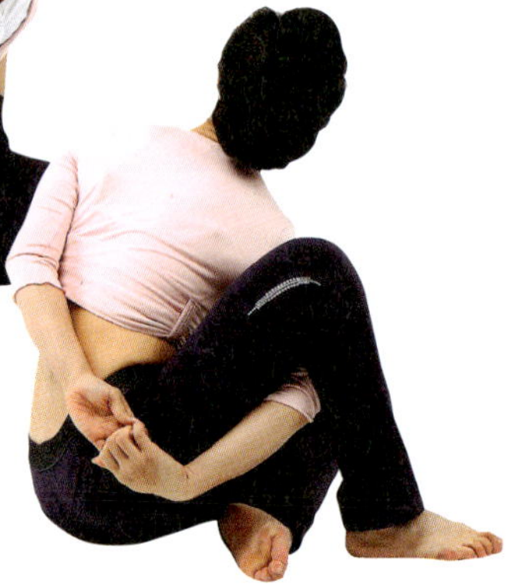

동작 순서

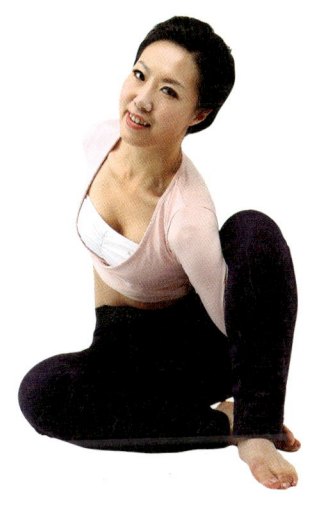
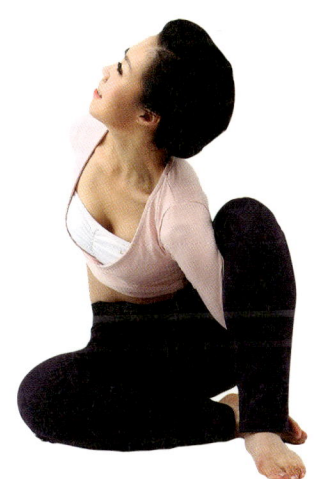

3 반대 방향으로도 똑같이 한다.
좌우 번갈아 3회씩 반복한다.

> **tip 이렇게 하면 쉬워요**
> ②에서 엉덩이 뒤에서 양손을 맞잡기 어려우면 잡으려는 노력만 한다. 손을 맞잡을 수 있을 때까지 꾸준히 연습한다.

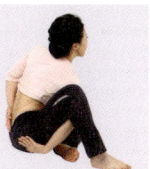

61-100 DAYS

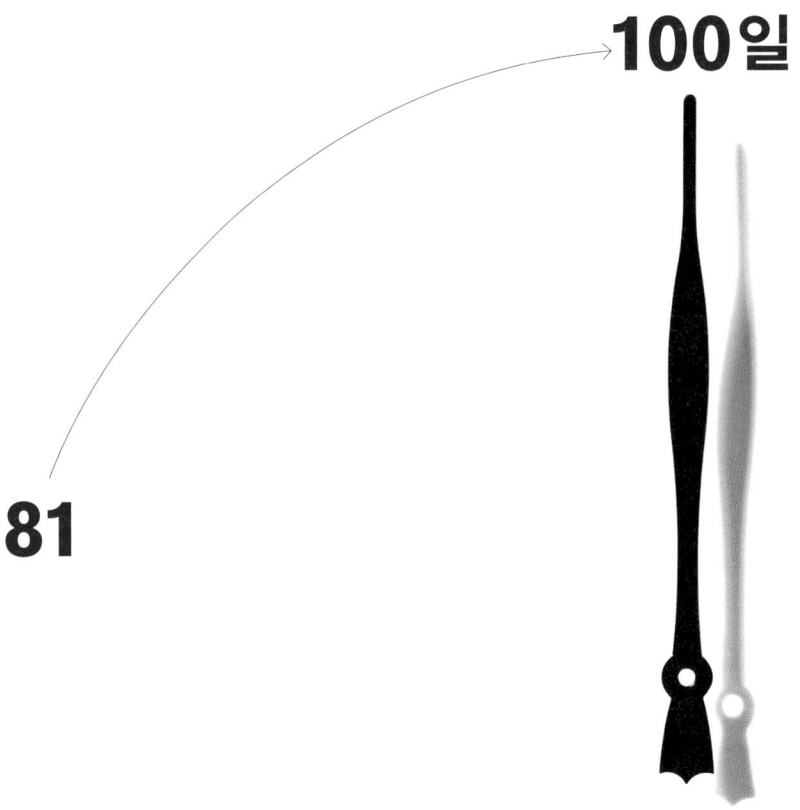

온전한 몸에서 완벽한 몸매 나온다
멋진 라인 만들기

탄력 있는 허벅지 라인 만들기

멋진 라인 만들기

하체의 군살을 없애는 운동으로 허리와 허벅다리, 종아리를 함께 자극하여 탄력 있게 가꿔준다. 복부와 옆구리를 자극하여 피로 해소에도 탁월하다.

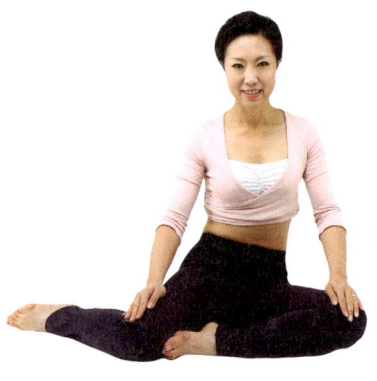

1 양발이 모두 오른쪽을 향하게 하고 앉는다. 왼손을 왼쪽 무릎 위에 둔다.

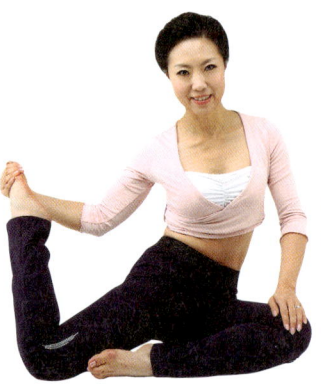

2 오른손으로 오른발을 잡고 숨을 들이마시며 오른쪽 다리를 들어 올린다.

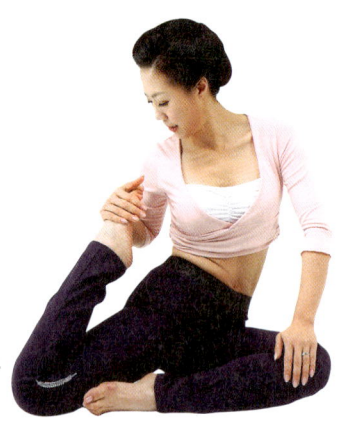

3 숨을 내쉬며 오른발이 옆구리에 닿도록 오른손으로 지그시 누른다. 이때 고개를 오른쪽으로 돌려 발끝을 바라본다. 이 자세에서 마음속으로 열을 센다.

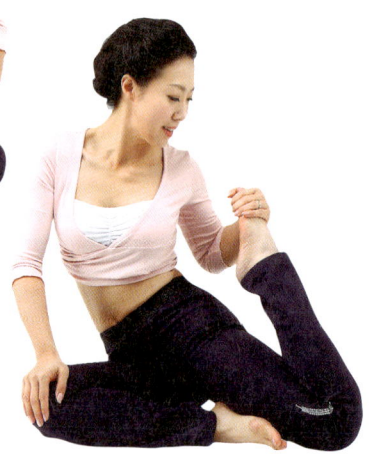

4 반대 방향으로도 똑같이 한다. 좌우 번갈아 3회씩 반복한다.

동작 순서

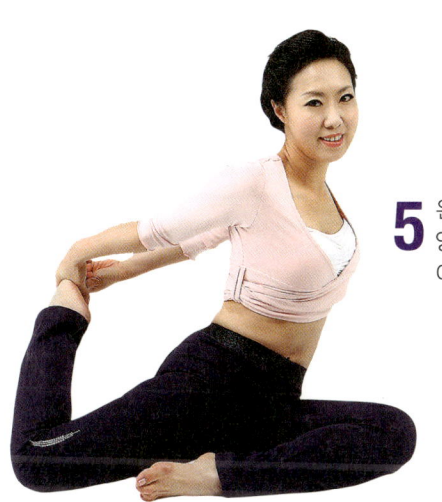

5 왼쪽 다리를 앞쪽으로 틀어서 앉는다.
양팔을 뒤로 보내 오른발을 잡는다.
이 자세에서 마음속으로 다섯을 센다.

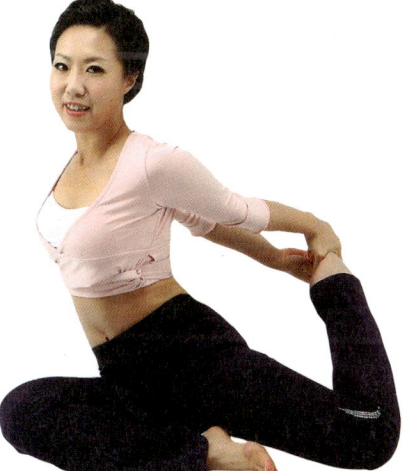

6 반대 방향으로도 똑같이 한다.
좌우 번갈아 3회씩 반복한다.

82 DAY
멋진 라인 만들기

골반 바로잡기

골반 주위의 혈액순환을 돕고 고관절의 유연성을 높이며 배뇨 장애를 예방하는 데도 효과적이다. 허리와 옆구리 라인을 정리해준다.

동작 순서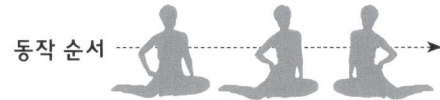

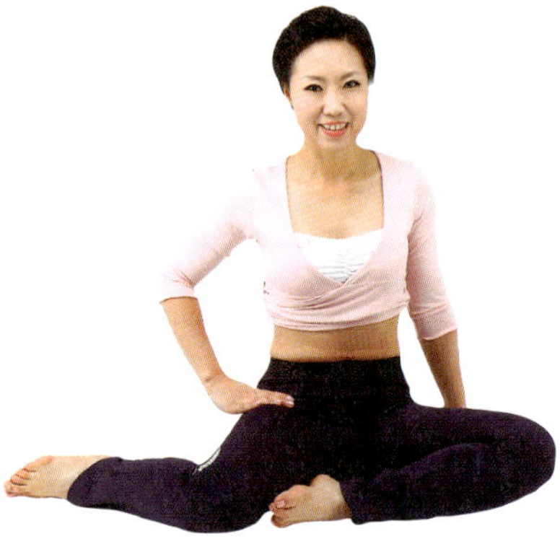

1 양발이 모두 오른쪽을 향하게 하고 앉는다.

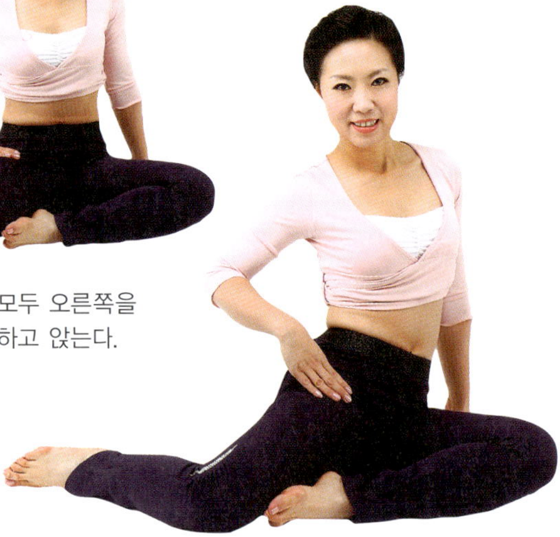

2 왼손을 허리 뒤쪽 바닥에, 오른손을 골반 위에 두고 오른쪽 엉덩이를 들었다 내린다. 20회 반복한다.

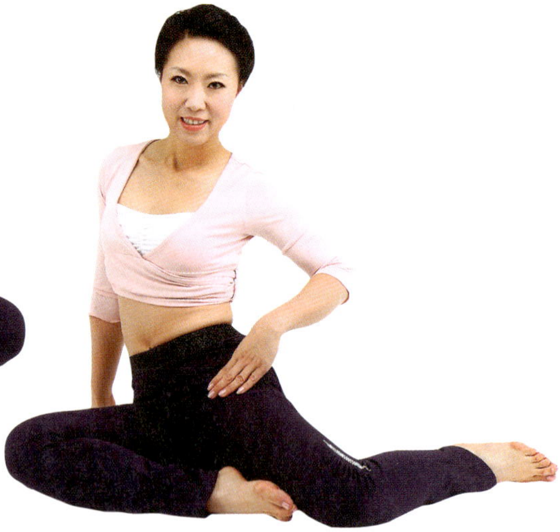

3 반대 방향으로도 똑같이 한다. 좌우 번갈아 3회씩 반복한다.

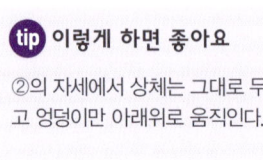

tip 이렇게 하면 좋아요
②의 자세에서 상체는 그대로 두고 엉덩이만 아래위로 움직인다.

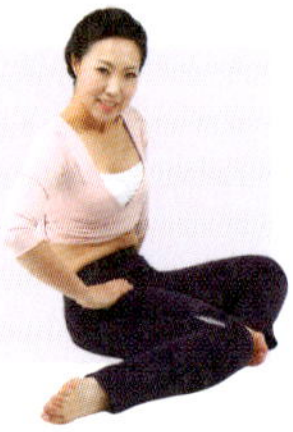

멋진 라인 만들기

다리 꼬고 앉아 상체 숙이기

어깨부터 골반까지 몸을 쭉 펴면서 복부와 골반을 자극한다. 하체의 혈액순환을 도와주고 뻣뻣한 허리를 부드럽게 하여 요통을 줄여준다.

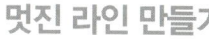

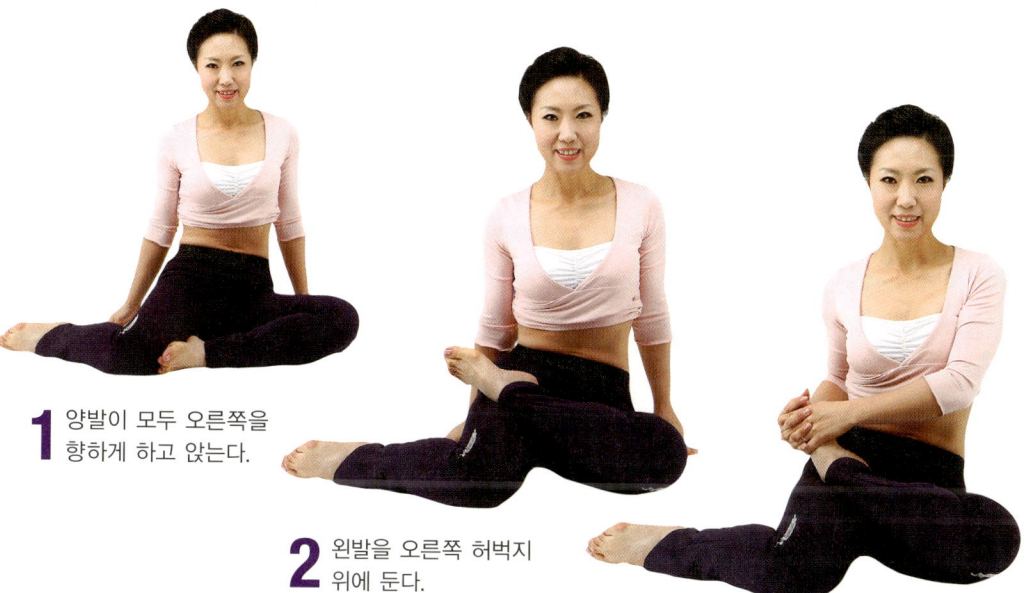

1 양발이 모두 오른쪽을 향하게 하고 앉는다.

2 왼발을 오른쪽 허벅지 위에 둔다.

3 숨을 들이마시며 양손으로 왼발을 잡고 상체를 바로 세운다.

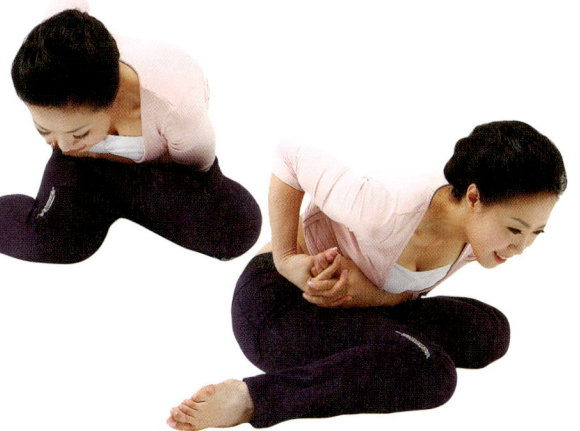

4 숨을 내쉬며 상체를 앞으로 숙이고 하복부를 수축시킨다. 이 자세에서 마음속으로 열을 센다.

5 반대 방향으로도 똑같이 한다. 좌우 번갈아 5회씩 반복한다.

84 DAY

멋진 라인 만들기

무릎 포개고 앉아 상체 비틀기

어깨와 허리, 무릎 등 피곤할 때 주먹으로 자주 두드리게 되는 부위를 부드럽게 만든다. 반복하면 관절이 강해지고 비 오는 날 관절이 쑤시고 아픈 것을 예방해준다. 골반을 강화하고 옆구리 군살을 없애는 데 좋다.

동작 순서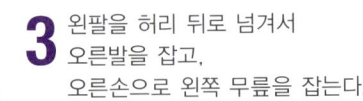

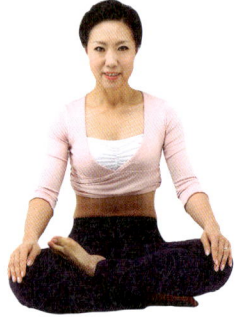

1 반가부좌로 앉는다.

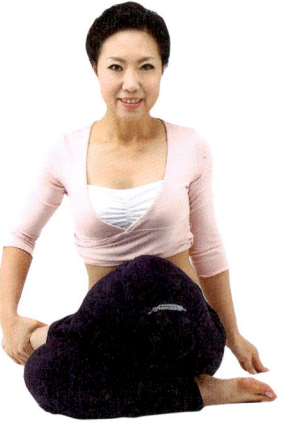

2 무릎을 많이 포개서 왼발이 오른쪽 허벅지 바깥쪽으로 나가도록 한다.

3 왼팔을 허리 뒤로 넘겨서 오른발을 잡고, 오른손으로 왼쪽 무릎을 잡는다.

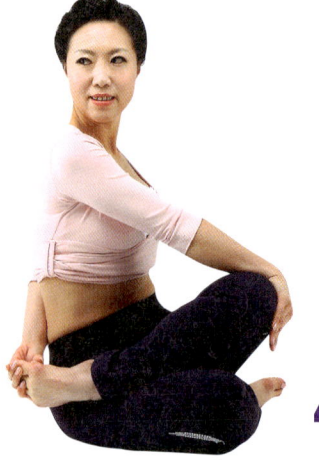

4 오른손으로 왼쪽 무릎을 밀면서 상체를 왼쪽으로 비튼다. 이때 고개를 돌려 뒤를 바라본다. 이 자세에서 마음속으로 열을 센다.

5 반대 방향으로도 똑같이 한다. 좌우 번갈아 5회씩 반복한다.

> **tip** 이렇게 하면 쉬워요
>
> 허리 뒤에서 발을 잡기 힘든 경우 무리하지 말고 열중쉬어 자세를 하거나 밴드 또는 수건을 이용해서 잡는다.

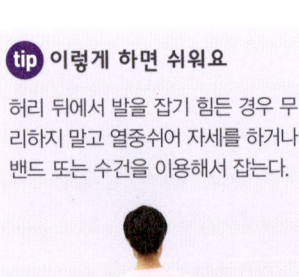

고관절 이완과 척추 비틀기

골반의 컨디션을 회복시키는 운동으로 경직된 고관절을 해소하고 골반 주위의 신진대사를 원활하게 해준다.

동작 순서

1 편안하게 앉아서 왼쪽 무릎을 구부리고 오른쪽 다리는 옆으로 쭉 편다.

2 왼 손바닥으로 왼쪽 회음부를 누르며 오른손을 엉덩이 뒤에 두고 오른쪽으로 상체를 돌린다. 고개도 오른쪽으로 돌려 뒤를 바라본다. 이 자세에서 마음속으로 열을 센다.

3 반대 방향으로도 똑같이 한다. 좌우 번갈아 3회씩 반복한다.

86 DAY 멋진 라인 만들기

엎드려 하체 비틀기

몸을 꽈배기처럼 비트는 동작으로 평소 잘 쓰지 않는 근육의 사용량을 늘린다. 허리와 옆구리 군살을 없애는 데 효과가 탁월하며 목과 어깨 결림을 예방한다. 엎드린 자세는 정신을 맑게 하는 동시에 답답한 가슴을 시원하게 한다.

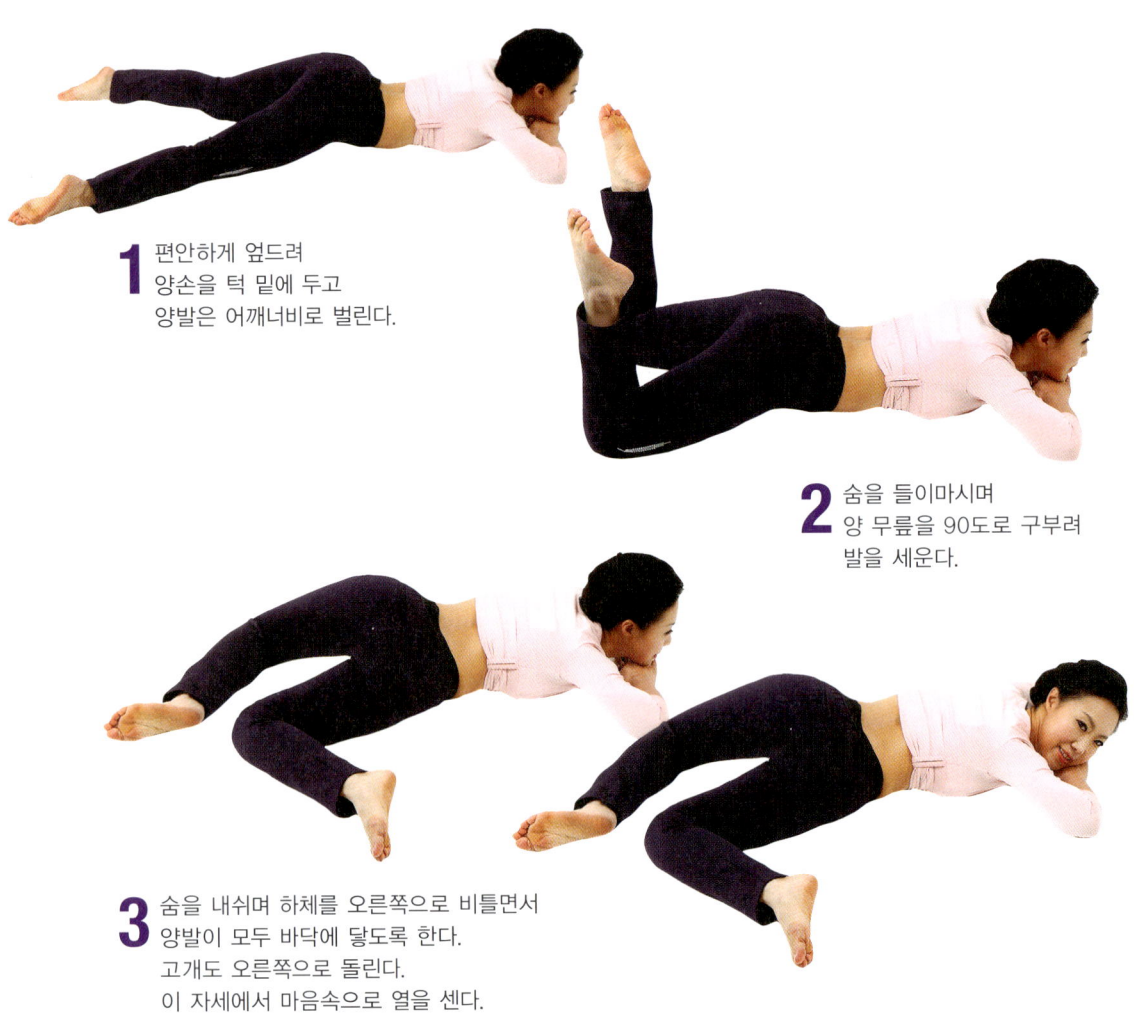

1 편안하게 엎드려 양손을 턱 밑에 두고 양발은 어깨너비로 벌린다.

2 숨을 들이마시며 양 무릎을 90도로 구부려 발을 세운다.

3 숨을 내쉬며 하체를 오른쪽으로 비틀면서 양발이 모두 바닥에 닿도록 한다. 고개도 오른쪽으로 돌린다. 이 자세에서 마음속으로 열을 센다.

동작 순서

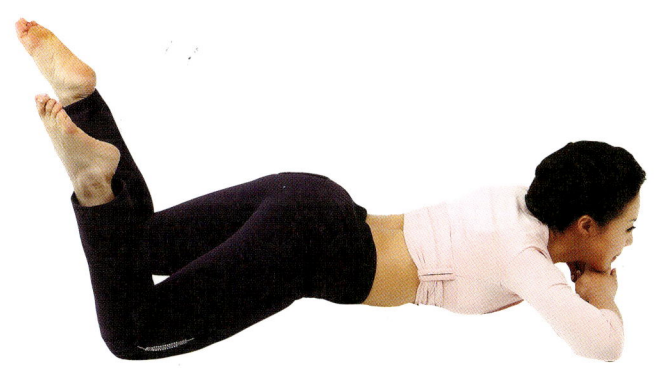

4 숨을 들이마시며 다시 양발을 세운다.

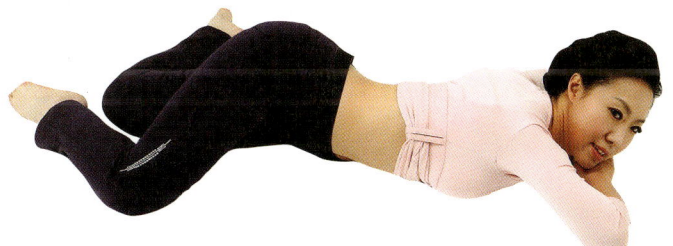

5 숨을 내쉬며 양발을 모두 왼쪽으로 넘기고 고개는 오른쪽으로 돌린다.
이 자세에서 마음속으로 열을 센다.

6 반대 방향으로도 똑같이 한다.
좌우 번갈아 5회씩 반복한다.

tip 초보자라면 이렇게 하세요

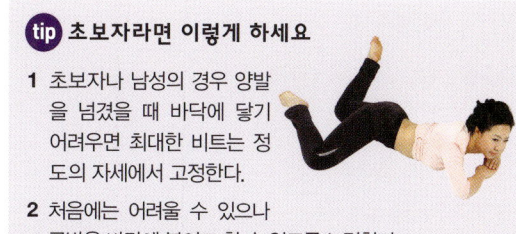

1 초보자나 남성의 경우 양발을 넘겼을 때 바닥에 닿기 어려우면 최대한 비트는 정도의 자세에서 고정한다.

2 처음에는 어려울 수 있으나 골반을 바닥에 붙이고 할 수 있도록 노력한다.

61-100 DAYS

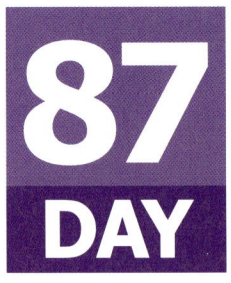

기도 자세로 하체 강화하기

멋진 라인 만들기

엉덩이와 다리 근육을 긴장시켜 하체를 건강하게 할 뿐 아니라 탄탄하게 만든다. 반복하면 몸의 균형이 생기고 하체 라인이 보기 좋아진다.

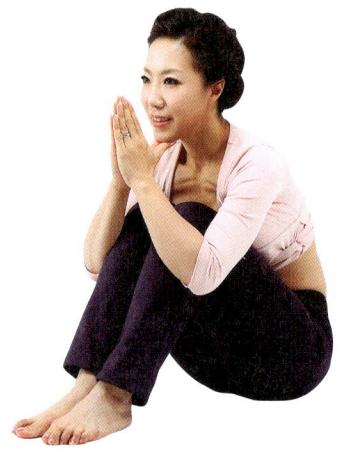

1 앉아서 양 무릎을 세워 가슴에 붙인 뒤 양쪽 팔꿈치로 무릎을 감싸고 합장한다.

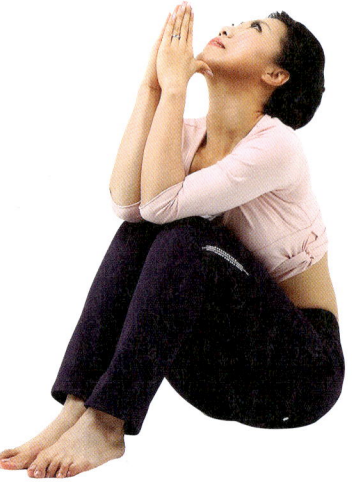

2 양쪽 엄지손가락을 턱 밑에 두고 숨을 들이마시며 고개를 뒤로 젖힌다. 이 자세에서 마음속으로 다섯을 센다.

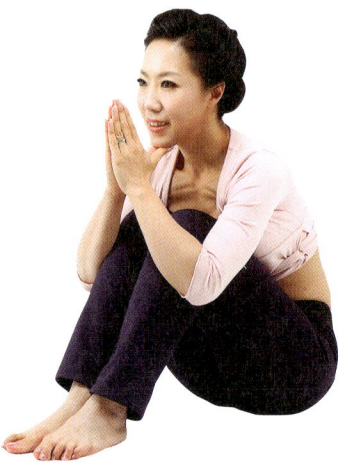

3 숨을 내쉬며 제자리로 돌아온다.

4 양 무릎을 살짝 벌리고 양손을 허벅다리 밑으로 넣어 무릎 사이에서 합장한다. 이 자세에서 마음속으로 열을 센다.

5 양 무릎을 바깥쪽으로 벌리려고 하고, 상완(위팔)은 안쪽으로 힘을 준다. 이 자세에서 마음속으로 다섯을 센다.

6 합장한 손을 벌리기 위해 힘을 주고 양 무릎은 안쪽으로 힘을 가한다. 이 자세에서 마음속으로 다섯을 센다.

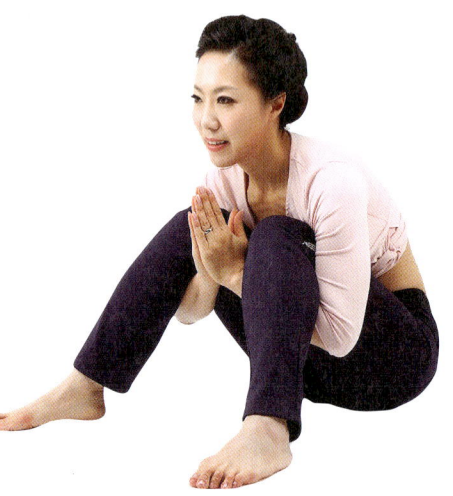

동작 순서

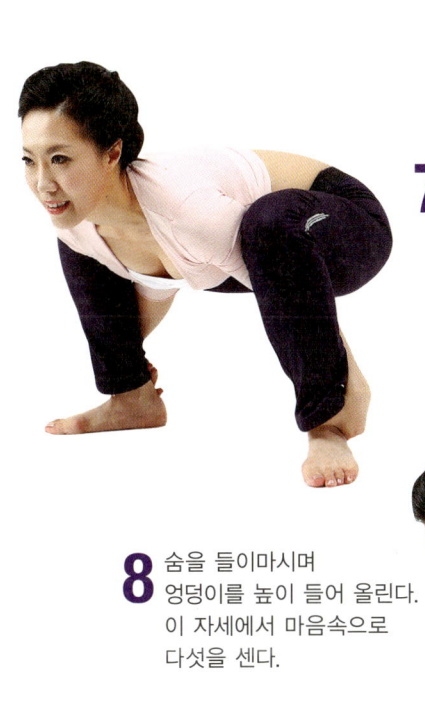

7 합장한 손을 풀고 엉덩이를 들어 올린 뒤 다리 사이로 양손을 넣어 양 발목을 잡는다.

8 숨을 들이마시며 엉덩이를 높이 들어 올린다. 이 자세에서 마음속으로 다섯을 센다.

9 중심을 앞으로 하여 오른쪽 무릎을 최대한 낮게 유지한 채 왼쪽 발목을 오른쪽 허벅지 위에 올려놓고 중심을 잡는다.
좌우 번갈아 3회 반복한다.

tip 이렇게 하면 좋아요

1 ⑨의 자세에서 체중이 뒤로 쏠려 엉덩방아를 찧거나 앞으로 넘어지지 않도록 중심을 잘 잡는다.
2 초보자나 남성의 경우 ⑧번까지만 해도 좋다.

메뚜기 자세 응용

척추를 강화하며, 대둔근이 수축되면서 내장의 위치를 바로잡아주고 내장 기능을 원활하게 한다. 허리 뒷부분의 군살이 없어지면서 히프업 효과를 볼 수 있다.

멋진 라인 만들기

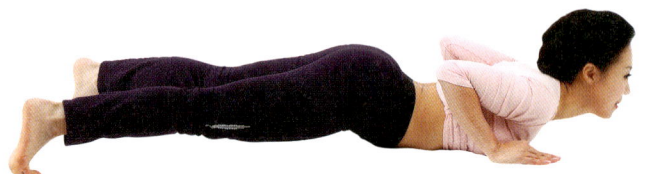

1 편안하게 엎드린다.

2 양손을 가슴 옆에 두고 발끝으로 바닥을 짚는다.

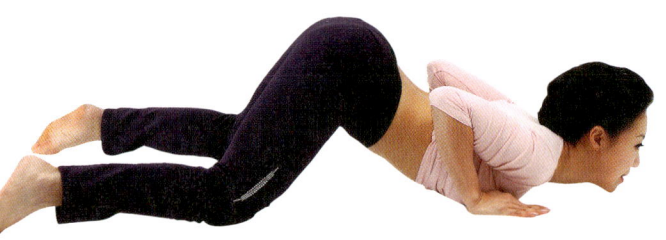

3 턱을 바닥에 대고 무릎을 가슴 쪽으로 당기며 엉덩이를 들어 올린다. 이 자세에서 마음속으로 열을 센다.

4 ③의 자세에서 괄약근을 수축시켰다 이완시켰다를 3회 반복한다.

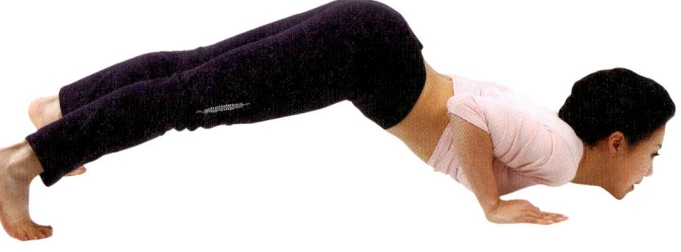

5 무릎을 펴서 발끝으로 버틴다. 이 자세에서 마음속으로 열을 센다.

동작 순서

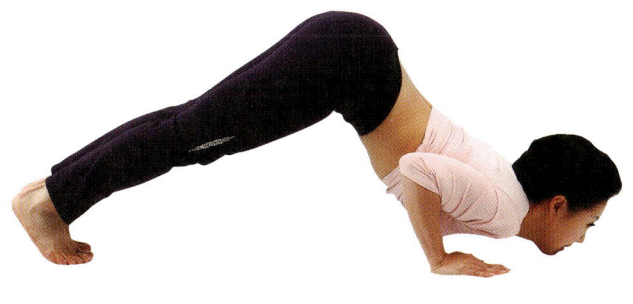

6 발을 위쪽으로 한 뼘 정도 올려 엉덩이를 더 높이 들어 올린다. 이 자세에서 마음속으로 열을 센다.

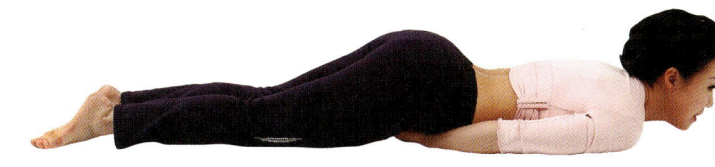

7 다시 엎드려서 양 주먹을 골반 밑으로 밀어 넣는다.

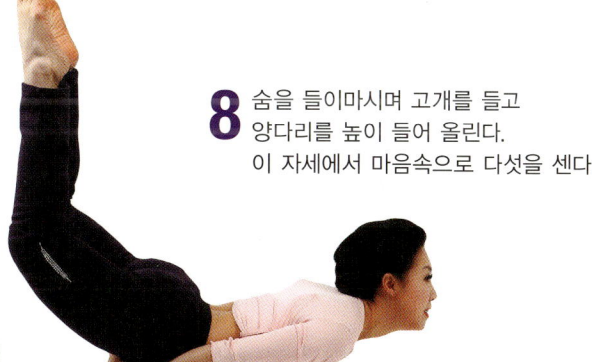

8 숨을 들이마시며 고개를 들고 양다리를 높이 들어 올린다. 이 자세에서 마음속으로 다섯을 센다.

> **tip 이렇게 하면 더 좋아요**
> ⑧~⑨의 동작이 익숙해지면 발과 다리가 바닥에 닿지 않게 하면서 들어 올리고 내리기를 더 많이 반복한다.

> **tip 초보자라면 이렇게 하세요**
> 1 ⑧의 자세가 너무 힘들면 다리를 벌린 상태에서 들어 올린다.
> 2 ③~⑥의 자세가 어려우면 엎드린 상태에서 양손을 겨드랑이 옆에 두고 엉덩이를 높이 들어 올린다.

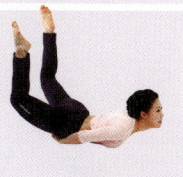

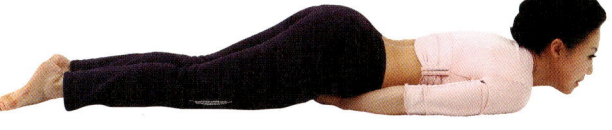

9 숨을 내쉬며 천천히 다리를 내린다. 다리를 들어 올리고 내리기를 5회 반복한다.

61-100 DAYS

89 DAY

멋진 라인 만들기

모래시계 허리 만들기와 고관절 바로잡기

척추를 비틀면서 복직근과 외복사근을 강하게 자극하여 허리와 옆구리를 날씬하게 한다.
동시에 고관절을 이완시키고 골반의 기형을 바로잡아 균형미 넘치는 몸매로 만들어준다.

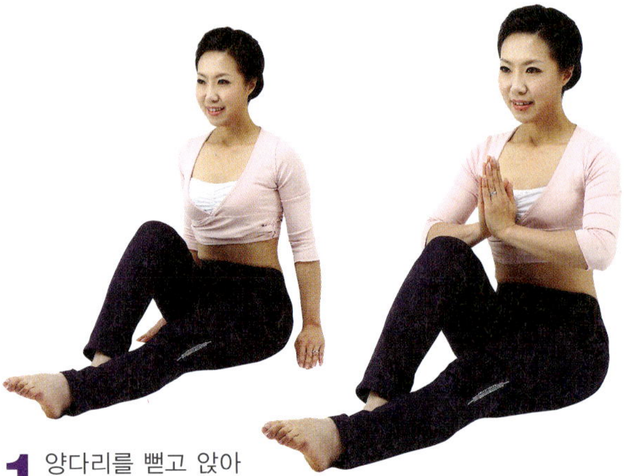

1 양다리를 뻗고 앉아 오른쪽 무릎을 세운다.

2 숨을 들이마시며 손을 가슴 앞에서 합장한다.

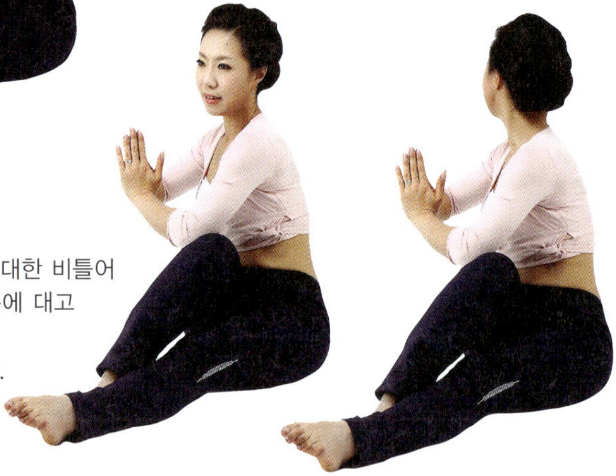

3 숨을 내쉬며 상체를 오른쪽으로 최대한 비틀어 왼쪽 팔꿈치를 오른쪽 무릎 바깥쪽에 대고 반대 방향으로 민다.
이 자세에서 마음속으로 열을 센다.

4 숨을 들이마시며 처음 자세로 돌아온다.

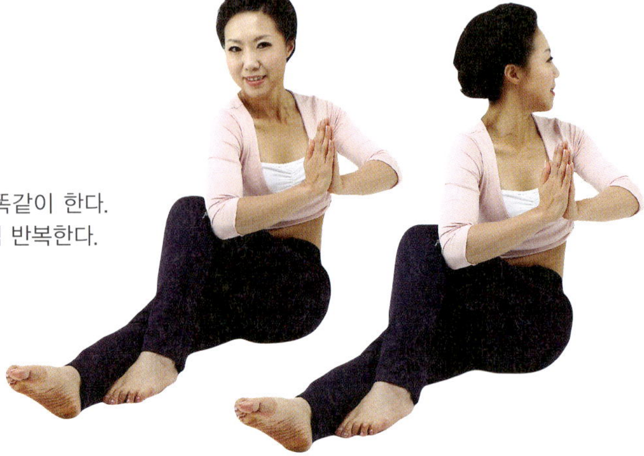

5 반대 방향으로도 똑같이 한다.
좌우 번갈아 3회씩 반복한다.

동작 순서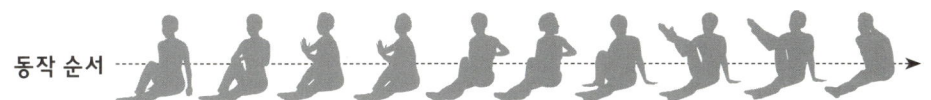

6 처음 자세에서 왼손을 엉덩이 옆에 두고 오른팔을 무릎 안쪽에서 바깥쪽으로 밀어 넣는다. 이때 팔꿈치가 무릎 아래에 놓이게 한다.

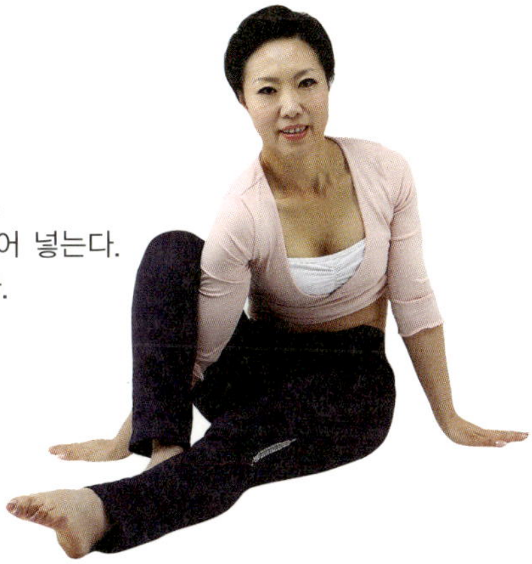

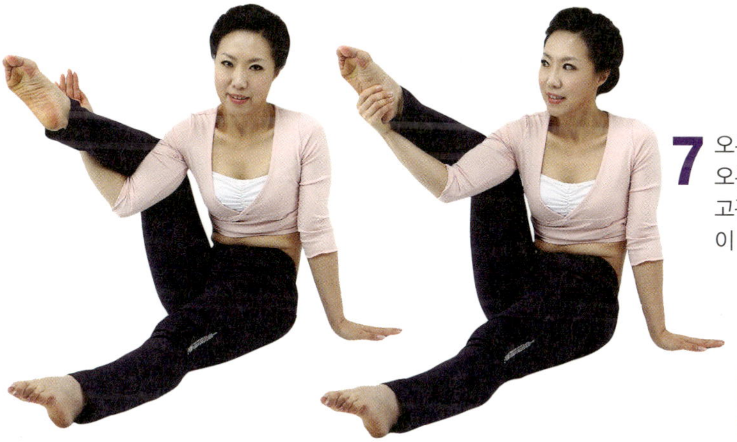

7 오른팔을 들어 올리면서 오른발이 위로 향하게 하여 고관절을 확장시킨다. 이 자세에서 마음속으로 다섯을 센다.

8 반대 방향으로도 똑같이 한다. 좌우 번갈아 5회씩 반복한다.

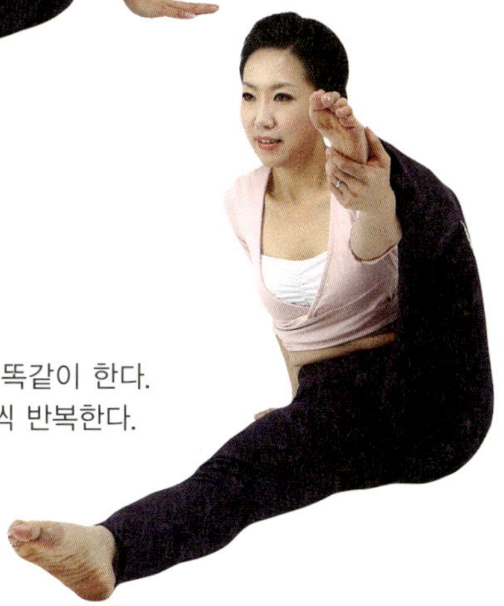

223

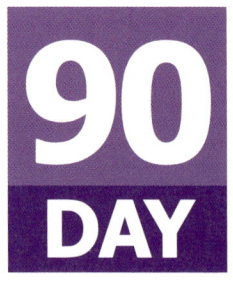

앉아서 다리 교차시키고 상체 숙이기

허리의 피로를 풀어주는 동시에 하체 근육을 강화시켜 군살을 없애주는 동작. 종아리 근육을 이완시켜 피로 해소와 노화 방지에 도움을 준다. 생식기, 직장, 전립선, 자궁, 방광에 혈액을 공급하고 순환을 돕는다.

멋진 라인 만들기

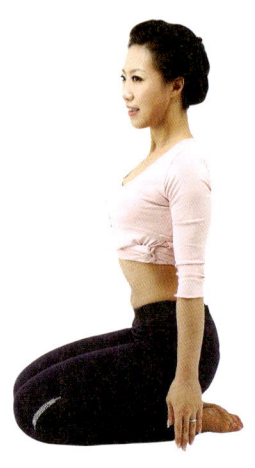

1 무릎을 꿇고 앉는다.

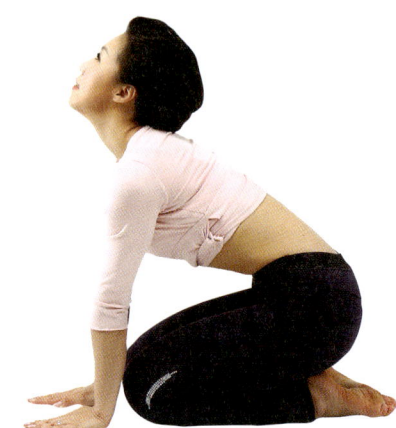

2 양손으로 바닥을 짚고 고개를 들어 천장을 바라본다.

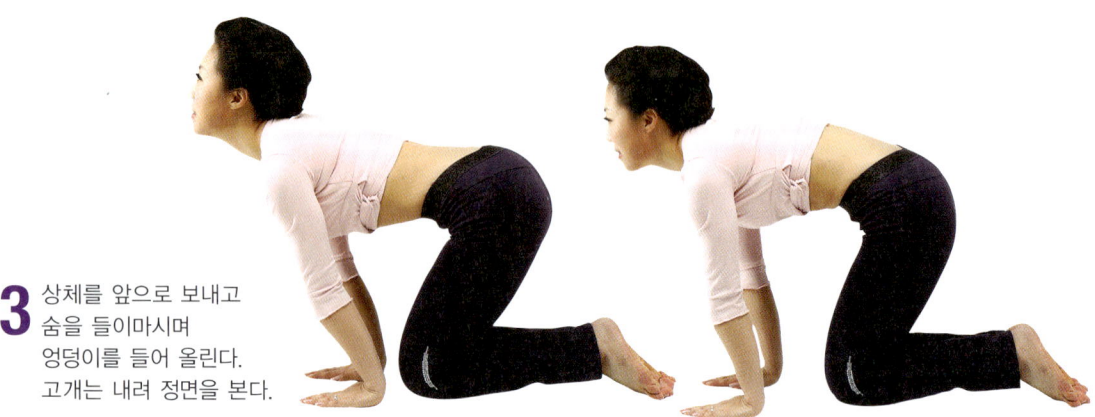

3 상체를 앞으로 보내고 숨을 들이마시며 엉덩이를 들어 올린다. 고개는 내려 정면을 본다.

4p 연속 동작 ▶

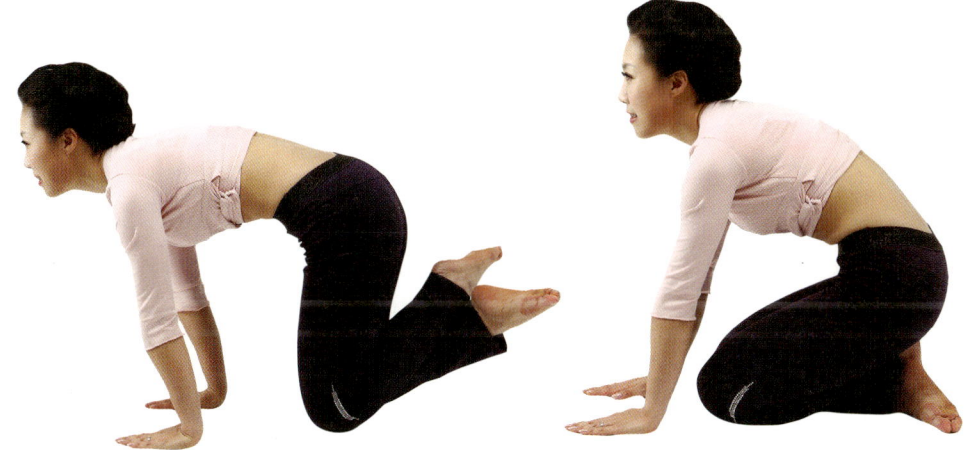

4 숨을 내쉬며
종아리를 교차시키고 앉는다.
이 자세에서 마음속으로 다섯을 센다.
다리를 바꿔 똑같이 한다.

4p 연속 동작 ▶

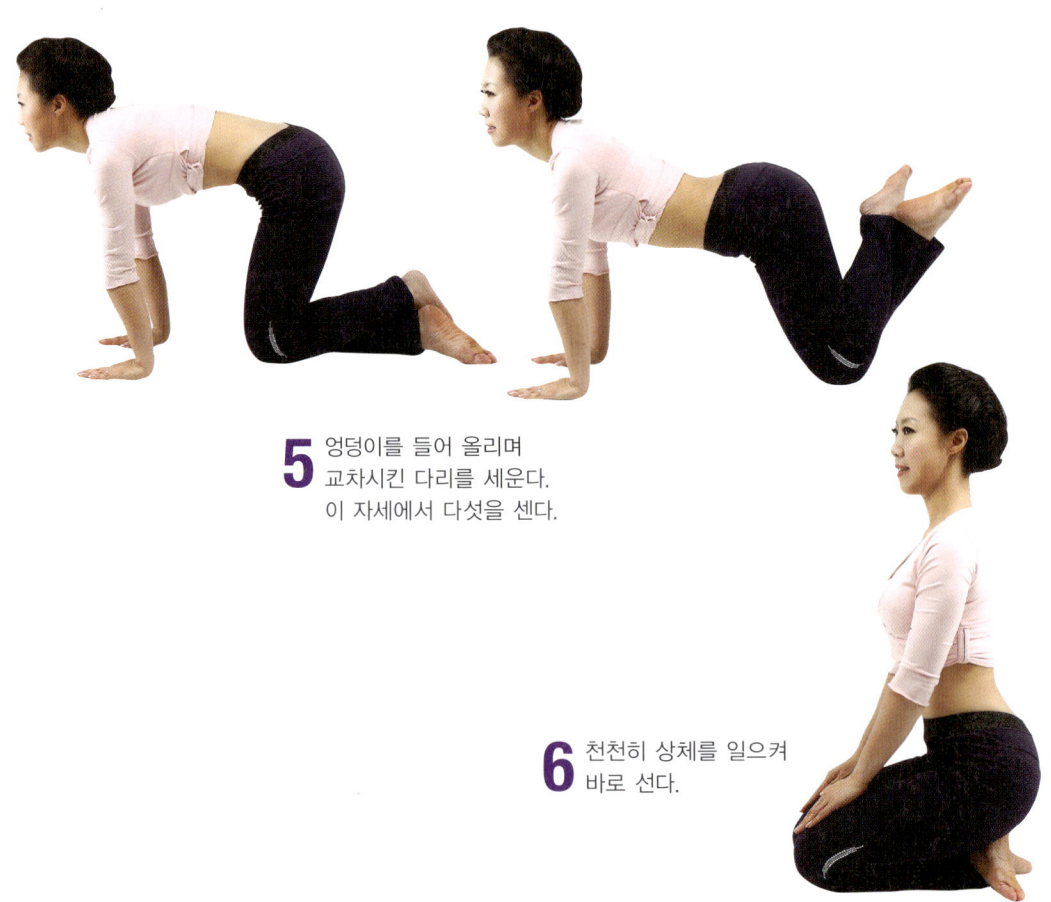

5 엉덩이를 들어 올리며 교차시킨 다리를 세운다. 이 자세에서 다섯을 센다.

6 천천히 상체를 일으켜 바로 선다.

동작 순서

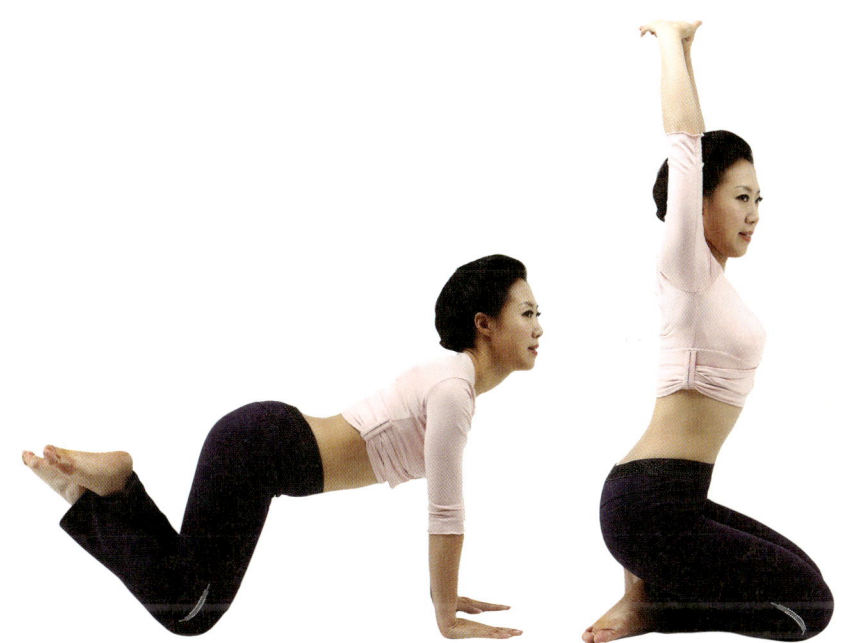

7 다시 엎드려 다리를 반대로 교차시키고
숨을 들이마시며 앉아
양팔을 높이 들어 올린다.

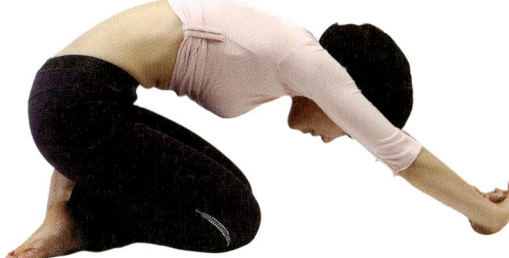

8 숨을 내쉬며 상체를 숙여
양손이 바닥에 닿도록 한다.
이 자세에서 열을 센다.
①~⑧을 1세트로 5회 반복한다.

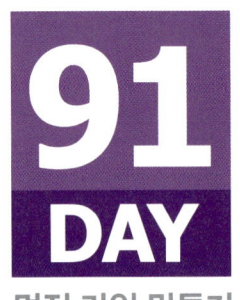

무릎으로 종아리 자극하기

멋진 라인 만들기

이 동작은 서서 일하는 직장인이나 하체가 잘 붓는 사람에게 효과적이다. 선 자세에서도 얼마든지 종아리 근육을 풀어주고 시원한 느낌을 받을 수 있다.

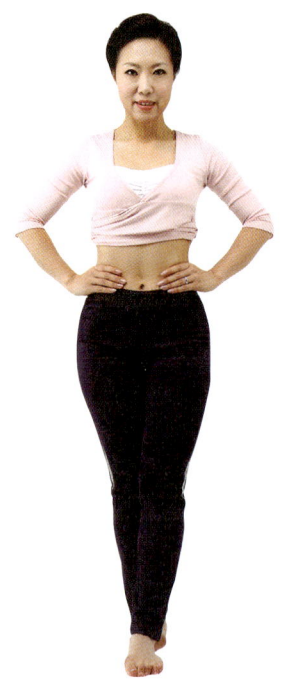
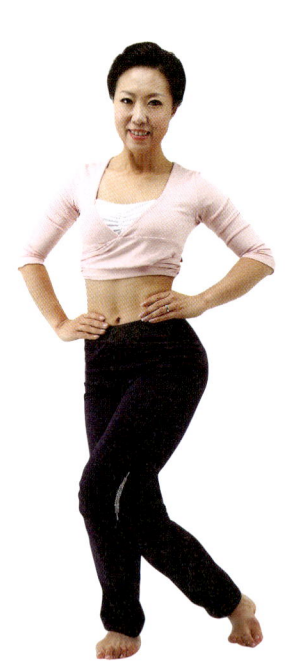
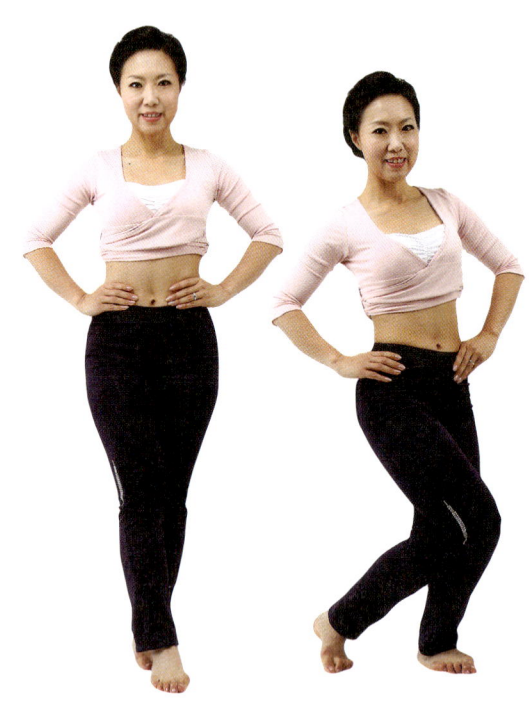

1 똑바로 서서 오른쪽 발끝이 왼발 뒤꿈치에 오도록 한다. 양손은 허리에 올린다.

2 숨을 들이마시며 상체를 편다. 숨을 내쉬며 무릎을 굽혀 중심을 낮추고, 오른쪽 무릎으로 왼쪽 종아리를 지그시 누른다. 이 자세에서 마음속으로 열을 센다.

3 반대 방향으로도 똑같이 한다. 좌우 번갈아 3회씩 반복한다.

동작 순서

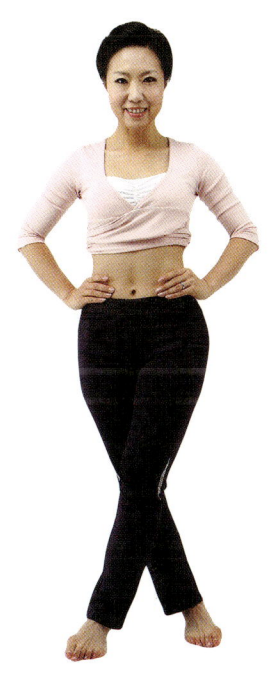

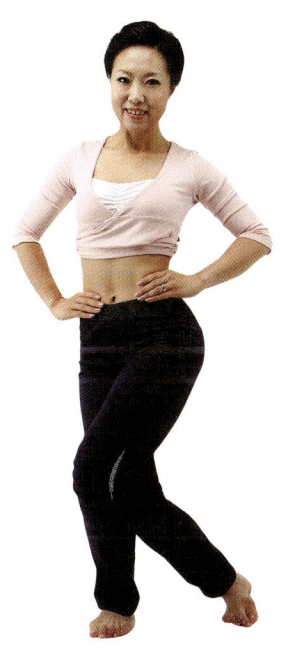

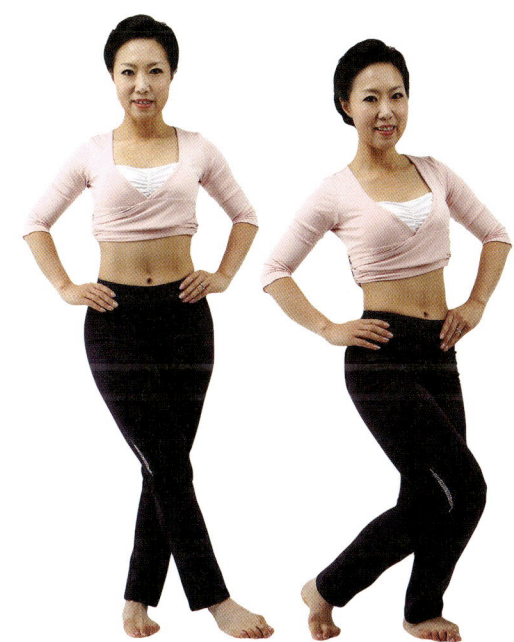

4 왼쪽 다리를 오른쪽 앞으로, 오른쪽 다리를 왼쪽 뒤로 보내 다리를 교차시키고 숨을 들이마시며 상체를 바로 세운다.

6 숨을 내쉬며 무릎을 굽혀 중심을 낮추고, 오른쪽 무릎으로 왼쪽 종아리 중간 부분을 강하게 눌러 자극한다. 이 자세에서 마음속으로 열을 센다.

7 반대 방향으로도 똑같이 한다. 좌우 번갈아 5회씩 반복한다.

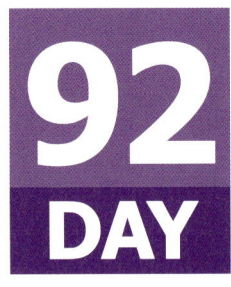

어깨로 8자 그리기

멋진 라인 만들기

피곤한 하루를 보낸 이들의 어깨와 척추에 윤활유 역할을 하는 자세로 유연성을 증대시키고 관절 가동 범위를 넓혀준다. 오십견을 예방하고 척추를 강하게 하며 어깨 라인을 보기 좋게 만들어준다.

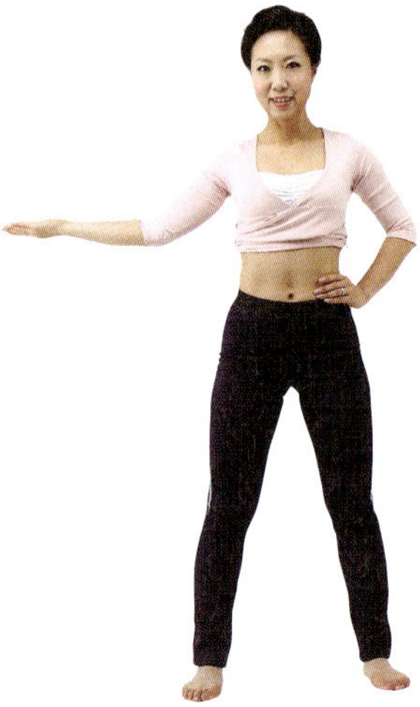

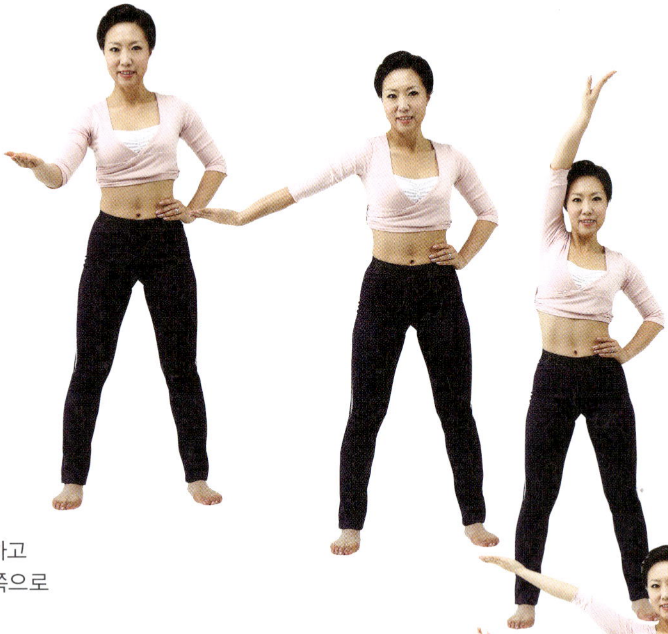

1 똑바로 선다.

2 오른 손바닥 위에 공 같은 가상의 물체가 있다고 생각하고 허리 옆에서 바깥쪽에서 안쪽으로 원을 그린다.
다시 안쪽에서 바깥쪽으로 원을 그린다.
두 동작을 이어서 8자 그리기를 한다.

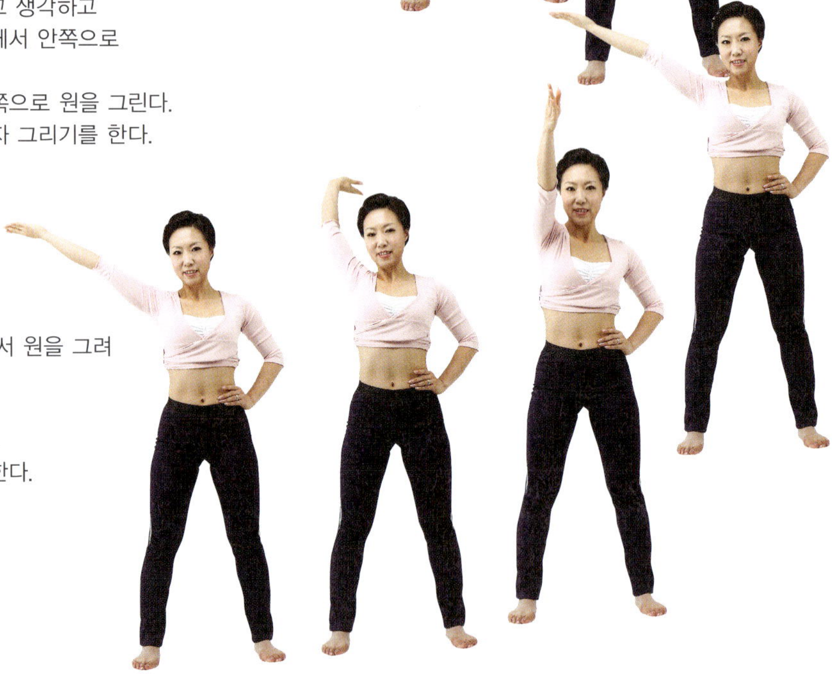

3 같은 방법으로 머리 위에서 원을 그려 8자 모양을 완성시킨다.

4 ②와 ③을 연속 동작으로 8자 그리기를 10회 반복한다.

4p 연속 동작 ▶

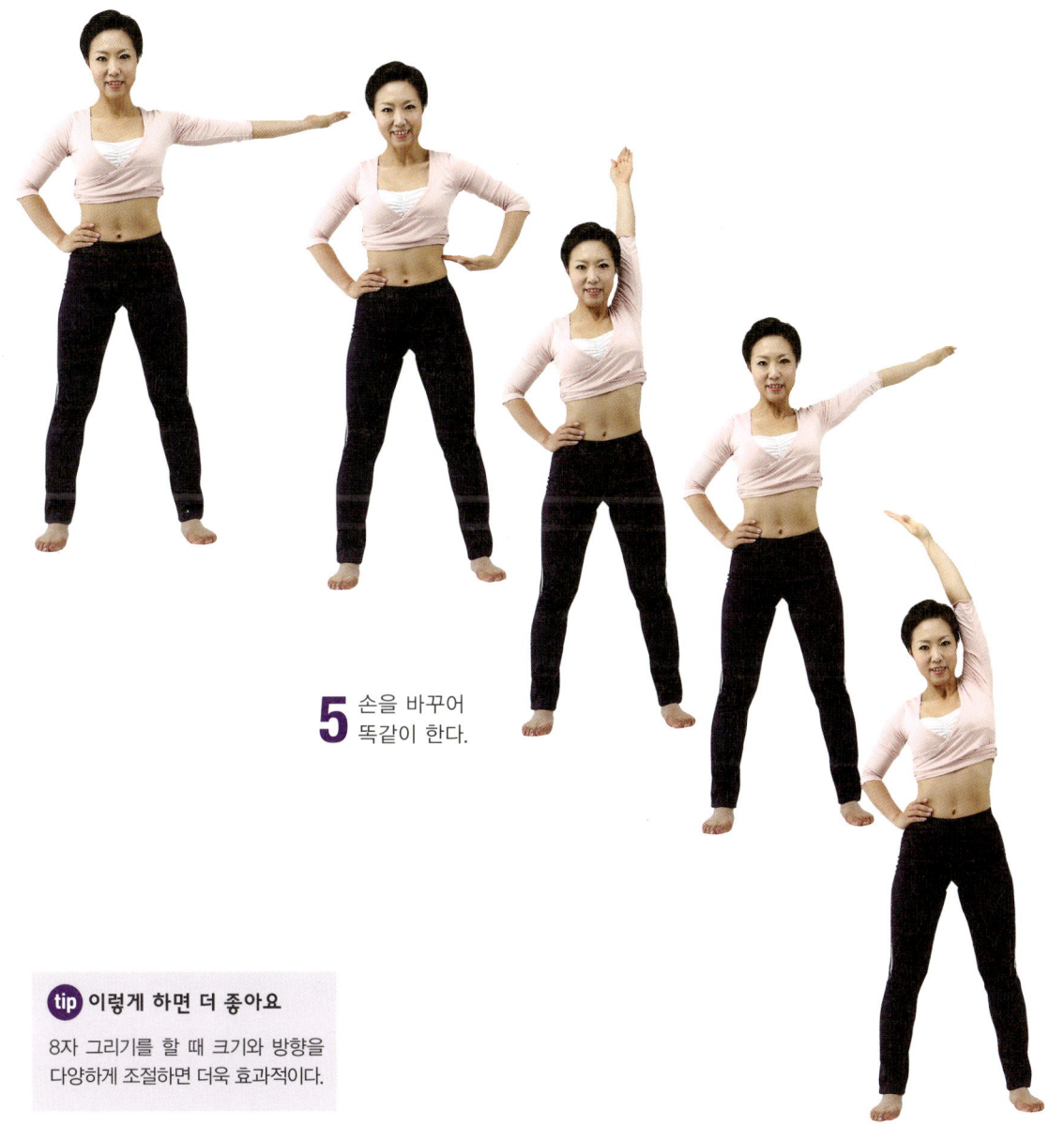

5 손을 바꾸어 똑같이 한다.

tip 이렇게 하면 더 좋아요
8자 그리기를 할 때 크기와 방향을 다양하게 조절하면 더욱 효과적이다.

61-100 DAYS

4p 연속 동작 ▶

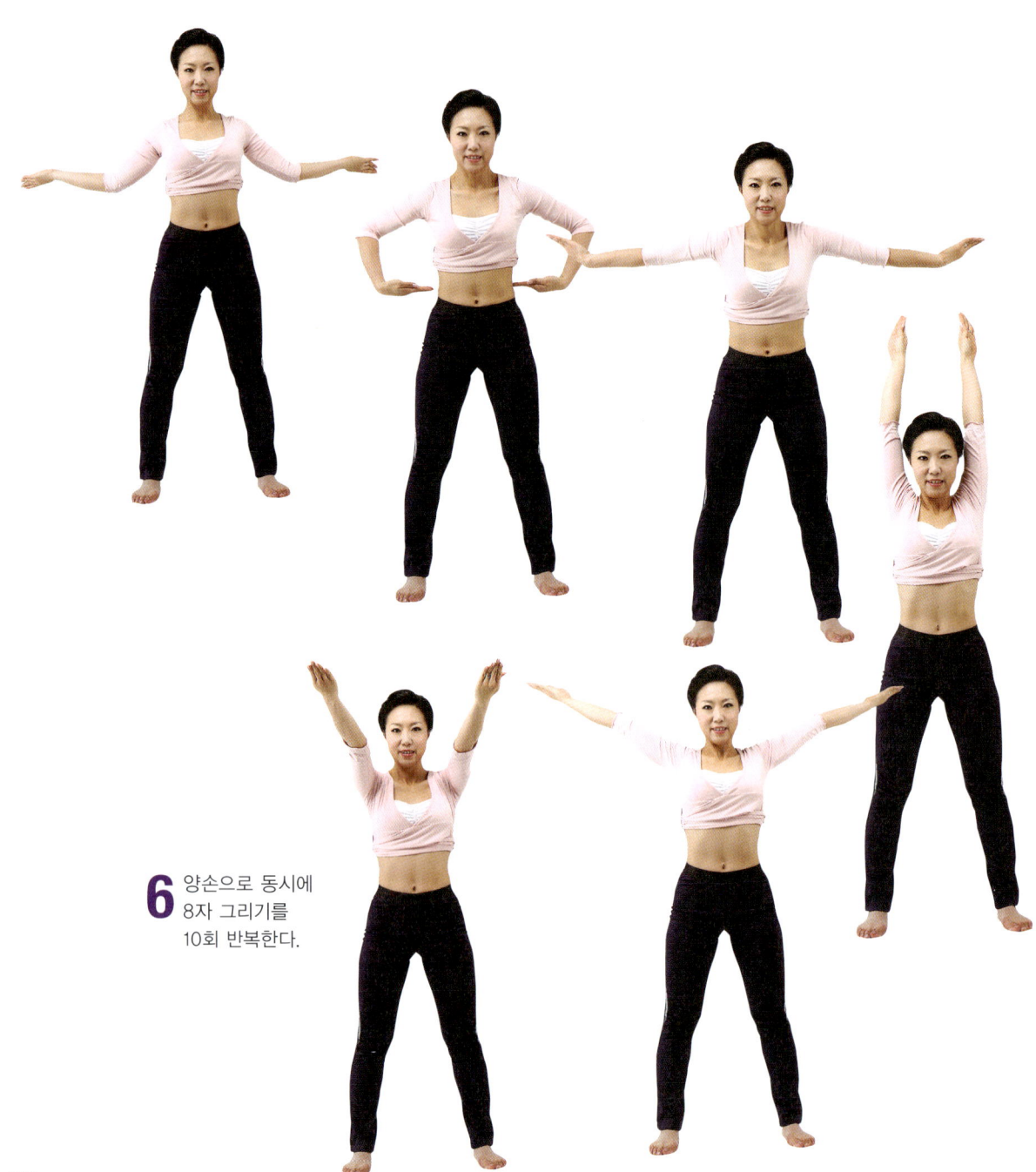

6 양손으로 동시에 8자 그리기를 10회 반복한다.

동작 순서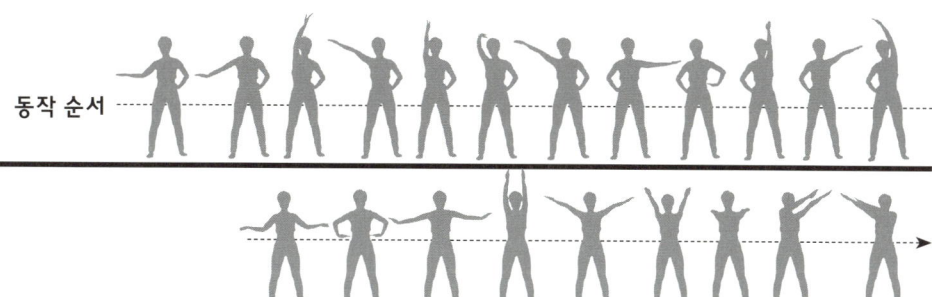

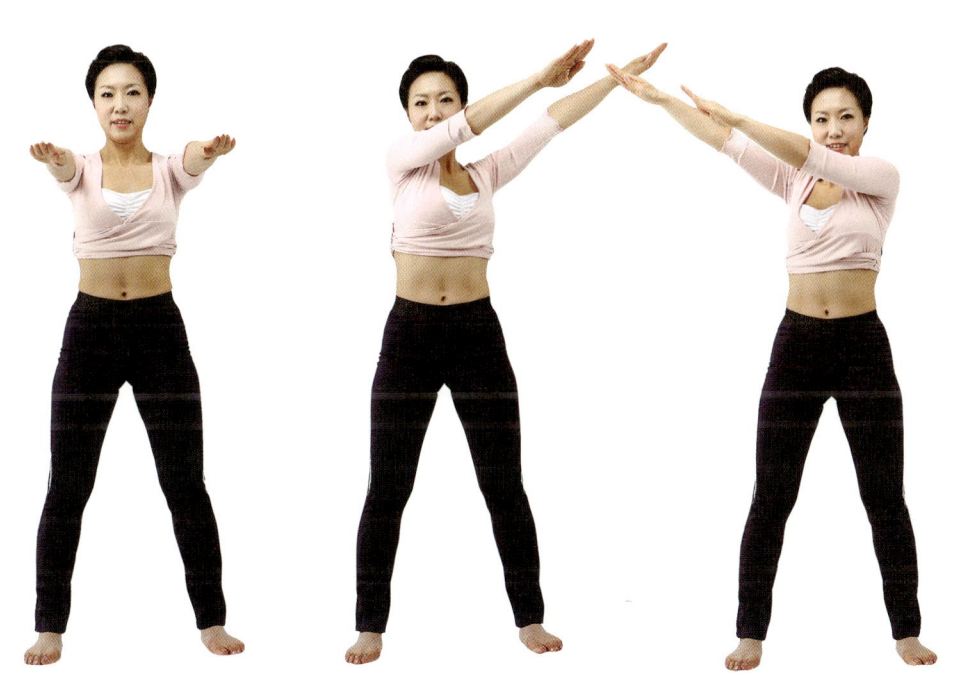

7 양팔을 앞으로 나란히 하고
좌우로 8자 그리기를 5회 반복한다.

삼각 자세

93 DAY 멋진 라인 만들기

쉬운 동작임에도 큰 효과를 볼 수 있는 전신 피로 해소법. 하체를 강하게 해주며 나른한 오후, 춘곤증과 무기력증을 날리고 기운을 되찾아준다. 옆구리와 허리 군살을 없애는 데도 좋다.

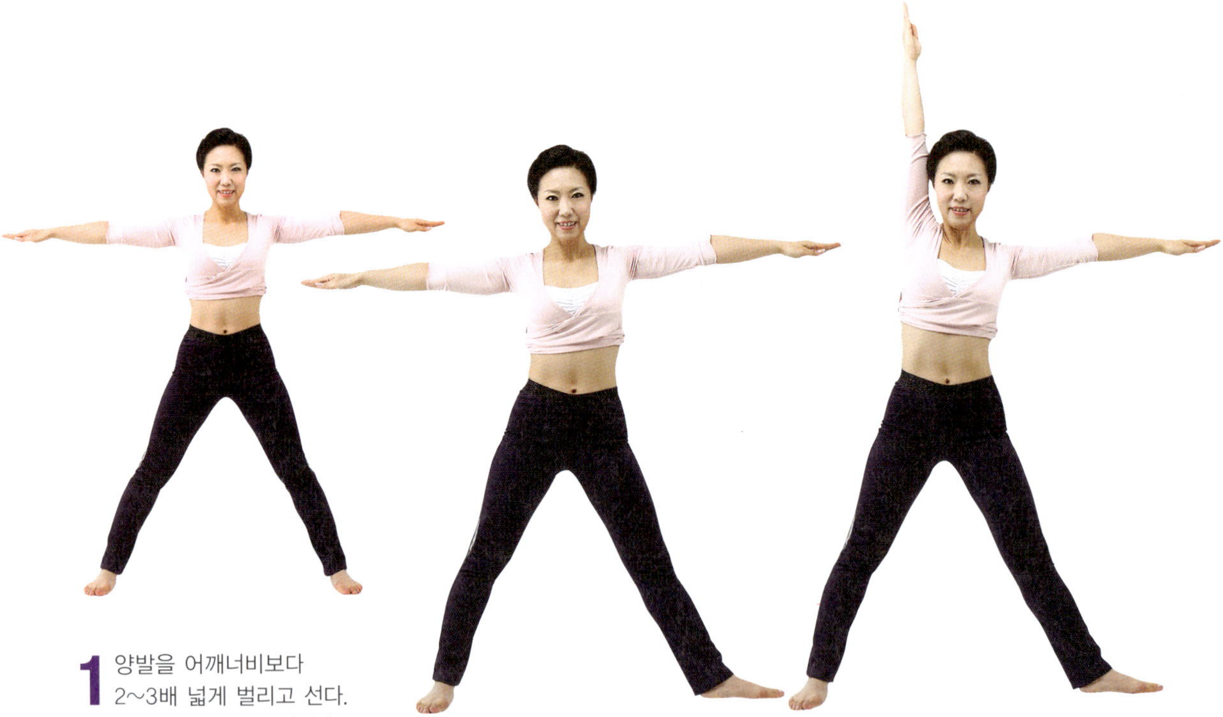

1 양발을 어깨너비보다 2~3배 넓게 벌리고 선다. 양팔은 수평으로 벌린다.

2 왼 발끝은 바깥쪽을 향하고 오른 발끝은 정면을 향하게 한다. 숨을 들이마시며 오른팔을 높이 들어 올리고 상체를 바로 세운다.

동작 순서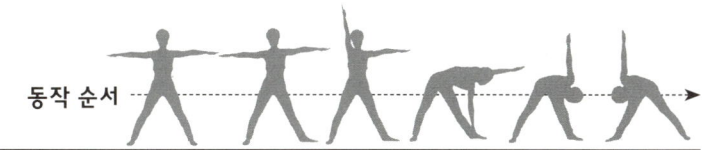

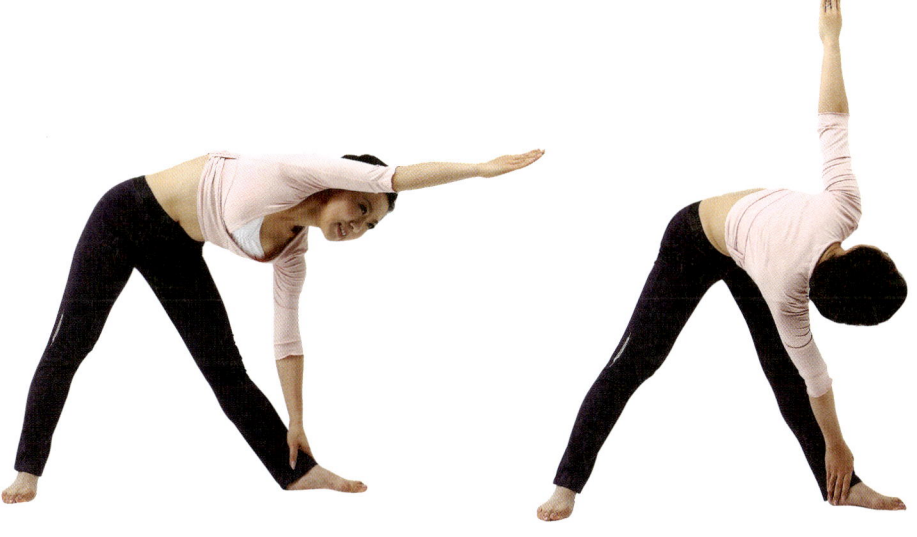

3 숨을 내쉬며 상체를 왼쪽으로 기울여
왼손으로 발목을 잡고
오른팔을 귀 옆으로 보내
바닥과 평행이 되도록 한다.
이 자세에서 마음속으로 열을 센다.

4 숨을 들이마시며
상체를 세운다.

5 숨을 내쉬며
상체를 왼쪽으로 비틀면서 숙여
오른손으로 왼쪽 발목을 잡고
왼팔을 위로 들어 올린다.

6 고개를 왼쪽 위로 돌리고
왼 손끝을 바라본다.
이 자세에서 마음속으로 열을 센다.

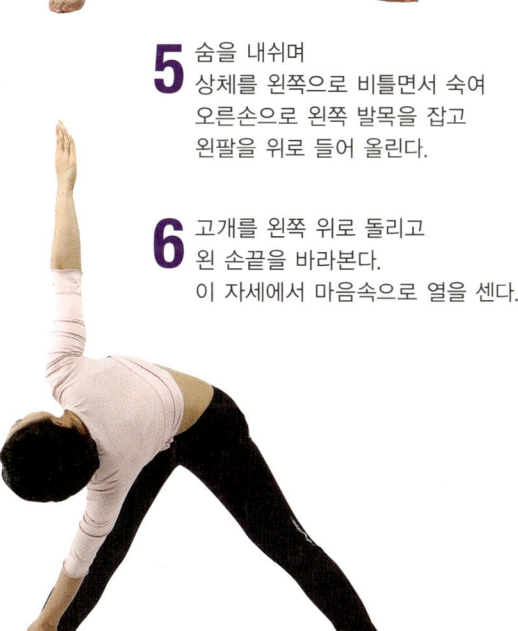

tip 초보자라면 이렇게 하세요

상체를 기울일 때 발목을 잡기가 어려우면
무릎을 잡아도 좋다. 자신의 유연성에 맞
게 하고 어려우면 ③번까지만 한다.

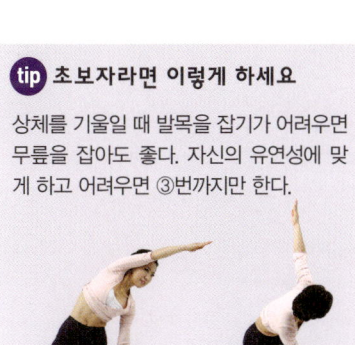

7 반대 방향으로도 똑같이 한다.
좌우 번갈아 5회씩 반복한다.

94 DAY

멋진 라인 만들기

다리 벌리고 서서 머리 바닥에 대기

머리를 바닥에 대는 동작은 전신의 스트레칭은 물론 혈액순환에 도움이 된다. 어깨, 허리의 피로를 풀어주며 집중력을 향상시킨다. 스트레스를 받거나 머리 회전이 잘되지 않을 때 효과 만점.

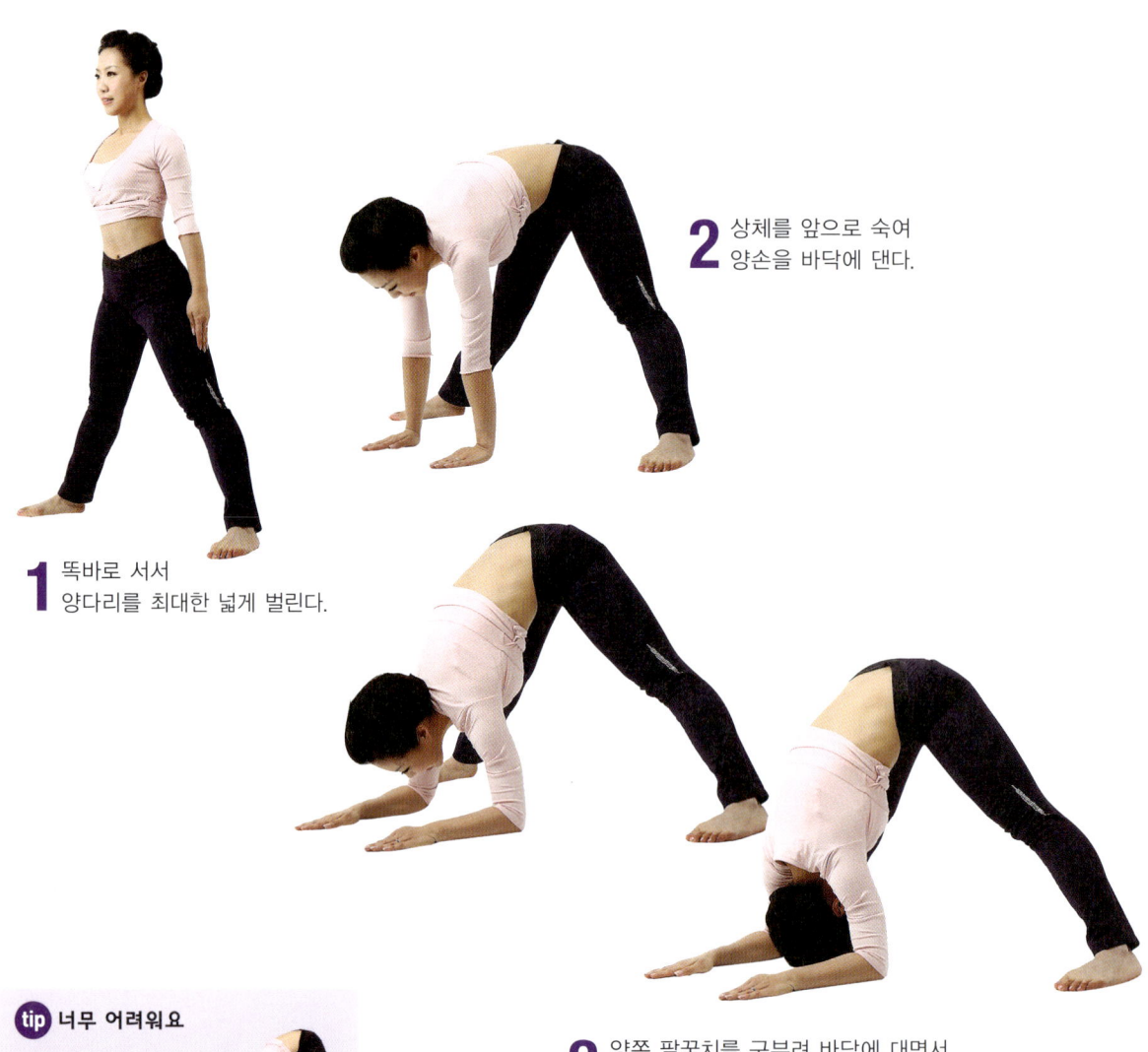

1 똑바로 서서 양다리를 최대한 넓게 벌린다.

2 상체를 앞으로 숙여 양손을 바닥에 댄다.

3 양쪽 팔꿈치를 구부려 바닥에 대면서 머리를 숙여 정수리를 바닥에 댄다. 이 자세에서 마음속으로 열을 센다. 5회 반복한다.

tip 너무 어려워요
③에서 팔꿈치를 구부리기 어려우면 팔을 편 상태에서 한다.

동작 순서

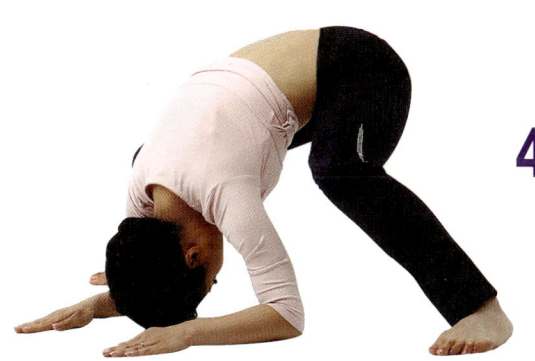

4 무릎을 구부려 허벅다리와 엉덩이를 최대한 내린다. 이 자세에서 마음속으로 열을 센다.

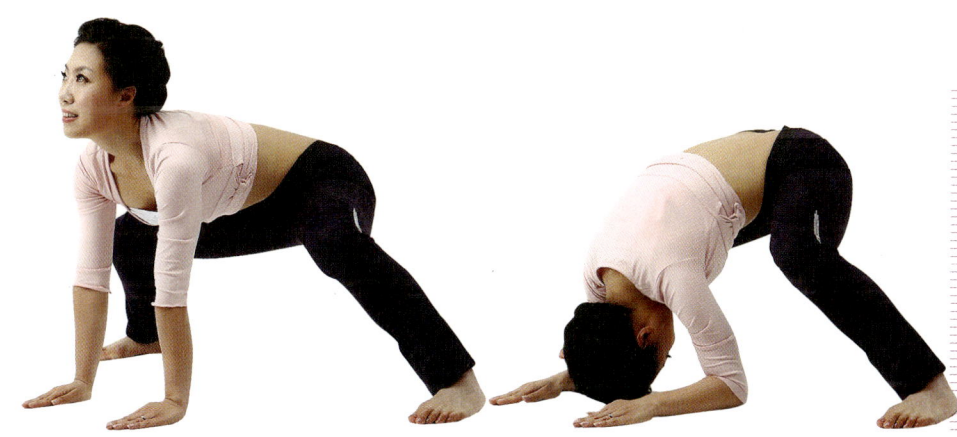

5 양팔을 쭉 펴면서 고개를 들어 올린다. 유연성이 좋다면 이 자세에서 팔꿈치를 90도로 구부리며 정수리를 바닥에 댄다. 이 자세에서 마음속으로 다섯을 센다. 5회 반복한다.

tip 이렇게 하면 안 돼요
너무 무리하거나 지나치게 오래 하면 현기증이 일어날 수 있으니 주의한다.

61-100 DAYS

95 DAY 다리 벌리고 등 뒤에서 합장하기

멋진 라인 만들기

자신감을 높여주고 마음의 여유를 갖게 하는 동작. 전굴 자세와 후굴 자세를 병행하여 하체를 강화하고 척추의 유연성을 높일 뿐 아니라 예쁘고 바른 자세를 만들어준다.

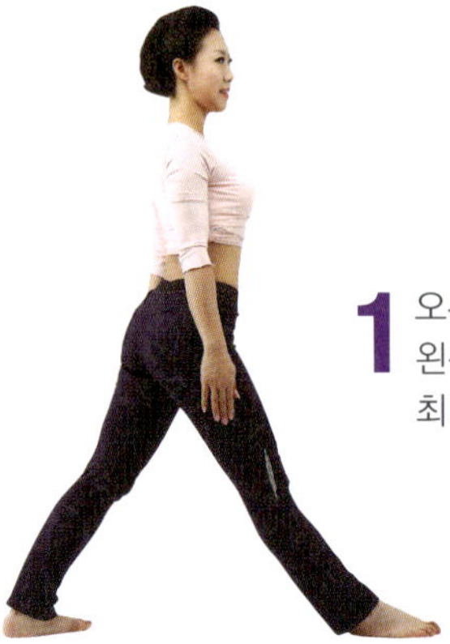

1 오른쪽 다리를 앞으로, 왼쪽 다리를 뒤로 하고 최대한 넓게 벌리고 선다.

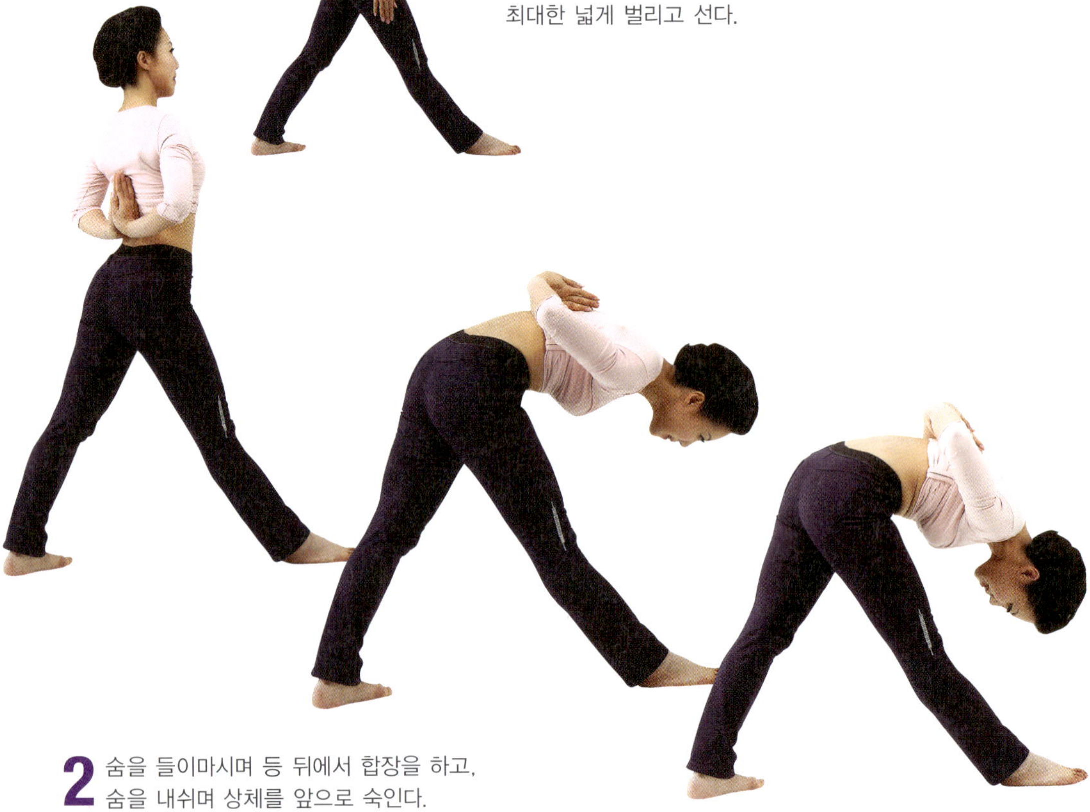

2 숨을 들이마시며 등 뒤에서 합장을 하고, 숨을 내쉬며 상체를 앞으로 숙인다. 이 자세에서 마음속으로 열을 센다.

동작 순서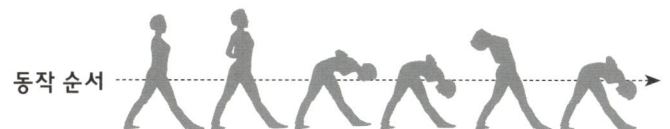

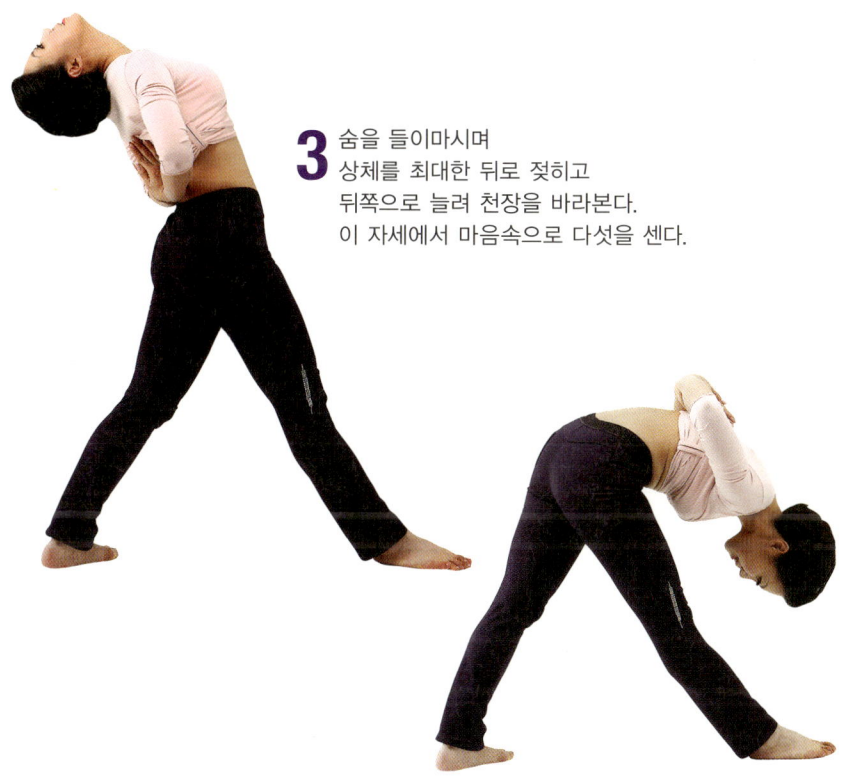

3 숨을 들이마시며
상체를 최대한 뒤로 젖히고
뒤쪽으로 늘려 천장을 바라본다.
이 자세에서 마음속으로 다섯을 센다.

4 숨을 내쉬며 합장한 상태에서
최대한 상체를 숙인다.
이 자세에서 마음속으로 다섯을 센다.

5 ①~④를 한 세트로
3회 반복한다.

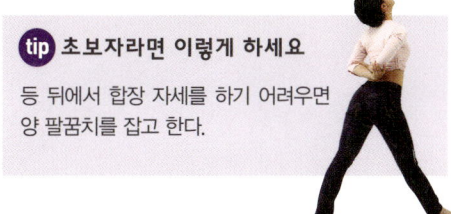

tip 초보자라면 이렇게 하세요
등 뒤에서 합장 자세를 하기 어려우면
양 팔꿈치를 잡고 한다.

61-100 DAYS

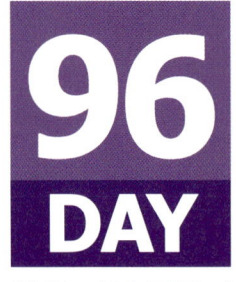

96 DAY
멋진 라인 만들기

무릎으로 서서 상체 기울이기

허리와 허벅지, 무릎, 발목 등 하체의 근력을 골고루 강화시키며 피로를 풀어준다.
옆구리와 어깨를 자극해 개운한 느낌을 주며 꾸준히 반복하면 굴곡 있는 몸매를 만들어준다.

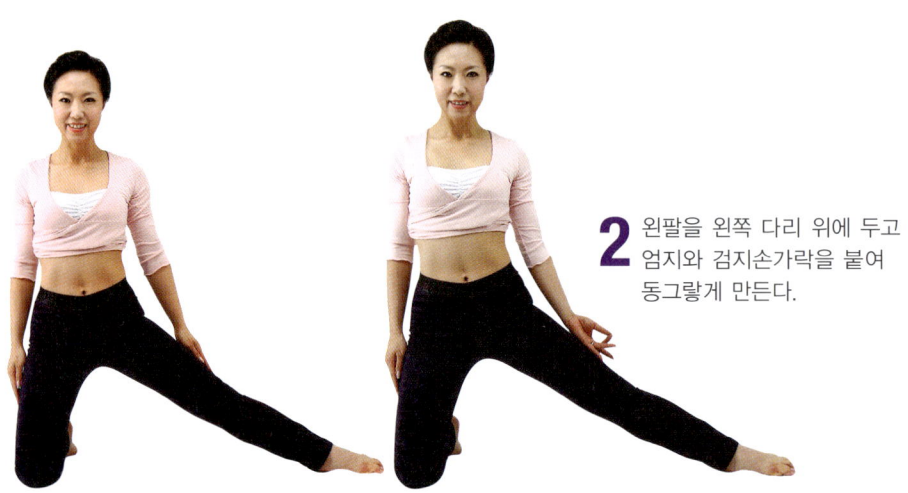

1 오른쪽 무릎으로 바닥을 딛고 왼쪽 다리는 옆으로 쭉 뻗는다.

2 왼팔을 왼쪽 다리 위에 두고 엄지와 검지손가락을 붙여 동그랗게 만든다.

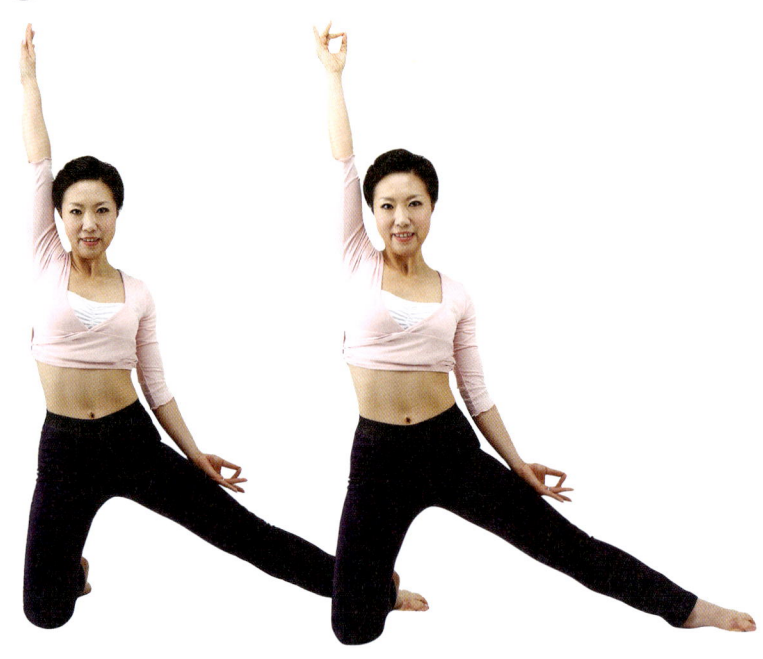

3 숨을 들이마시며 오른팔을 높이 들어 올린다. 오른손의 엄지와 검지 손가락을 동그랗게 만든다.

동작 순서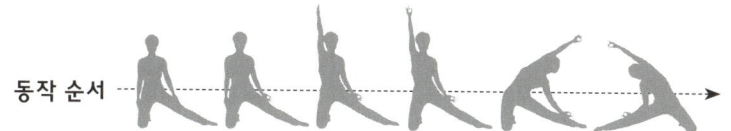

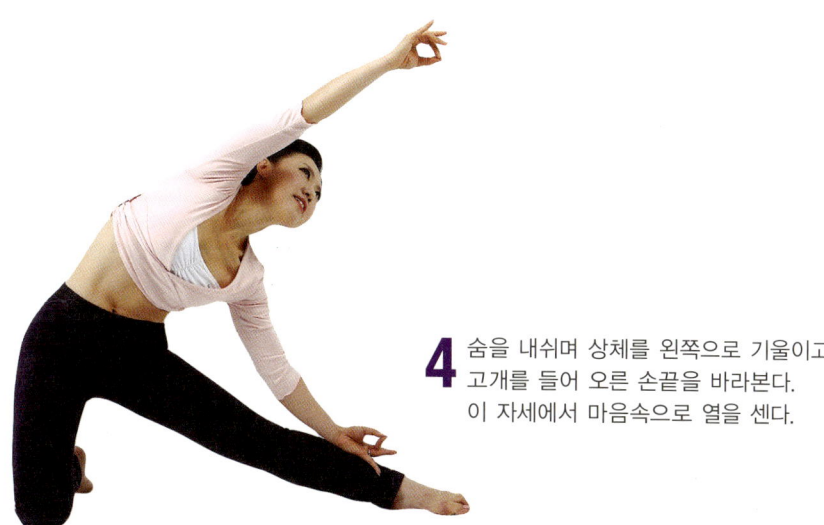

4 숨을 내쉬며 상체를 왼쪽으로 기울이고 고개를 들어 오른 손끝을 바라본다. 이 자세에서 마음속으로 열을 센다.

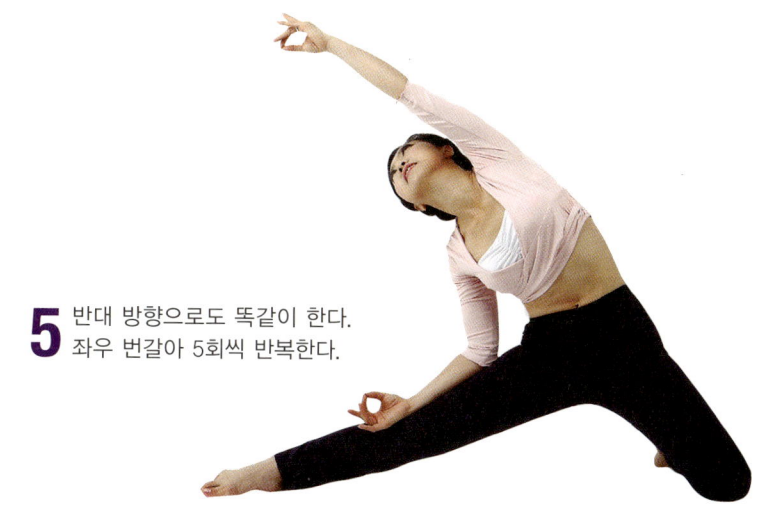

5 반대 방향으로도 똑같이 한다. 좌우 번갈아 5회씩 반복한다.

97 DAY
멋진 라인 만들기

전사 자세 응용

짜증과 스트레스가 많은 날 큰 도움이 된다. 전신에 에너지를 공급하고 활력을 불어넣는 동작. 동시에 균형 잡힌 몸매를 만들어준다.

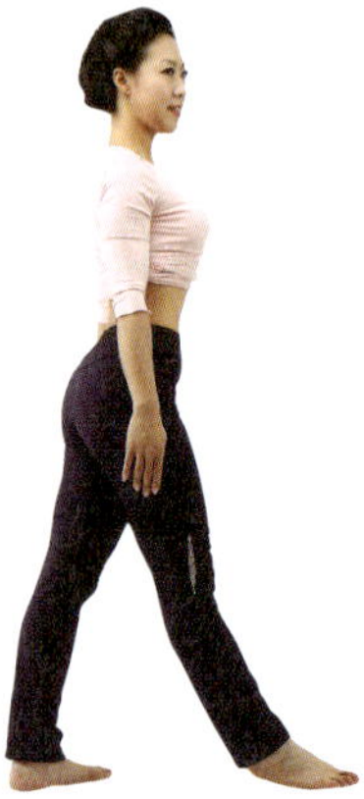

1 오른발을 앞으로, 왼발을 뒤로 보내 다리를 앞뒤로 벌리고 선다.

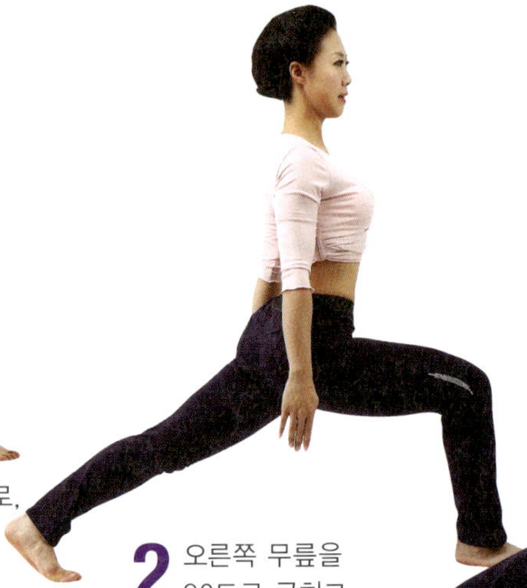

2 오른쪽 무릎을 90도로 굽히고 왼쪽 다리는 뒤로 보내 쭉 편다.

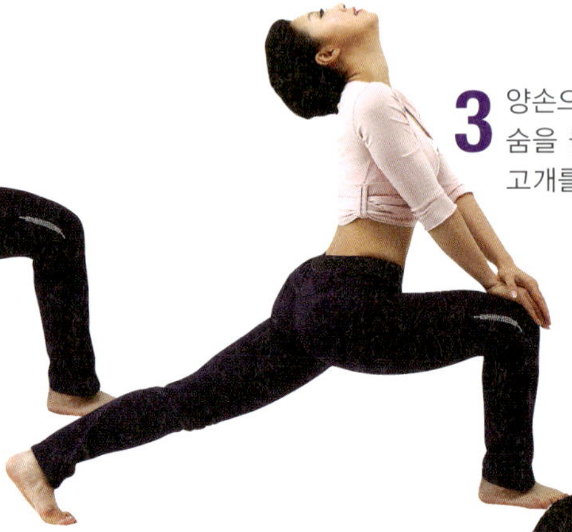

3 양손으로 무릎을 잡고 숨을 들이마시며 고개를 뒤로 젖힌다.

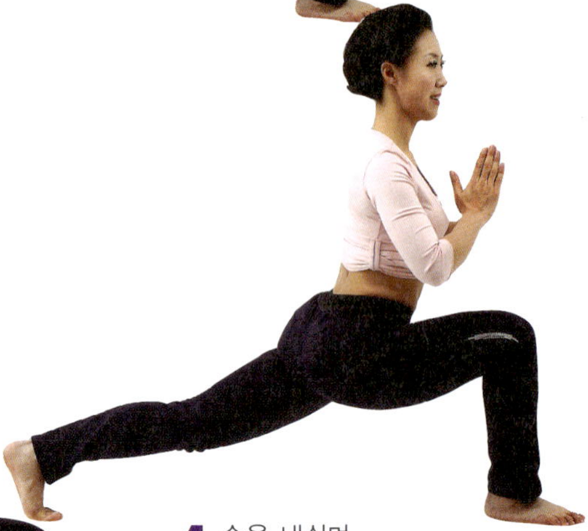

4 숨을 내쉬며 고개를 바로 세우고 양손은 가슴 앞에서 합장한다.

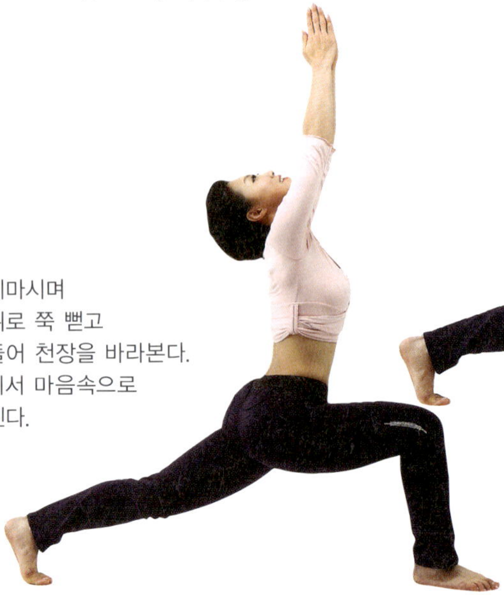

5 숨을 들이마시며 양손을 위로 쭉 뻗고 고개를 들어 천장을 바라본다. 이 자세에서 마음속으로 다섯을 센다.

동작 순서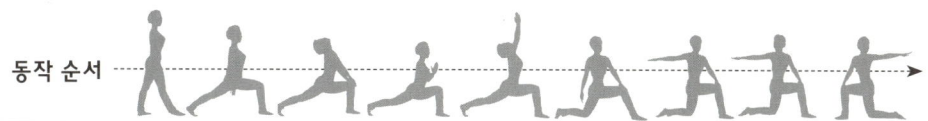

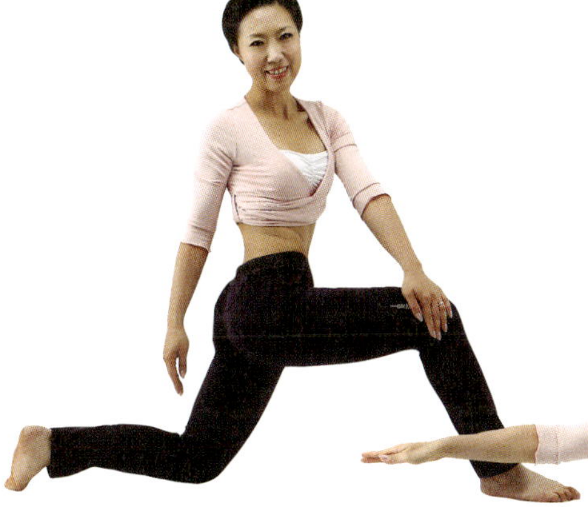

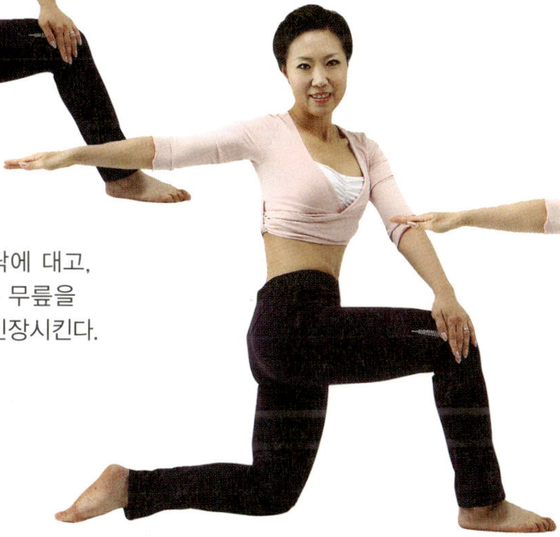

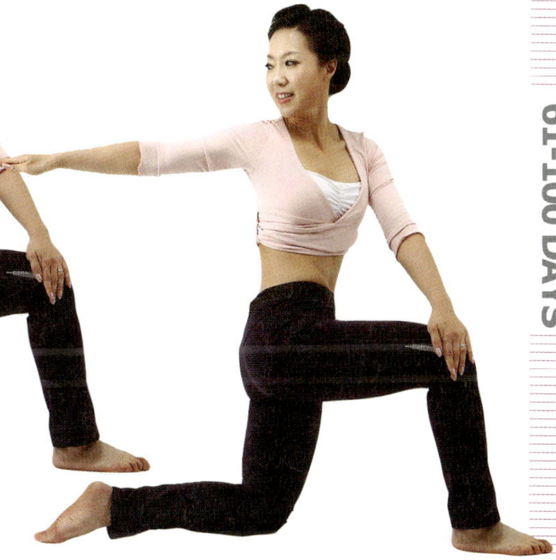

6 왼쪽 무릎을 바닥에 대고, 왼손으로 오른쪽 무릎을 미는 느낌으로 긴장시킨다.

7 숨을 들이마시며 오른팔을 높이 들어 올리고, 숨을 내쉬며 오른팔을 180도 뒤로 보내고 고개는 오른쪽으로 돌려 오른 손끝을 바라본다. 이 자세에서 마음속으로 열을 센다.

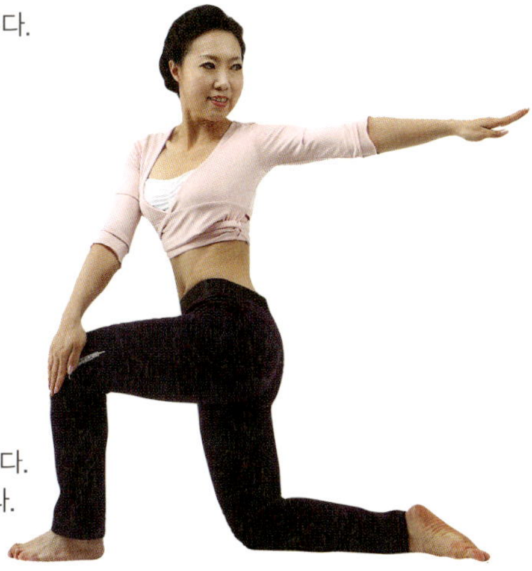

8 반대 방향으로도 똑같이 한다. 좌우 번갈아 3회씩 반복한다.

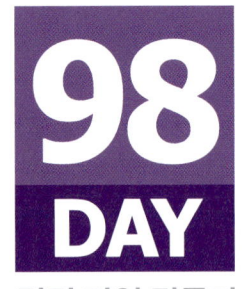

98
DAY
멋진 라인 만들기

다리 벌리고 서서 상체 자극하기

앉아서 오랫동안 일하거나 장시간 컴퓨터를 했을 때 이 동작으로 피로를 풀면 좋다. 목과 어깨를 자극하여 결림을 예방하고 어깨와 팔뚝 군살을 정리하여 매끈하게 만든다.

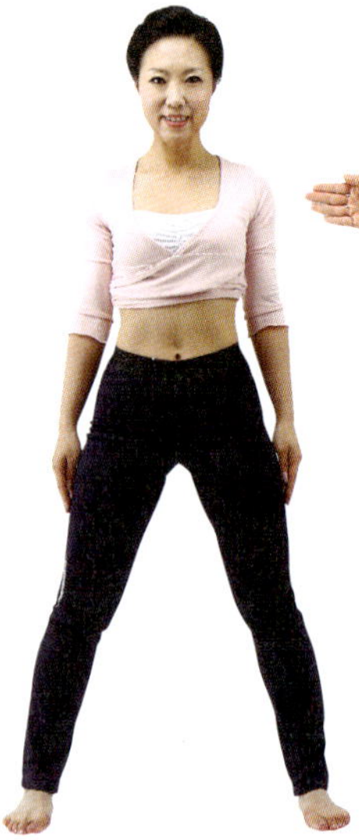

1 양발을 어깨너비로 벌리고 선다.

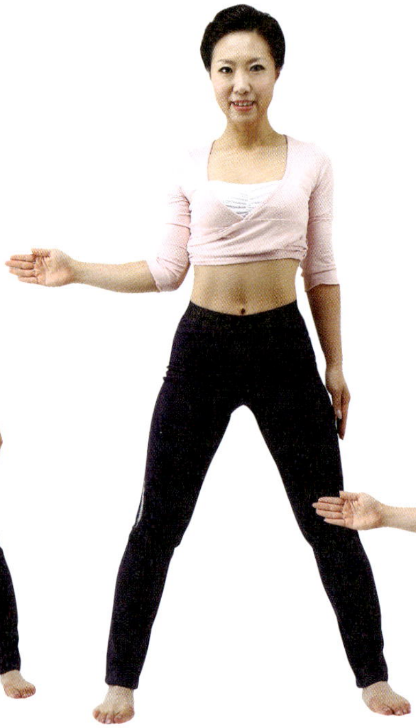

2 오른팔을 90도로 구부려 팔꿈치가 옆구리에 오도록 하고, 손바닥을 펴서 오른쪽을 가리킨다.

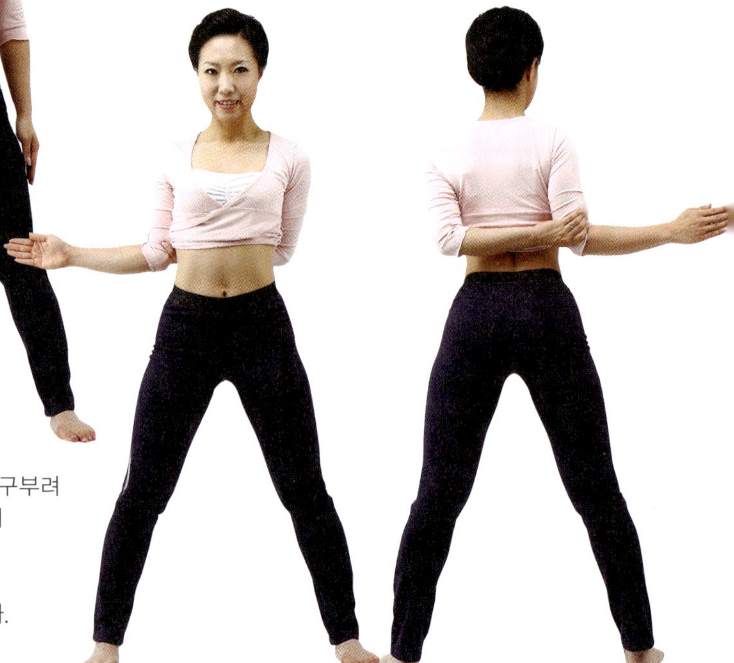

3 왼손을 허리 뒤로 보내 오른쪽 팔꿈치를 잡는다.

동작 순서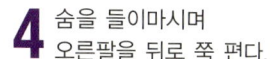

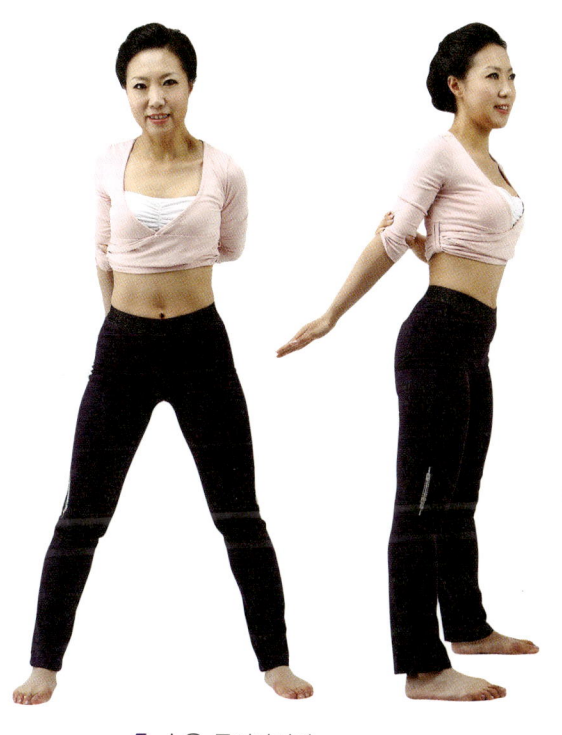

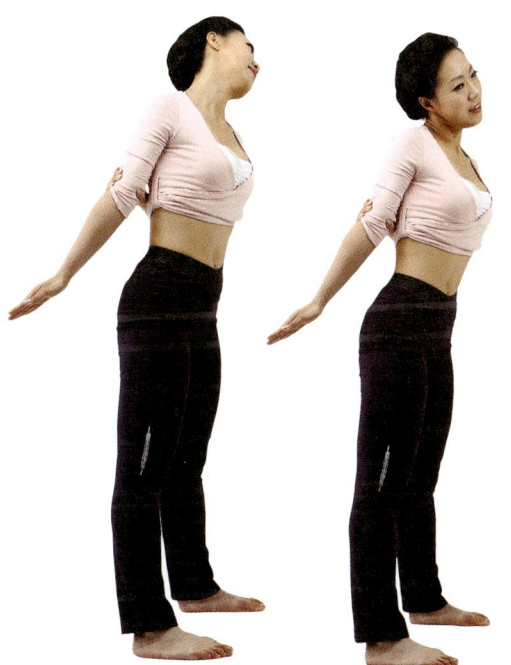

4 숨을 들이마시며 오른팔을 뒤로 쭉 편다.

5 숨을 내쉬며 고개를 왼쪽으로 기울여 목과 어깨를 자극시킨다.
이 자세에서 마음속으로 열을 센다.

6 반대 방향으로도 똑같이 한다.
좌우 번갈아 5회씩 반복한다.

99 DAY
멋진 라인 만들기

합장하고 손바닥 밀기

내분비선을 활발하게 하고 복근과 허리 근육을 강하게 자극하여 변비와 소화불량 해소에 도움을 준다. 또한 굽은 등의 자세를 교정해주며 교감신경과 부교감신경이 조화를 이루도록 하여 화와 분노를 억제시킨다.

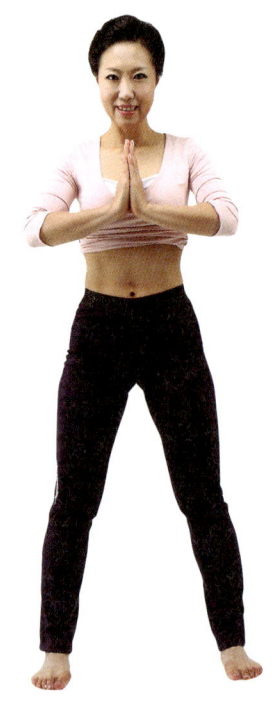

1 양발을 어깨너비로 벌려 서고 손은 가슴 앞에서 합장한다.

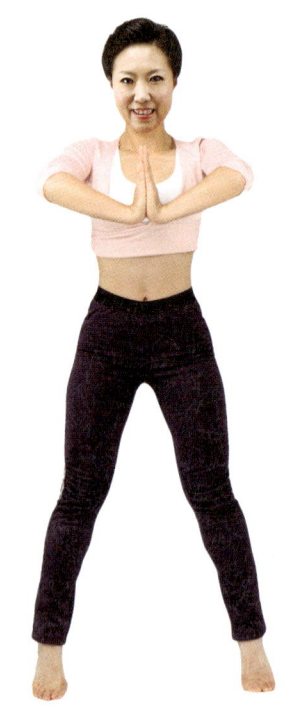

2 손바닥을 서로 밀며 가슴과 양팔에 강한 힘을 준다.

동작 순서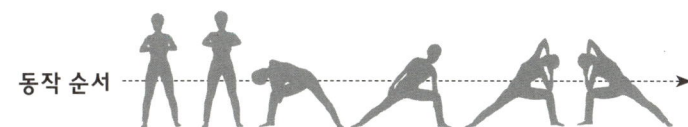

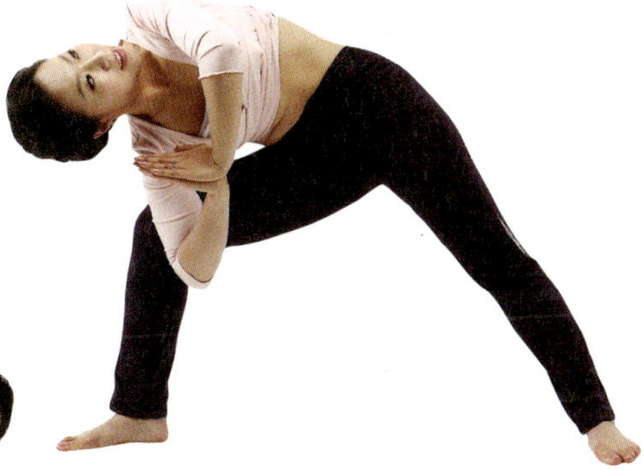

3 양발을 더욱 넓게 벌리고 서서 오른쪽 무릎을 굽힌 채 몸을 오른쪽으로 기울인다. 반대 방향으로도 똑같이 한다.

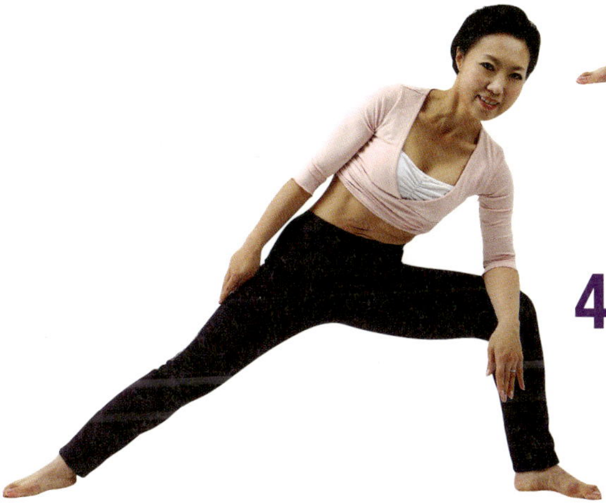

4 왼쪽 무릎을 굽히고 몸을 왼쪽으로 기울여 팔꿈치를 무릎과 골반의 ¼지점에 걸치고 오른팔을 허벅지 옆에 둔다.

5 머리 뒤에서 깍지를 끼고 시선이 오른쪽 위를 향하도록 한다. 마음속으로 열을 센다. 반대 방향으로도 똑같이 한다.

61-100 DAYS

247

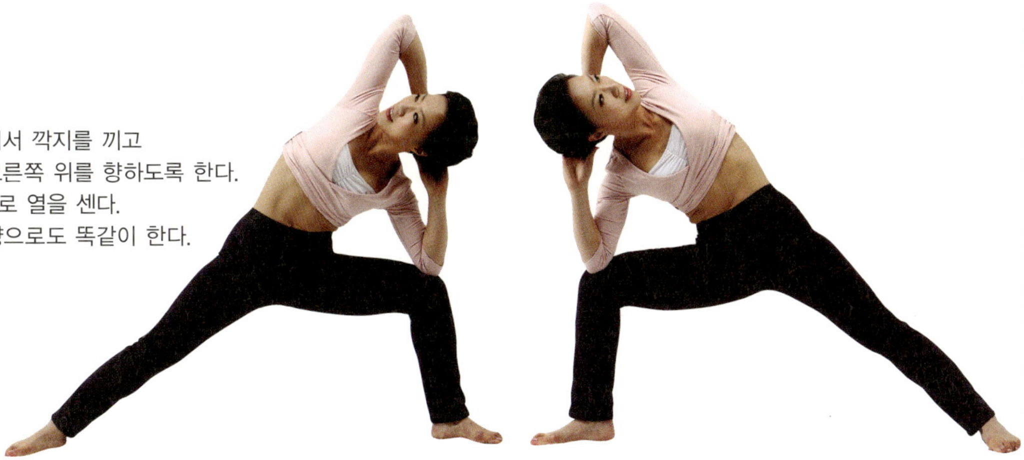

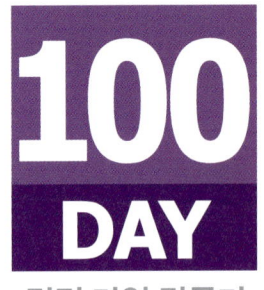

워킹 메디테이션

워킹 메디테이션(walking meditation)은 말 그대로 '걸으면서 하는 명상'이다. 앉아서 복식호흡을 하며 명상하다가 차츰 눈을 감고 맨발로 서서 천천히 리듬에 맞춰 걸으면서 마음의 안정을 찾는 과정. 처음에는 눈을 감고 서는 것도 쉽지 않지만 꾸준히 연습하면 눈을 감고 걷는 동안 마음이 편안해지고 자신과의 깊은 대화가 가능하게 된다.

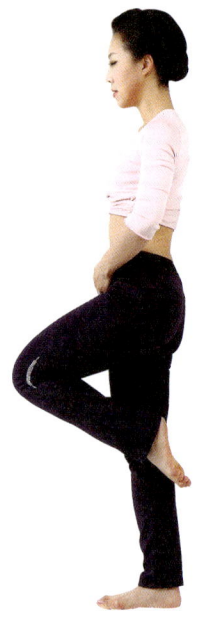
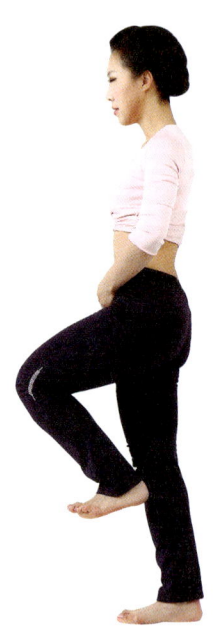
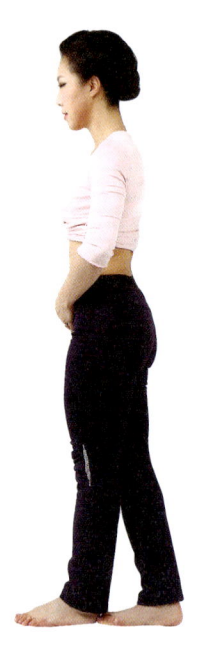

1 눈을 감고 턱을 살짝 당긴 후 양손은 단전 위에 놓고 왼쪽 무릎을 구부려 왼발이 오른쪽 무릎에 닿을 정도로 들어 올리고 발끝은 쭉 펴서 뒤로 보낸다.

2 왼발을 원을 그리듯 무릎을 더 굽히며 앞쪽으로 보내고 발목을 꺾어 발끝이 위로 향하도록 한다.

3 왼발을 바닥에 내리고 중심을 잡는다.

4p 연속 동작 ▶

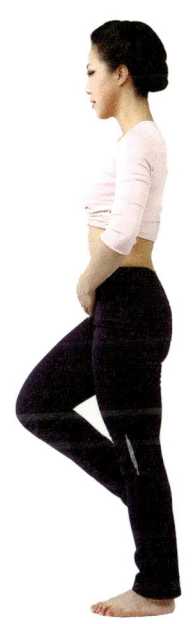 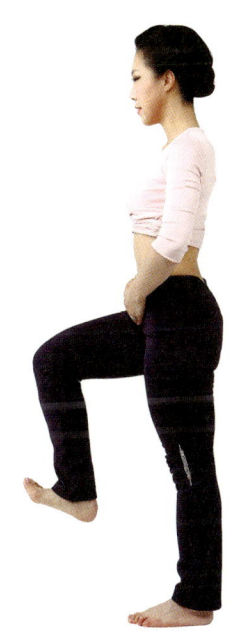 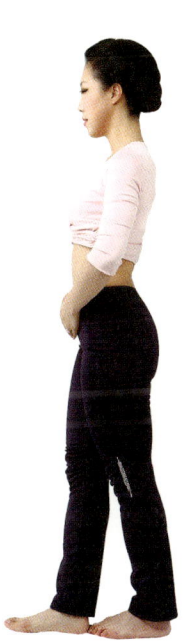

4 오른쪽 무릎을 구부려 오른발이 왼쪽 무릎에 닿을 정도로 들어 올리고 발끝을 쭉 펴서 뒤로 보낸다.

5 오른쪽 무릎을 90도로 구부려 들어 올리고 오른 발목을 꺾어 발끝이 위로 향하도록 한다.

6 오른 발바닥을 바닥에 내리고 중심을 잡으며 몸의 기운을 느낀다.

4p 연속 동작 ▶

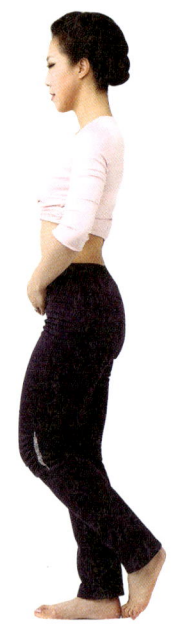 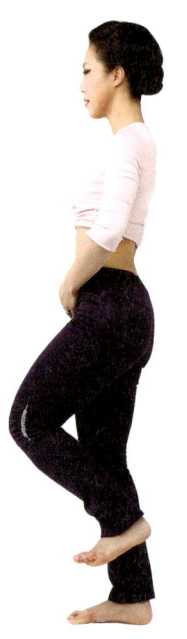 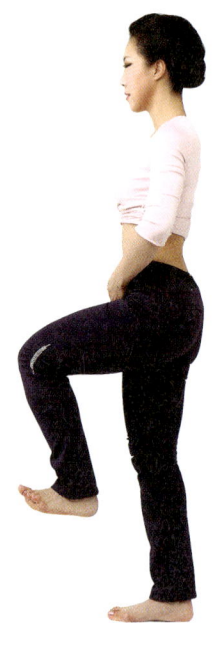 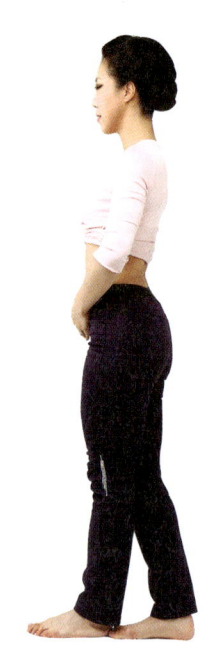

7 눈을 감고 양손을 단전 위에 놓은 상태에서 숨을 들이마시며 '부~' 소리를 내고 왼쪽 발끝이 오른발 뒤꿈치에 닿도록 왼발 뒤꿈치를 살짝 들어 올린다.

8 나지막하게 '토~' 하고 숨을 내쉬며 왼발을 살짝 들어 올리고 발목을 앞쪽으로 꺾는다.

9 다시 '부~' 하고 숨을 들이마시며 왼쪽 무릎을 90도로 구부려 들어 올리고 왼쪽 발끝을 몸 쪽으로 꺾는다.

10 '토~' 하고 숨을 내쉬며 왼발을 바닥에 내리고 나무 뿌리를 땅에 박는 느낌으로 온몸의 기운을 발바닥 아래로 보내 의식을 집중한다.

동작 순서

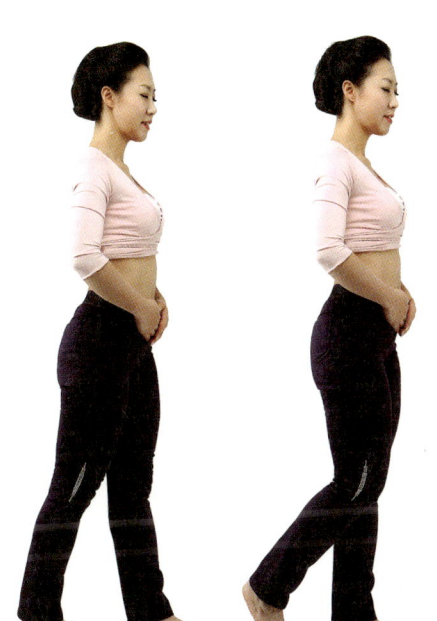
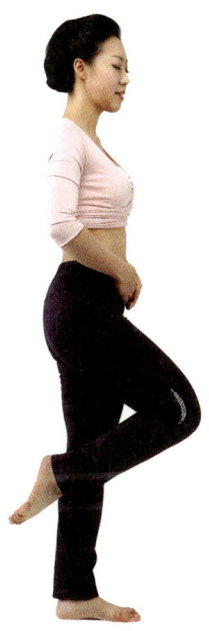
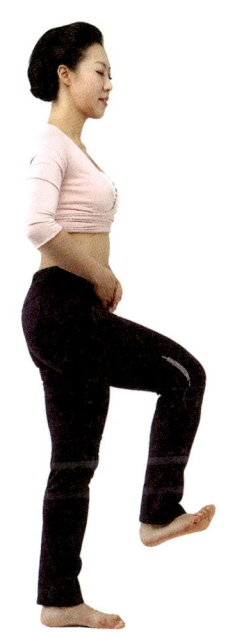
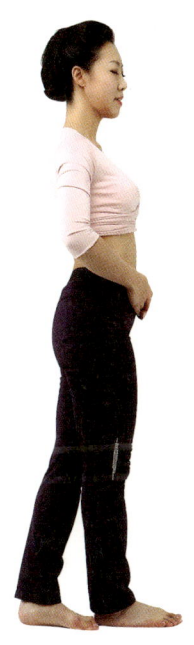

11 방향을 바꾸어 돌아선 뒤 마음속 찌꺼기를 버리고 세상에서 가장 온화하고 행복한 기운을 느끼며 명상을 시작한다.

12 오른발 뒤꿈치를 들어 올리고 몸속 나쁜 기운이 발끝을 통해 배출된다는 느낌으로 중심을 잡는다. '부~' 하며 숨을 들이마신다.

13 오른쪽 무릎을 구부려 오른발을 들어 올리되 발끝이 뒤쪽을 향하도록 한다. 크게 숨을 내쉬며 '토~' 하고 작은 소리를 낸다.

14 '부~' 하고 숨을 들이마시며 오른쪽 무릎을 90도로 들어 올리고 발목을 몸쪽으로 꺾는다.

15 '토~' 하며 숨을 내쉬면서 오른발을 바닥에 내린 상태에서 마음의 평정심을 찾는다. 15분 동안 동작하고 5분 동안 앉아서 눈을 감고 조용한 시간을 갖는다.

61-100 DAYS

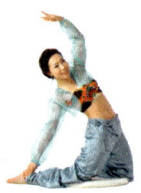

최경아

이화여대 사회체육학과와 동 대학원을 졸업하고, 일본 가와사키 의료복지대학 특별연구원, 서울시 생활체조연합회 부회장을 지냈으며, 현재는 서울호서예술전문학교 스포츠건강관리학부 교수이자 MBC 해설위원, 국민생활체육회·한국스포츠심리학회·한국운동재활협회 이사, 국제요가협회 사외이사, 한국스트레스협회 전문위원, 한국스포츠심리연구원 스포츠멘탈 코치로 활발하게 활동하고 있다.

마음근육 만들기 100일

1판 1쇄 인쇄 2013년 4월 22일
1판 2쇄 발행 2014년 11월 21일

지은이 최경아

발행인 김재호
출판편집인 · 출판국장 박태서
출판팀장 이기숙

기획 · 편집 송기자
진행 이민정
사진 현일수
아트디렉터 김영화
교정 한정아
마케팅 이정훈 · 정택구 · 박수진
인쇄 신사고 하이테크

펴낸곳 동아일보사
등록 1968.11.9(1-75)
주소 서울시 서대문구 충정로 29(120-715)
마케팅 02-361-1030~3 팩스 02-361-1041
편집 02-361-0858 팩스 02-361-0979
홈페이지 http://books.donga.com

저작권 ⓒ 2013 최경아
편집저작권 ⓒ 2013 동아일보사
이 책은 저작권법에 의해 보호받는 저작물입니다.
저자와 동아일보사의 서면 허락 없이 내용의 일부를 인용하거나 발췌하는 것을 금합니다.

ISBN 978-89-7090-929-5 13690
값 14,800원

의상협찬 에스더리